国家卫生和计划生育委员会"十三五"规划教材
广东广西海南高等卫生职业教育规划教材
供护理类专业用

精神疾病护理学

第2版

主　编　周英华

副主编　肖爱祥

编　者　（以姓氏笔画为序）

阮　丽　广西科技大学医学院
肖爱祥　广州医科大学附属脑科医院
张彩婵（兼秘书）　嘉应学院医学院
林素珍　广西科技大学第一临床医学院
周英华　嘉应学院医学院
蒋慧玥　广西医科大学护理学院
樊惠颖　海南医学院

人民卫生出版社

图书在版编目（CIP）数据

精神疾病护理学 / 周英华主编 . —2 版 . —北京：人民卫生出版社，2017
ISBN 978-7-117-24553-1

Ⅰ. ①精… Ⅱ. ①周… Ⅲ. ①精神病学 – 护理学
Ⅳ. ①R473.74

中国版本图书馆 CIP 数据核字（2017）第 147397 号

精神疾病护理学
第 2 版

主 编：周英华
出版发行：人民卫生出版社（中继线 010-59780011）
地 址：北京市朝阳区潘家园南里 19 号
邮 编：100021
E - mail：pmph @ pmph.com
购书热线：010-59787592 010-59787584 010-65264830
印 刷：天津安泰印刷有限公司
经 销：新华书店
开 本：850 × 1168 1/16 印张：13
字 数：357 千字
版 次：2013 年 8 月第 1 版 2017 年 8 月第 2 版
2018 年 1 月第 2 版第 2 次印刷（总第 10 次印刷）
标准书号：ISBN 978-7-117-24553-1/R · 24554
定 价：32.00 元

修订说明

为服务岭南地区卫生职业教育教学改革，提高护理类专业人才培养质量，2012年广东省卫生职业教育协会、人民卫生出版社联合广东、广西、海南三省区高职高专院校成立了广东广西海南高职高专护理学专业规划教材评审委员会，依据《教育部关于"十二五"职业教育教材建设的若干意见》（教职成〔2012〕9号）组织区域内的优秀专家编写了广东广西海南高职高专院校规划教材，并于2013年8月出版供各院校使用。

2016年《"健康中国2030"规划纲要》颁布，对新时期护理人才培养提出了新的要求。为了贯彻落实教育部关于职业教育教学改革，提高人才培养质量的相关文件精神，服务"健康中国"对高素质护理人才需求，进一步提升岭南地区高职高专护理类专业教育教学的质量和水平，人民卫生出版社和广东省卫生职业教育协会研究决定启动广东广西海南高职高专院校护理类专业规划教材的第二轮修订工作。

本轮教材特点如下：

1. 理念崭新　第二轮教材修订工作坚持"创新、协调、绿色、开放、共享"的发展理念，紧紧围绕"互联网+"时代信息技术与卫生职业教育教学深度融合的高等卫生职业教育教学改革实践，服务区域卫生职业院校"互联网+"与教学融合创新能力提升，突出以学生为中心的教学理念和互联网思维，努力推进教育信息化及互联网技术在教育教学中的应用，提高护理类专业人才培养水平。

2. 内容更新　整套教材修订工作在第二届评审委员会指导下进行，严格遵守"三基、五性、三特定"的教材编写基本原则，教材内容紧紧围绕护理岗位的知识、技能、素质、心理、人文等要求，对近年来临床护理新进展和新应用做了全面更新，删除了陈旧的知识点，专业基础课程体现为护理专业服务，专业课程和专业技能课程体现"以人的健康为中心"的整体护理理念，按照护理程序组织教材内容，渗透人文关怀理念。

3. 形式创新　全套教材采用"纸数融合"的编写和出版模式，除传统的纸质教材外，创新性地开发了网络增值服务平台，将教材中的重点、难点、考点以及拓展内容均以扫描二维码形式呈现，使教材更加立体化、生活化、情景化、动态化、形象化，以期达到学生好学、教师好教、临床好用的目的。

广东广西海南高等卫生职业教育护理类专业第二轮规划教材共28种，将于2017年8月前由人民卫生出版社正式出版，供各院校使用。

广东广西海南高等卫生职业教育护理类专业规划教材
第二届评审委员会名单

广东广西海南高等卫生职业教育护理类专业规划教材目录

序号	书名	主编
1	人体形态结构(第 2 版)	邹锦慧　张雨生
2	生理学(第 2 版)	郑　恒　刘其礼
3	生物化学(第 2 版)	仲其军　陈志超
4	病原生物与免疫学(第 2 版)	陈芳梅
5	病理学与病理生理学(第 2 版)	杨德兴
6	医学遗传学基础(第 2 版)	植瑞东
7	用药护理(第 2 版)	陈妙茹　林春英
8	预防医学概论(第 2 版)	刘云儒
9	健康评估(第 2 版)	王建明
10	护理学导论(第 2 版)	陈晓霞　曾冬阳
11	基础护理技术(第 2 版)	古海荣　吴世芬
12	内科护理学(第 2 版)	岑慧红
13	外科护理学(第 2 版)	徐　晨　谢　冰
14	妇产科护理学(第 2 版)	莫洁玲　朱梦照

序号	书名	主编
15	儿科护理学(第2版)	吴岸晶　唐省三
16	传染病护理学(第2版)	钟　锋
17	眼耳鼻咽喉口腔科护理学(第2版)	葛嫄丰
18	精神疾病护理学(第2版)	周英华
19	急救护理学(第2版)	薛丽平
20	社区护理学(第2版)	牛　耿
21	中医护理学(第2版)	徐袁明　邱翠琼
22	护理心理学(第2版)	汤雅婷　卢穗华
23	护理伦理与卫生法律法规(第2版)	保颖怡
24	护理礼仪与人际沟通(第2版)	曾萍萍　蒙桂琴
25	护理管理学(第2版)	饶静云
26	职业生涯规划与就业指导(第2版)	庞少红
27	医学机能学实验技术(第2版)	赵燕芬
28	危重症护理	黄秋杏

前言

为贯彻落实国务院《关于加快发展现代职业教育的决定》、教育部《关于深化职业教育教学改革全面提高人才培养质量的若干意见》以及中央《关于推动传统媒体和新兴媒体融合发展的指导意见》的文件精神，广东广西海南高等卫生职业教育护理类专业第2轮规划教材坚持创新、协调、绿色、开放、共享的发展理念，突出展现岭南区域卫生职业院校投身“互联网+”行动成果，充分体现移动互联网技术为代表的现代信息技术与卫生职业教育的深度融合和发展，《精神疾病护理学》是本套教材之一。

《精神疾病护理学》第2版是融合教材（纸书+客户端+服务平台），教学内容突破纸质书的局限，富媒体资源从广度、深度上拓展纸质教材的内容，将教材与视频等动态元素和教学活动建立链接，学生通过手机扫描教材相应位置的二维码，即刻进行在线阅读、移动阅读，符合当今大学生获取知识与信息的学习习惯。《精神疾病护理学》第2版修订重点是与移动互联网深度融合打造卫生职业教育的新型教材，每章编写配套的网络增值服务内容，主要体现在课件、拓展阅读、目标测试、视频等方面。

针对多数学生今后在综合医院工作的实际情况，《精神疾病护理学》第2版针对总课时少的情况，继续传承第1版教材的实用性，以每章节精练够用为原则。结合当今我国人口老龄化和近年来执业护士资格考试中有关精神科护理的考点，第2版重点有总论部分、各论的精神分裂症、抑郁症、神经症、脑器质性疾病所致精神障碍和躯体疾病所致精神障碍与护理；针对症状学难理解，各学校安排到专科医院见习的机会少，借助富媒体中的症状学视频来帮助学生更好理解；为适应学生执业护士资格考试及毕业后继续教育或出国考试，本教材相对系统地介绍了本专业的内容，增加了自杀行为的防范与护理；为做到科学严谨，凸显时代性，容量适当，难度适宜，符合学生认知规律，对个别陈旧内容，配套资源单一，全书一些不统一、不适用的地方进行了修改。为便于教学和学习，本教材还附上了相关量表和教学大纲，供读者参考。

本书编者均来自教学一线的骨干教师和临床一线的专家。在此感谢参与教材编写的所有人员，更要感谢广东省卫生职业教育协会给予的鼎力支持和指导。

本教材是首次联合组织编写的融合教材，富媒体资源编写任务难。由于水平有限，书中取舍不当、疏漏甚至错误在所难免，我们真诚地期望使用教材的师生、医务工作者和同道给予批评指正，以便使我们不断提高和进步。

周英华

2017年4月

目录

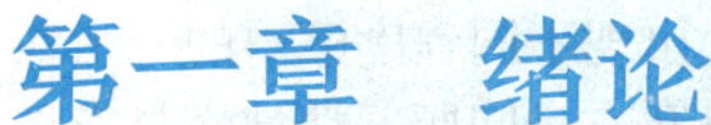

第一章 绪论

扫一扫，知重点

导入案例与思考

一男生，18岁，独生子，对待学习生活都是极其认真细致，严格要求自己，凡事力求完美，成绩优异，是父母老师的骄傲，同学学习的榜样。上高三后因高考学习压力大，老是出现反复思考时间是否充裕的想法，出门前还要反复梳头，不能让任何一根头发乱了，担心头发乱了，别人说自己不注重整洁，明知没有必要，还要去想、去做，每天上学前光用在梳头上的时间都有半个多小时，为此，导致几次月考都迟到，还有成绩下降的情况。父母老师好言相劝，让他不要太在乎别人的评价，他自己也曾经努力改，但发现自己根本做不到，内心特别痛苦。

请思考：

1. 他怎么了？生病了吗？生的什么病？
2. 若他是你的朋友，你会给他怎样的建议？

第一节 精神疾病的基本概念

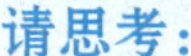

一、基本概念

精神疾病护理学（mental disease nursing）是以人类异常精神活动（心理过程与个性心理）与行为的护理、保健、康复为研究对象的护理学分支，目的在于预防及治疗精神方面的障碍，以期提升社会、社区及个人之精神、心理状态至最佳境界。它主要是运用治疗性关系和治疗性沟通技巧，帮助病人形成健康的行为模式，增加其社会适应能力，使其逐渐康复、重返社会的一门护理学分支。

精神即心理的同义词，是人脑对客观事物的主观反映，通常指人的意识、思维活动和一般心理状态；精神活动是人脑在反映客观事物时所进行的一系列复杂的功能活动。人的精神活动受多种因素影响，在同一环境中生活的人，其精神活动也是千差万别，而且这些活动本身是看不见的，所以我们只能通过观察事物及人面对这些事物而表现出来的各种表情、言语、动作、行为来了解它。

精神卫生（mental health）又称心理卫生，本应称心理健康，但习惯称精神卫生，是指研究

笔记

精神疾病的发生、发展规律及其防治，探讨保障和促进人群心理健康，提高个体承受应激和适应社会的能力以减少心理和行为问题的发生的原则和措施。精神卫生针对人不同年龄阶段的生理、心理特点及个体所处的社会环境特点采取不同的措施。

精神障碍（mental disorders）是指人的知、情、意志等心理过程和人格偏离正常人群，且没有能力按社会认可的、适宜的方式行动，不能适应社会。它是生物、心理、社会学的概念，而不是单纯生物学疾病的概念。精神障碍和精神疾病的概念比较接近，实际上许多年来都作同义语来使用。精神疾病是指在理化、生物、心理、社会等因素作用下，大脑的生理、生化或功能发生紊乱，从而产生以认知、情感、意志行为等精神活动出现不同程度障碍的一组疾病，泛指各类精神障碍，包括各种精神病和人格障碍、神经症以及心身问题。精神病是指重型的精神障碍。

随着社会的发展，人们的生活方式发生了巨大的变化。精神障碍的发生率也在不断增高，精神卫生问题日益突出，已成为影响人类健康和生存质量的重要因素，也成为相当棘手的社会问题，给家庭带来严重的精神压力和经济负担。因此加强对精神障碍的研究、防治和护理已成为现代社会所面临的一个重要课题。精神健康与躯体健康同样重要，可以定义为成功履行精神功能的一种状态，这种状态能产生建设性活动、维持良好的人际关系、调整自己以适应环境。精神健康是个人安康、事业成功、家庭幸福、良好的人际交往、健康的社会关系所不可缺少的一部分。因此，从某种意义上说，不单单是精神科护士，所有的护理人员都应该系统地掌握精神疾病护理学的相关知识和技能，以适应临床工作的需要。

大脑与精神活动

二、精神疾病的病因

课堂讨论

病人，男性，15 岁，因“胡言乱语，伤人毁物 3 天”入院。病人家长叙述病人约 2 年前开始出现沉默寡言，不愿与人交往。4 天前在同学的怂恿下外出游玩，期间观看了蹦极表演，当晚回家后睡不着觉，第 2 天开始出现精神异常，胡言乱语，伤人毁物。家长认为这是病人看了蹦极表演引起的，要求医生出具相关证明，随后要到法院起诉这些同学。

请思考：

1. 该病人的病程应该从何时算起？
2. 观看蹦极这一事件是病因还是诱因？

关于精神疾病的病因，到目前为止，大多数精神病的病因不明，发病机制也未弄清，通过统计学和其他方法观察到，某些因素如遗传、感染、人格、应激、药物、体内某些生理生化病理变化等因素与某些精神疾病相关，但这些因素是病因还是诱因，目前尚未明了，甚至其因果关系也尚未弄清。

考点提示

精神疾病的病因

与精神疾病有关的因素很多，总的可归为生物、社会、心理三大因素。

（一）生物学因素

影响精神疾病的主要生物学因素大致可分为遗传、感染、躯体疾病、药物毒性作用、营养障碍、创伤等。每一种精神疾病其影响因素各不相同，有些是单因素，但绝大多数为多因素综合作用，而且同一强度的同一因素刺激不同的个体往往引起的反应不尽相同。如：同卵双生子同患精神分裂症的情况明显高于其他群体；感染高热时，有些病人会出现谵妄；严重肝脏损害可能会出现肝性脑病；同是梅毒病人，有的可出现麻痹性痴呆，有的则不会出现；海洛因、大麻等精神活性物质可以导致各种精神异常；吃了某些蘑菇会出现幻觉等精神症状；很多药物都有可能引发精神症状。

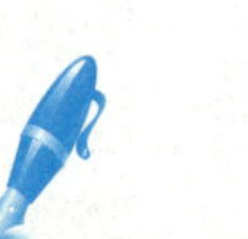
笔记

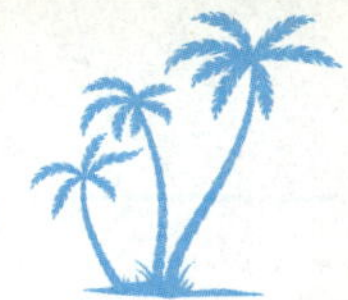

（二）心理-社会因素

影响精神疾病的心理-社会因素通常有应激事件、心境、人格特征、宗教文化、民族、社会经济、政治地位、性别因素、从小受教育因素、人际关系等，归结起来，不外乎个性因素、社会因素、精神应激因素三类。

1. 个性因素　个性是先天素质和后天环境共同作用下形成的。病前的性格与精神疾病的发生密切相关，不同的性格特征的个体易患不同的精神疾病。如精神分裂症的病人大多病前表现为孤僻少语、情感冷淡、过分敏感，思维怪癖等。而做事犹豫不决，按部就班，追求完美，事后反复检查，穷思竭虑，对自己过于克制、过分关注的人容易患强迫症。

2. 社会因素　自然环境、社会环境、家庭变故等均可能增加精神压力，诱发精神疾病。不同的文化环境，亚文化群体的风俗、信仰、习惯也都可能影响人的精神活动而诱发疾病。某些精神症状只见于某些特定的人群，如来自偏远农村的精神分裂症病人，妄想与幻觉的内容会与当地迷信等内容有关，而来自城市的病人，妄想与幻觉的内容会与电波、电子、卫星等现代设备有关。

3. 精神应激因素　一些刺激可以是短暂的强刺激，也可以是长时间的弱刺激，而且，刺激性质和刺激强度所致的精神变化对每一个个体来说都不一样。如某些强烈的精神应激如地震、火灾、战争、被强奸、被抢劫、亲人突然死亡等可能引起心因性精神障碍。有时候，某些长期持续的精神紧张如高考压力、有些人贪污受贿犯罪怕人知道而长期精神紧张也可以导致精神障碍。

不同的精神疾病中不同的致病因素起的作用大小不同，这些因素有可能是疾病的病因，也可能是疾病的诱因，许多精神疾病的发生是多种因素共同作用的结果。

第二节　精神疾病的特点、分类及诊断原则

一、精神疾病的特点

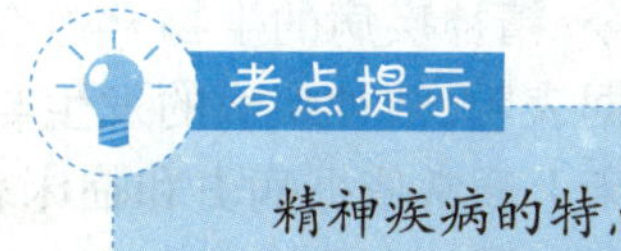

精神疾病的特点

精神疾病的临床表现多种多样，变化无穷。其变化集中表现在思维、情感、意志、行为等方面的异常。某些情况下，某些疾病可以出现意识障碍。归结起来，精神疾病有以下共同特征。

1. 病因不明　多数疾病病因及发病机制不甚明确。精神分裂症、躁狂症、抑郁症、神经症等疾病到目前为止尚未找到确切的病因，脑动脉硬化性精神病尽管已知道是血管病所致，但脑血管病在什么情况下会出现精神异常仍未弄清。许多躯体疾病在某一时期可出现精神异常，但发病机制尚未明确。

2. 症状不协调　这种不协调突出表现为病人的言语行为与周围的环境不协调、自己的语言行为之间不协调、语言行为与情感不协调。如病人出现过度兴奋、过度抑制甚至伤人、毁物、自杀自伤等偏激行为。这些行为如不及时发现和处理，危害极大。常见于精神分裂症。

3. 生活社会功能受损　由于上述不协调症状的出现或者病人的各种各样的精神症状以及内感性不适，导致病人不能坚持正常工作、生活与学习或不被别人认同。

4. 自知力缺乏　相当一部分病人缺乏自知力，表现为不承认自己有病、不主动就医或不配合治疗，而且这些问题不易通过解释而得以纠正。对自己的表现或症状缺乏正确认识是精神病特别是重症精神疾病的特征之一，如精神分裂症。即使是某些轻症精神疾病，如神经症，对自身的健康状况的认识也是片面的、不正确的或夸大了的症状。于是某些神经症病人过分追求名医，迷信特效药，不能很好配合完成系统的治疗。

笔记

5. 病程长、易复发 由于大多数精神疾病目前病因和发病机制未明，因而治疗难度也就较大，一般来说病程都较长，一些疾病还是终身性的，需长期甚至终身用药，且复发率较高。当然也有少数疾病如反应性精神病一旦刺激去除，适当处理后，病人很快治愈，且很少复发。

由于以上特征，护理工作就显得格外重要，良好地护理可使病人减少痛苦，缩短病程，避免意外，防止对社会造成危害。

二、精神疾病的分类

为便于对精神疾病的认识，需要对疾病进行分类，以便把种类繁多的不同疾病按各自的特点和从属关系划分出病类、病种与病型，并列成系统，这样不但可加深对疾病的研究与认识，也有利于诊断、治病与护理。

根据《疾病和有关健康问题的国际统计分类（第10次修订本）》（ICD-10），精神疾病可分为10大类：

1. 器质性（包括症状性）精神障碍。
2. 精神活性物质引起的精神和行为障碍。
3. 精神分裂症、分裂型障碍和妄想性障碍。
4. 心境障碍（情感性精神障碍）。
5. 神经症性、应激相关的以及躯体形式的障碍。
6. 与生理紊乱和躯体因素有关的行为综合征。
7. 成人人格和行为障碍。
8. 精神发育迟缓。
9. 心理发育障碍。
10. 通常在童年和青少年期发病的行为和情绪障碍。

三、精神疾病的诊断原则

至今，精神疾病的生物学检查依据仍然不够充分，通常也无特定的病理形态学改变，目前的证据表明，精神疾病的发生与社会、心理及生物因素均有关，是多种因素共同作用的结果。临床上通常依据病史和临床表现进行诊断。诊断方法一般包括病史采集、精神检查、体格检查和必要的心理测验和实验室检查等，通过综合分析作出诊断。

精神疾病病人的病史应从病人及其亲属多方面采集，以相互印证，力求客观、全面。在了解临床表现的同时，还要了解病前性格、生活经历、家族疾病史以及发病的心理-社会背景。

精神检查则是通过与病人进行医学面谈、观察，以及应用必要的心理测验量表进行检查，以探知精神活动的状态和异常表现。

精神疾病护理学的相关理论

体格检查，特别是神经系统的检查和必要的实验室检查也不能忽视，这些检查有助于诊断和鉴别诊断，也有利于发现躯体疾病。

分析病史和检查结果时，应将病人目前的精神活动与其一贯的行为方式和人格特征进行比较，并与其所处环境和文化背景中被社会认可的行为进行比较，结合起病形式、病情表现、病程、病前性格、社会功能等全面考虑，综合分析，依据诊断标准作出诊断。

在进行精神疾病诊断时，通常经过以下过程：①尽可能详细的收集病人的有关资料，如病前生活背景、病前性格、发病诱因、症状表现、遗传史等；②检查要包括体格检查、心理测验、实验室检查等；③通过目前的精神活动与其一贯的行为方式和人格特征进行比较，并与其所处环境和文化背景中被社会认可的行为进行比较，发现精神症状；④对照疾病分类标准作出诊断。

笔记

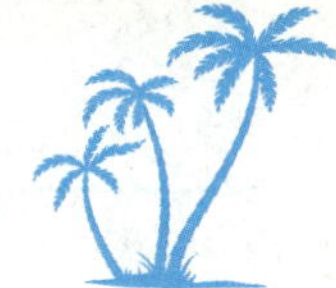

第三节　精神疾病病人护理的任务、特点及要求

一、精神疾病护理学的基本任务

1. 从护理学的角度去研究精神疾病及病人的行为表现从而探讨疾病的发展规律。

2. 研究病人表情、言语、动作、行为与知、情、意的关系，从而掌握疾病的发展变化规律以及病人行为的规律。

3. 了解病人的需要，分析病人的需要，通过基础护理、心理护理等，设法满足合理的、正常的生理和心理需要，纠正、淡化、去除病人不正常、不合理的需要。

4. 研究和实施针对病人各种特殊治疗的护理方法，研究制定并执行各种相应的规章制度，保证各种治疗措施得以顺利进行。

5. 采取各种有力措施，保障病人的安全。

6. 创造安全、舒适、愉快的环境，维护病人的利益和尊严，保证病人的正常生活待遇。

7. 研究各种有效措施，帮助病人恢复各种正常生活能力和社会动能，为病人能顺利回归社会创造有利条件。

8. 做好各种健康宣教，防治各种精神疾病，使康复期的病人能在社区良好地生活和工作，减少复发。

二、精神科护理工作的特点

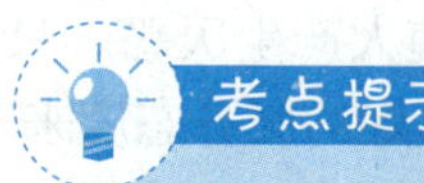

考点提示

精神科护理工作的特点

1. 正确认识精神疾病，正确对待精神病人　要切实认识到精神疾病是病，精神病人也是病人。由于精神病人思维异常、行为怪异，很难在人群中产生认同，有些还被认为是“思想问题”或“故意的”。作为一名护理人员，一定要充分认识到精神病人行为的正常与不正常只是程度上的不同，而非种类的差异，他们也是人，精神病人的行为均有其意义，他们的感觉相当敏感，不要以道德标准来衡量病人的行为，只有这样，才能意识到护士的角色和责任，才能消除偏见，勇于关爱并护理好病人。

2. 充分认识安全工作的重要性　受精神症状支配，精神病人常产生一些出人意料的行为，因而伤人、毁物、自伤、自杀、出走等行为时有发生。而这些行为一旦发生，后果极其严重。因此，护理精神病人在任何时候都应该注意这些事件的发生苗头，防止此类事件发生，并作好相应的应急措施准备。

3. 仔细观察病人是护理工作的重要任务　由于精神病的特殊性，病人对自身情况缺乏正确的认识，无自知力，或不能正确及时地表述。因此，仔细观察病人就成为了解病情的重要的，有时甚至是唯一的途径，许多症状要在观察中发现或证实，许多意外通过仔细观察而得以避免。因此，护理人员要在观察病人的言语、表情、动作和行为上多下工夫。

4. 心理护理是工作的重点　由于精神疾病的重要影响因素之一是社会-心理因素。因此，心理护理就成为重要的环节之一。重症精神疾病病人一旦进入恢复期，帮助其认识疾病，促进自知力早日恢复就成了重要的方面，同时，随着病情的恢复，病人对前途、工作、家庭、社会是否能很好地接纳自己而产生疑问，看到其他病人的复发或产生衰退等情况，病人也会担心自己的疾病。轻症精神疾病病人更是自始至终都对自身情况产生疑虑。这就要求护理人员掌握心理学有关知识及其他知识，及时准确有效地给予排忧解难，促进病人恢复。

5. 加强基础护理工作　兴奋躁动病人消耗极大，抑郁、木僵病人进食不能或不进食，精神药物的副作用影响病人的进食和活动。很多精神症状驱使病人产生许多怪异的、不自主

笔记

的行为，许多精神病人还同时伴有传染病或其他疾病，这些情况都需要通过加强基础护理来解决。

6. 搞好组织管理 绝大多数精神病人行动自如，住院时间长，而且每一个病人的精神症状都不一样，有些兴奋好动，有些生活懒散，有些睡眠倒错，因此护士应做好病房的组织管理工作。将病人组织起来，让病人相互帮助、相互督促、相互管理、相互监督就成为精神科病房的一个特色，通过护理人员的努力，将病人组织起来，有计划地参加劳动、娱乐、锻炼，使病人能够有规律地生活，为病愈后回归社会打下基础。

三、精神科护理人员应具备的条件

随着医学的进步，医学模式已转化为生物—心理—社会模式，要求精神科护理人员具备以下条件。

1. 全心全意为病人服务的精神 在工作中充分认识精神疾病是病，精神病人也是病人，是精神科护理人员应具备的最基本要素，只有这样，护理人员才能主动地设法为病人提供良好的服务。

2. 努力学习，力求掌握更多、更先进的知识 医学在不断发展，知识在不断更新，作为一个精神科护理人员要不断更新、不断丰富自己的各方面知识，特别是精神医学知识、护理知识、心理学知识、社会学知识等，并不断在工作中总结经验，以求更好地为病人服务。

3. 高度的警觉性和责任心 由于精神疾病的特点，各种意外事件随时可能发生，这就要求护理人员具有高度的警觉性和责任心，随时注意，防止各种意外事件的发生。

4. 同理心、耐心和爱心 精神病人思维、行为怪异，不合作、敌视、攻击谩骂、纠缠、不注意卫生等表现很容易使人产生厌恶。只有高度的同理心、耐心和爱心才能使护理人员始终以饱满的工作热情和良好的服务态度来对待工作，对待病人。

5. 严谨的工作作风 护理工作是一项系统工程，工作量大，任务繁琐；由于大多数精神病人住院时间长，所以精神病护理工作更需要严谨细致的工作作风。

6. 较强的组织管理能力 病人住院时间长，一般没有躯体疾病，活动自如，而且有兴奋、懒散、抑郁等各种症状存在，这就要求护理人员有较强的组织管理能力，如组织病人参加体育活动、文娱活动、日常活动、学习等。

7. 多种特长，知识广博 在精神科护理工作中，常常需要解释病人提出的各种问题，设法取得病人的认同，组织病人做各种活动；给病人及家属做出院后指导、健康教育等，这些均需要精神科工作人员知识广博，有多种特长。

精神科护理学展望

8. 有较强的心理学知识 医学心理学是精神医学的基础，许多精神疾病是心理因素所致，因而精神科护理人员需要掌握相关心理学知识。

9. 团结协作精神 护理人员之间，医护之间，医院各部门之间，护理人员和家属之间等关系的处理，均是精神科护理工作能顺利开展的基本保证。

（周英华）

目标测试题

练习与思考

1. 什么是精神病？
2. 为了正确面对有精神异常的病人，护士应该具备哪些必要的条件？
3. 为什么说没有精神健康就没有健康？

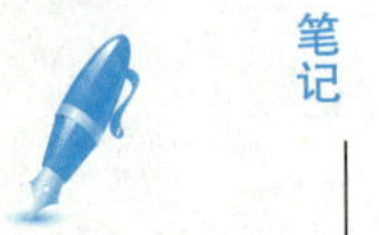
笔记

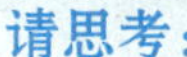

第二章　精神疾病的症状与护理

第一节　精神疾病的症状学

0201
扫一扫，知重点

导学案例与思考

病人，女大学生，21岁，学习成绩良好。3个月前无明显原因出现在宿舍洗澡时听到有人在洗澡间的小窗户上大声议论她，因此病人好几次未能洗完就冲出洗澡间四处张望，而此时并没有同学在议论，慢慢发现走在街上或在班上都有人在议论她，说她坏话，怀疑学校有部分同学和老师存心与她作对，压力很大，渐渐出现失眠、上课时注意力不集中，2个月前发展到不敢出校门、不敢去上课，躲在宿舍里面睡觉。

请思考：

1. 她身上有什么样的精神症状？
2. 你如何帮助她？

一、概述

（一）概念

人的精神活动是人脑的正常功能，是人脑对客观事物的主观能动的反映。精神疾病是以精神活动异常为主要临床表现的一类常见疾病，其异常的精神活动可以涉及心理活动的各个方面，并通过各种外显行为如言谈、书写、表情、动作、行为等表现出来。异常精神活动是人脑功能障碍的表现，研究病态情况下精神活动的异常表现（即精神症状）的科学称为精神疾病症状学（symptomatology），或精神病理学（psychopathology）。精神症状是精神疾病的临床诊断基础。因此，正确识别精神症状是医务工作者必须掌握的基本知识与技术，也是做好精神科护理工作的基础，所以掌握精神症状在临床工作中具有非常重要的意义。

精神活动概述（视频）

（二）精神症状的特点

精神症状不同于躯体症状和体征，症状表现的变异性较大。每一精神症状均有其明确的定义，并具有以下特点：

1. 症状的出现不受病人意识的控制。
2. 症状一旦出现，难以通过解释令其消失。
3. 症状的内容与周围客观环境不相称。

考点提示

精神症状的特点

笔记

4. 症状会给病人带来不同程度的社会功能损害。

5. 症状出现多伴有痛苦体验。

(三)精神活动是否异常的判断

精神症状的表现是多种多样的,人们可以从以下几方面进行比较和判断。

1. 现在与过去比　即他现在的精神状况与他过去的精神状况进行比较。若过去一贯表现很好,现在却一反常态,判若两人,则提示他现在的精神活动可能不正常。如某女生,一贯遵守纪律,学习认真,成绩优良,生活很有条理,爱干净、整洁,与老师、同学关系融洽,而现在却生活懒散,常不换洗衣服,整天睡觉不上课,甚至连考试都不参加,不愿搭理同学,关系紧张,无事生非,无端诬陷他人,与过去的行为表现大相径庭。

2. 本人与他人比　即他的言行举止、活动表现与周围人是否有很大的不同。若明显异于众人,而且离奇古怪,则提示其精神可能不正常。

3. 是否符合当时当地的习俗和规范　一个时代有一个时代的习俗规范,一个地方也有一个地方的风俗习惯。装束服饰的大众化,言行举止的规范化往往是精神正常的表现之一。若其行为和服饰不能为此人所处的文化所接受和解释,往往会被认为是不正常。

4. 是否符合客观现实　人的精神活动是客观现实的能动反映。因此,正常的精神活动应与客观现实相符合,而异常的精神活动则往往对客观现实进行歪曲,其言行举止往往与客观现实相违背。

二、认知障碍

认知过程是个体认识和了解周围事物的过程,是最基本的心理活动。包括感觉、知觉、思维、注意、记忆等内容,正常情况下,个体的感知结果和外在客观事物的本来属性是一致的,如果大脑的感知区域出现结构、功能的变化时,就会出现异常的感知结果。

(一)感知觉障碍

在精神科临床实践中,常常将感觉和知觉统称为感知,因此感知障碍包括感觉障碍、知觉障碍、感知综合障碍三部分。

感觉障碍(视频)

1. 感觉障碍　感觉是大脑对直接作用于感觉器官的客观事物的个别属性的反映,是人类最初级的心理过程。感觉反映的是事物某一方面的属性。感觉障碍(disorders of sensation)是指个体对客观事物的个别属性出现了错误的感知或者由于感知能力减退而出现的不能正常感知。多见于神经系统器质性疾病和分离(转换)障碍。

(1)感觉过敏:感觉过敏(hyperesthesia)又称感觉增强,是对外界一般强度的刺激感受性增高,病人不耐强光、噪音、高温、强烈气味。如有些脑外伤后恢复期的病人,因感觉过敏,耳边轻语便觉得很响亮而使他头痛,枕席摩擦音、钟表声亦难耐受,关门声有如枪声,户外卡车声有如山崩地裂。不耐强光的病人喜住暗室,出门要戴有色平光眼镜。癔症瘫痪的病人肢体由于触觉过敏不能与衣被接触,盖被要撑支架。多见于神经症、更年期综合征等。

(2)感觉减退:感觉减退(hypoesthesia)又称感觉抑制,是对外界一般刺激的感受性减低,感觉阈值增高,病人对强烈的刺激感觉轻微或完全不能感知,严重时对外界刺激不产生任何感觉(感觉消失),如针刺没有疼痛感,开水不感烫等。有的病人只是对疼痛的感受下降,其他并不受影响,常见于抑郁状态、木僵状态和意识障碍。

(3)内感性不适:内感性不适(senestopathia)又称体感异常,指躯体内部产生的各种不适或难以忍受的异样感觉。如病人会觉得自己体内有蚂蚁在爬的感觉,虫子在咬的感觉,肚子里有东西在互相牵扯、挤压、流动等。但是当具体询问病人的时候,他们往往不能准确说出感觉的具体位置,有的病人甚至继发疑病妄想。多见于神经症、抑郁状态、精神分裂症、脑外伤后精神疾病。

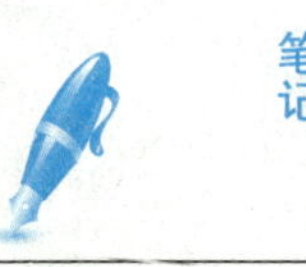
笔记

(4)感觉倒错:是指对外界的刺激产生于与正常人不同性质或者是相反的感觉。如有

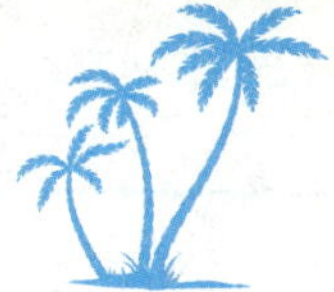

的病人会对冷的刺激产生热的感觉；用棉絮轻触病人皮肤时病人会产生麻木甚至是疼痛的感觉。多见于分离（转换）障碍。

2. 知觉障碍　知觉是指人脑通过感觉器官对客观事物的整体属性的反映，反映的是事物各方面的属性，是一种完整的感知。知觉障碍（disturbance of perception）是指个体对客观事物的整体属性出现了错误的感知或者由于感知能力减退而出现的不能正常感知，以至于对事物的完整认识出现偏差或错误。知觉障碍是精神科临床上最常见的，而且是许多精神疾病的主要症状，对精神疾病的诊断与鉴别诊断、治疗、护理具有重要的意义。

知觉障碍（视频）

（1）错觉：错觉（illusion）指对客观事物歪曲的知觉，即把实际存在的事物歪曲的感知为与实际不相符的其他事物。正常人在光线昏暗、紧张、恐惧、过分期待等情况下，也会出现错觉的情况，但是经过纠正后可以减轻或消除。如在光线不足的情况会把衣架上悬挂的衣服看成一个人；晚上走夜路，在紧张或恐惧的情况会将远处树、山等看成鬼怪，将某些声音听成为鬼叫等。历史上的很多典故也是错觉的很好例子：如杯弓蛇影、草木皆兵、风声鹤唳等。病理性错觉常在意识障碍时出现，带有恐怖色彩，多见于器质性精神疾病的谵妄状态。如谵妄的病人把输液瓶标签上的一条黑线看成是蜈蚣在爬动。根据器官的不同，错觉可以分为视错觉、听错觉、味错觉、触错觉等，其中以听错觉和视错觉多见。

（2）幻觉：幻觉（hallucination）即虚幻的知觉，指没有现实刺激作用于感觉器官时出现的知觉体验，是一种虚幻的知觉。幻觉可以在意识完全清晰时发生，也可以在有不同程度的意识障碍时发生。一般情况下，在意识清醒时出现幻觉是精神疾病的特有表现，它是临床上最常见而且重要的精神病性症状，常与妄想合并存在。幻觉有两个基本特性：其一，病人体验真实，并非是刻意捏造；其二，客观不存在，病人好像进入到另外一个世界。如没有人时，病人能看见某些人活动，听到某些声音。正常人有时也会有幻觉，主要发生在入睡前和醒来后，但正常人的幻觉通常是短暂的、单纯的，如听到手机声或一个人的名字。

根据器官不同，可以将幻觉分为视幻觉、听幻觉、嗅幻觉、味幻觉、触幻觉和内脏性幻觉。

1）听幻觉：听幻觉（auditory hallucination）又称幻听，是临床最常见的一种症状。病人可听到客观上并不存在的声音。幻听的内容各种各样，可有不同的种类和不同的性质，可分为非言语性幻听和言语性幻听。非言语性幻听属原始性幻听，如机器轰鸣声、流水声、鸟叫声。最多见的是言语性幻听，常具有诊断意义。言语性幻听的内容通常是对病人的命令、赞扬、辱骂或斥责，因此病人常为之苦恼和不安，并产生拒食、自伤或伤人行为。幻听常影响思维、情感和行为，如侧耳倾听，甚至与幻听对话，破口大骂，也可能出现自杀以及冲动毁物的行为。如：某女，37岁，精神分裂症偏执型。病人入院后每日表情愤怒地站在窗口，向室外口出秽语，辱骂他人。护士问其原因，答道："单位许多同事经常站在外面议论、诬陷我，说我作风不好，与很多男人有越轨行为，说我挑拨同事间的关系，造成他们之间的不和；还说我不上班，故意装病休病假，使得他们工作负担重，每日加班"，与护士谈话时眼睛仍望着窗外，不时侧耳倾听，并询问护士是否也听到了，要求护士出去赶走他们，不要在这里胡说八道。言语性幻听可见于多种精神疾病，其中评论性幻听、议论性幻听和命令性幻听为诊断精神分裂症的重要症状。尤其是命令性幻听更要引起护士的足够重视，其危害程度要远远高于评论性幻听，有时命令性幻听命令病人做某事，病人受其支配，如殴打别人，让他自杀或自伤自己的身体，易产生不良或危险后果。

2）视幻觉：视幻觉（visual hallucination）又称幻视，为常见的幻觉形式。幻视的内容形象鲜明、具体、生动，从单调的光、色、各种形象到人物、景象、场面等。幻视的内容也受个体因素影响较大，如个体的生活环境、受教育情况、文化背景、宗教信仰、个人喜好等。在意识障碍时，幻视多为生动鲜明的形象，并常具有恐怖性质，如看到妖魔鬼怪等，多见于躯体疾病伴发精神疾病的谵妄状态。在意识清晰时出现的幻视多见于精神分裂症。

笔记

3）嗅幻觉：嗅幻觉（olfactory hallucination）又称幻嗅。病人往往会闻到一些怪异的或难受的味道，如食品腐烂、尸体发臭、物品烧焦、化学物品、血腥味等。病人坚信这些味道是有人故意施放出来危害他的，因此病人会表现出一些相应的动作，比如掩鼻、屏住呼吸迅速离开、呼叫其他人赶紧离开、拒绝进食等。如：病人，男性，33岁，精神分裂症。由其父陪同入诊室，病人突然神色较紧张地说："爸，我闻到了毒气味。"停顿了一下，"唔，这房间里肯定有毒气。"于是很快站起来，退出诊室，拒绝就诊。在精神分裂病人中，嗅幻觉往往与被害妄想和其他症状一起出现，病人坚信有人要谋害他，向他投毒，进而加重对病人的影响。如果是单一的嗅幻觉出现，则一般考虑嗅觉器官受刺激性损害如颞叶癫痫。多种症状共同存在多见于精神分裂症。

4）味幻觉：味幻觉（gustatory hallucination）又称幻味。在精神性疾病中出现较少，往往是和其他幻觉、妄想一起出现。病人会尝到食物或饮料中有特殊味道（苦味、酸涩味等），并坚信有人下毒谋害他，而拒绝进食，并加深其被害妄想。可见于精神分裂症。

5）触幻觉：触幻觉（tactile hallucination）又称幻触，也称皮肤与黏膜幻觉。触幻觉在精神疾病中也不常见。病人会觉得皮肤或身体某部位有被接触的体验。临床中常见的触幻觉有针刺、虫爬、通电、麻木等，有时候触幻觉和感觉障碍容易混淆，不易区分。常见于精神分裂症、分离（转换）障碍等。

6）内脏性幻觉：内脏性幻觉（visceral hallucination）指病人能清楚的描述自己体内的某一器官或某一部位出现不适，比如胃肠扭转、心脏压缩、心肺位置互换、肾分裂、昆虫在胃内游走等，他们能准确描述其性质和部位。这类幻觉常与疑病妄想等结合在一起，常见于精神分裂症、抑郁症。

按体验的来源幻觉分为真性幻觉和假性幻觉。

1）真性幻觉：真性幻觉（genuine hallucination）指病人体验到的幻觉形象鲜明，如同外界客观事物形象一样，存在于外部客观空间，是通过感觉器官而获得的。病人常叙述这是他亲眼看到的，亲耳听到的。因而病人常常坚信不疑，并对幻觉作出相应的情感与行为反应。如：场景性幻视，某男，26岁，农民，阿托品中毒所致精神疾病。病人脸色潮红，瞳孔扩大，心率加快，兴奋话多，躁动不安，傍晚病人突然喊叫："不得了，我爸爸被刺得这样稀烂，这儿尽是戴铜帽子的人，你们看，都在刺我爸"，"哎呀，人马奔腾，他们来了，来了，要刺我啦"。病人翻身往床下躲。

依据产生条件不同的幻觉分类

2）假性幻觉：假性幻觉（pseudo hallucination）指幻觉形象不够鲜明生动，产生于病人的主观空间如脑内、体内。幻觉不是通过感觉器官而获得，如听到肚子里有说话的声音，可以不用自己的眼睛就能看到头脑里有一个人像。某男生，16岁，病人说："近2个多月来，我脑子里几乎每天下午都出现我们校长的半身头像，头像有时很清楚，有时不太清楚，不是用眼睛看见的，反正就在脑子内。有时出现几秒钟就没有了，有时可持续半小时或更长。"虽然幻觉的形象与一般知觉不同，但是病人却往往非常肯定地认为他的确是听到了或看到了，因而对此坚信不疑。

感知综合障碍（视频）

3. 感知综合障碍　感知综合障碍（psychosensory disturbance）指病人对事物的本质能够正确认知，但对它们的部分属性产生了歪曲的知觉。它与错觉不同，错觉被歪曲的常为事物的整体及其基本属性，但是感知综合障碍却没有，也就是说，病人对事物的整体属性和基本属性的认识是正确的，只是在该事物的某些方面比如大小、颜色、形状、距离、位置等出现与真实情况不相符合的情况。

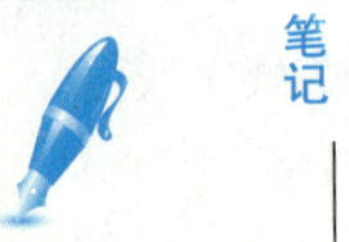

（1）视物变形症：视物变形症（metamorphopsia）指病人在感知事物的时候，会看到该事物在大小、颜色、形状等方面发生了变化。如有病人看到摆在橱窗里的模特儿脑袋像冬瓜、眼睛像土豆、嘴巴像香蕉、腿脚像两根棒球棍。看到物体的形象比实际增大称作视物显大症，如看到他的父亲变成了巨人，头顶着房顶；看到物体的形象比实际缩小称为视物显小症。

如一成年男性病人感到自己睡的床只有童床那么大小，认为容纳不下自己的身体而坐着睡觉。

(2) 空间感知障碍：指病人对周围物体与自己的距离产生了歪曲的知觉，把远物看得很近或把近物看得很远，则称为视物错位症。这种情况下，病人无法准确判断位置关系。如候车时汽车已驶进站台，而病人仍感觉汽车离自己很远。而把汽车错过。病人想把杯子放置在桌子上，但由于桌子实际上距离很远，因而杯子掉落在地上。这种症状多见于癫痫和精神分裂症。

(3) 时间感知障碍：如感到时间在飞逝，似乎身处于"时空隧道"之中，外界事物的变化异乎寻常地快；或者感到时间凝固了，岁月不再流逝，外界事物停滞不前。常见于颞叶癫痫和精神分裂症。

(4) 运动感知综合障碍：病人觉得运动的物体静止不动，甚至是僵死似的；或者静止不动的物体在运动，甚至是急速地猛烈地变化着。比如病人感到面前的房屋在往后退，坐着的凳子在移动。常见于癫痫和精神分裂症。

(5) 体形感知综合障碍：又称体像感知综合障碍。病人感到自己整个躯体或它的个别部分，如四肢的长短、轻重、粗细、形态、颜色等发生改变，如病人感到自己的脸变长、变大，鼻子变宽等。虽然病人还知道是自己的面孔，但感觉自己的模样却产生了改变。这种症状见于器质性精神疾病、癫痫和精神分裂症。如：某女，19 岁，精神分裂症。病人总在自己房间里不断地照镜子，家人问其何故？病人说："自己的脸变了样，非常难看，脸上高低不平，长满了疙瘩，鼻子变得特别大，像一座小山丘似的堆在脸上，而嘴却歪到一边了，自己变得太丑了，不敢见人。"

(6) 非真实感：非真实感(derealization)指病人感到周围事物和环境发生了变化，变得似乎是不鲜明的，模糊不清，缺乏真实感。视物如隔一层帷幔，像是一个舞台布景，周围的房屋、树木等像是纸糊成的，毫无生气；周围的人似乎是没有生命的木偶等。可见于精神分裂症、中毒性或颅脑损伤所致精神疾病、神经症、抑郁症等。如：某女生，19 岁，情感性精神疾病抑郁相。病人对医生说："整个世界似乎已经停滞不前，岁月不再流逝，时间过得很慢很慢……，真正体会到了度日如年的感觉。"

(二) 思维障碍

思维形式障碍(视频)

思维是大脑对外界客观事物的间接性、概括性的反映，是认知活动的最高形式，是精神活动的重要特征之一。没有语言这个工具，思维是不可能发生或存在的。所以思维障碍也常常从语言中去识别。思维障碍主要包括思维联想障碍(思维过程的障碍，主要表现为联想速度与联想途径的变化)、思维逻辑障碍(概念的运用、判断、推理方面的逻辑混乱)和思维内容障碍(思维表达的内容明显违反客观事实)。

1. 联想障碍　在思维与记忆中，联想是一种常见的方式，即由一件事想起另一件事。联想障碍是指联想的速度、数量、结果、表达形式发生障碍。

(1) 思维速度和量的异常

1) 思维奔逸：思维奔逸(flight of thought)又称观念飘忽，是指联想过程的加速、思维活动量增加以及转变加快。病人主要表现为话语量增加、语速加快，内容十分丰富。但是病人稳定性较差，很难在某一问题上深入表达，都是点到即止，同时很容易受外界环境刺激、情景变化等而变换话题。病人经常给人一种特别健谈的感觉，"口若悬河、滔滔不绝"是对他们很好的形容。病人自己觉得脑子特别好用，就像上了润滑油，嘴巴说话的速度完全跟不上脑子转的速度。有时病人说话时，会出现上下句之间有一两个字同音、押韵，称为音联；如果意义相关或字义相通，便称为意联。多见于躁狂症。如：女，50 岁，双相障碍躁狂发作，医生请病人读当天的报，标题是"朝着光明的道路前进"，病人边读边加以说明："朝即是朝廷的朝，革

笔记

命不是改朝换代，我们家门是坐北朝南，朝字上下有两个十字，中间有个日字，子曰学而时习之，朝字左半有日字，右半有月字，两字合起来念明，光明黑暗，开灯关灯，电灯管儿灯。（医生催她念报）朝中方、四方形、三角形、几何面、方的、圆的，不以规矩不成方圆……。”此时，进来一位老医生，病人马上站起让座，说向白衣战士学习，向白衣战士致敬（音联、意联、随境转移）。

2）思维迟缓：思维迟缓（inhibition of thought）即联想抑制，与思维奔逸相对，指联想速度慢，思考问题吃力，对问题反应迟钝。病人表现出说话言语速度减慢、词语量减少、声音变小。病人觉得自己“脑子生锈了”“脑子不转了”“脑子不灵活了”等，值得注意的是，虽然语速、语量都下降，但是病人对于问题的回答都能够切题，只是量和速度都很低而已。思维迟缓常见于抑郁症。

3）思维贫乏：思维贫乏（poverty of thought）指的是联想数量减少，概念与词汇贫乏，病人体验到脑子空洞无物，没有什么东西可想。表现为沉默少语，谈话言语空洞单调或词穷句短，回答简单，对提问经常回答“没有”、“嗯”等简短词语，严重的病人也可以什么问题都回答不知道。往往与情感淡漠、意志缺乏一起，构成精神分裂的三项基本症状。见于精神分裂症、脑器质性精神疾病及精神发育迟滞。如：某男，28岁，精神分裂症。病人自述“脑子里空洞洞的，不想任何问题，也没有什么事情可想。”交谈时亦发现其思维内容空洞贫乏、概念短缺、词汇量少、言语单调、默不做声或用极为简单的词来回答问题。如医生问：“住院几天了，是谁送你来的？”答：“父亲。”问：“他们为什么送你到医院来？”答：“不知道。”继续询问仍回答一两个词或不答。

（2）联想连贯性异常

1）思维散漫：思维散漫（looseness of thought）指思维的目的性、连贯性和逻辑性障碍。病人思维活动表现为联想松弛，内容散漫，缺乏主题，一个问题与另外一个问题之间缺乏联系。说话东拉西扯，以致别人弄不懂他要阐述的是什么主题思想。对问话的回答不切题，以致检查者感到交谈困难，严重时可发展为思维破裂。多见于精神分裂症。

2）思维破裂：思维破裂（splitting of thought）指病人在意识清晰的情况下，概念之间联想断裂，缺乏内在意义上的连贯与逻辑，单独语句在结构与文法上正确，但语句之间缺乏内在意义上的联系，使人无法理解用意。如：医生问“你感到身体哪里不舒服？”，病人答“我左耳痛，背也痛，老陈来了，我小孩读书，我不放心，你上课，水流哗哗响，人民兴高采烈……”。多见于精神分裂症，也见于严重的躁狂发作、智能障碍等。

3）思维不连贯：思维不连贯（incoherence of thought）是在意识障碍的背景上出现破裂性思维的表现，但是言语上更为杂乱，语句片断，毫无主题。严重时，只是词语的堆积，称为语词杂拌（word salad）。如：高热谵妄的病人在明显意识障碍的状态下喃喃呓语：“哎哟！打针……有人对我用点打，心不是中国，痛吹了，人民万岁勤快……”。多见于感染中毒等躯体疾病所致精神疾病或器质性精神疾病。

（3）联想途径异常

1）病理性赘述：病理性赘述（circumstantiality）是指思维过程中抓不住主要问题，不厌其烦地作不必要的累赘的细节描述。其特点是病人不按医生要求作简要的概括性回答，固执地按照自己的思维过程赘述下去，给人一种谈话内容“啰嗦”、“无主题”、“东扯西拉”的印象。与思维破裂不同的是病人最终还是会回到主题。多见于癫痫、脑器质性疾病及老年性精神疾病。如：某男，44岁，麻痹性痴呆，当医生问“你们工厂几点上班时”，病人答：“我每天七点起床，洗脸，漱口，到厂对面的锅炉房打水，那里的开水很热，锅炉房有值班的老头，六十多岁了，他有一个孩子，大概是七八岁的样子，孩子的妈妈常来，提着一个篮子，里头放着吃的东西，我打开水时碰见过她。洗完脸后才去食堂吃饭，人很多，要排队，我每天吃一大碗稀饭、两个馒头、一分钱咸菜，工人常常吃完饭打乒乓球，我不会打，所以吃完饭就上班了，不到

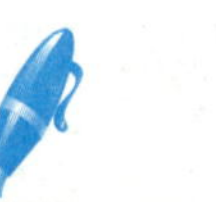

笔记

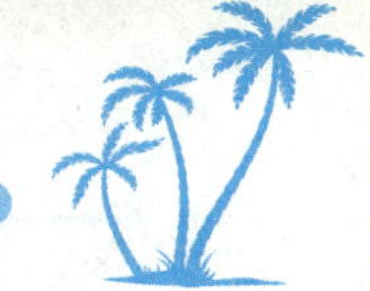

八点就开始工作……。”

2）思维中断：思维中断（blocking of thought）指病人无意识障碍，又无外界干扰等原因，思维过程突然出现中断。表现为病人说话时突然停顿，片刻之后又重新说话，但所说内容不是原来的话题。若病人有当时的思维被某种外力抽走的感觉，则称作思维被夺（thought deprivation）。两症状均为诊断精神分裂症的重要症状。

（4）联想活动形式障碍

1）持续言语：持续言语（perseveration）指病人单调地重复某一概念，或对于某些不同的问题，总是用第一次答语来回答。其特点是不仅黏滞，而是在某一概念上停滞不前。如问病人家中几口人，回答：“5 口”（回答正确）；又问其住址，仍回答：“5 口”。主要见于器质性精神疾病，如痴呆、癫痫；也见于其他精神疾病。

2）重复言语：重复言语（palilalia）指病人常常重复他所说一句话的最末几个字或词，此时病人能意识到这样做是不必要的，但自己却不能克服，也不因当时的环境而发生变化。多见于脑器质性精神疾病。如：某男，47 岁，阿尔茨海默病。病人反复重复地说每一句话的最后几个词，病人认识到这种重复没有意义，但自己无法克制。如病人反复说：“你是医生……医生……医生……，请你给我看病……看病……看病……，我要回家……回家……回家……。”

3）刻板言语：刻板言语（stereotype of speech）指病人机械地、刻板地重复某一无意义的词或句子。如一病人说：“我要吃饭、我要吃饭、我要吃饭……”。多见于精神分裂症。

4）模仿言语：模仿言语（echolalia）指病人模仿周围其他人的话，周围人说什么，病人就说什么。如医生问病人：“你叫什么名字？”病人就回答：“你叫什么名字？”；医生又问：“你今年几岁了？”病人又回答道：“你今年几岁了？”常与刻板动作、模仿动作同时存在。多见于精神分裂症。

（5）思维自主性异常

1）思维插入：思维插入（thought insertion）指病人认为头脑中有某种思想不是自己的，是在思考过程中别人通过种种方法强加于他的，即脑子里插入了别人的思想（有别于强制性思维）。对诊断精神分裂症有重要意义。

2）强制性思维：强制性思维（forced thinking）是指思维不受病人意愿的支配，强制性大量涌现在脑中。常表现为出乎病人意料之外，甚至是他所厌烦的内容突然大量涌现，难以排除，然后又迅速消失。如一精神分裂症病人诉“这些话是别人强加给我的，支配我的，我哭笑都不受自己支配，不该哭的哭了，不该笑的笑了”。多见于精神分裂症、流行性脑炎和颅脑损伤伴发精神障碍。如：某女，31 岁，精神分裂症偏执型。某日医生与病人谈话时，病人毫无原因停顿下来，并跑进厕所，在里面独自冥想、喃喃自语，稍后医生问她原因，她解释说：“脑子很乱，经常感到有一些不属于自己的、无意义、漫无边际、杂乱无章的思想，突然出现在大脑中，打断了自己原来的思维，无法控制，感到茫然失措。自己不愿去想，但又不由自主。刚才交谈时脑中突然出现另一个思想，像别人硬塞进我脑中的，要我马上去厕所，避开医生，否则大难临头，所以不得不中断与你们的谈话而跑进厕所。”

3）强迫观念：强迫观念（obsessive idea）亦称强迫性思维，脑中反复不自觉地出现同一内容的思维，病人明知此观念没有必要，但又无法摆脱，也没有任何实际意义，并有明显的压抑此观念的想法产生，因此常痛苦不堪，可伴有仪式动作来减轻内心痛苦。强迫性思维可表现为反复回忆（强迫性回忆）、反复思索无意义的问题（强迫性穷思竭虑）、脑中总是出现一些对立的思想（强迫性对立思维）、总是怀疑自己的行动是否正确（强迫性怀疑）。多见于强迫症，它与强制性思维不同，前者明确是自己的思想，反复出现，内容重复；后者体验到的思维不是自己的。也可见于精神分裂症。

笔记

4）思维鸣响或思维化声：病人在思维过程中，感到自己体验的内容或思维的内容变成了语言，自己和他人都能听得见。如果声音来自于自身，则称思维化声；如果是来自于外界则称思维鸣响（thought hearing）。思维化声和思维鸣响都多见于精神分裂症。

5）思维扩散和思维被广播：病人体验到自己的思想一出现，即为人皆尽知，感到自己的思想与他人共享，毫无隐私而言，为思维扩散（diffusion of thought）。如果病人认为自己的思想是通过广播而扩散出去，为思维被广播（thought broadcasting）。上述两症状亦为诊断精神分裂症的重要症状。

2. 思维逻辑障碍　精神病人的思维逻辑障碍主要表现在三个方面，即失去每种概念的界限，或混淆了概念的具体含义与抽象含义，或在语言表达中出现语法结构的混乱。

（1）病理性象征性思维：病理性象征性思维（pathological symbolic thinking）为概念的转换，病人通常以无关的具体概念来代表某一抽象概念，不经病人自己解释，别人无法理解。如病人入院时穿红衣、红裤、红鞋子表示“红心永远向着党”；有病人在就餐时，一定要先啃一根骨头，表示“自己有啃硬骨头的精神”。当然，要特别说明的是，我们正常的思维活动中也有象征性思维，如我们将鸽子、橄榄枝等比作“和平”，在每年12月1日，世界艾滋病日，用红丝带表示“关爱、责任”；在“5·12”汶川地震后，人们到处悬挂黄丝带来“祈福、祝愿平安”等，因为这些是为大多数人所接受的，所以不算是病态。病理性象征性思维多见于精神分裂症。如：某男，34岁，精神分裂症，病人经常双臂舞动，有时将左腿放在右腿上，有时以右腿放在左腿上，有时双手捧着肚子或抱着头，病人对此行为不予解答。病情好转后回忆左臂代表全心全意为人民服务，右臂代表发挥人民的积极性，双臂摆动代表发挥大家的积极性全心全意为人民服务。左腿代表依靠群众，右腿代表克服困难，左腿放在右腿上代表依靠群众克服困难，右腿放在左腿上则代表克服困难依靠群众，双手捧着肚子代表保护人民，抱着头代表保护领导。

（2）语词新作：语词新作（neologism）指病人会自创新词或新字，或用图形和符号代替某些概念，或赋予其特殊含义，其特殊意义只有他自己才能了解，不经过病人解释，旁人是无法理解其含义的。这类新造的词和字可能由几个不同的概念凝缩而成，也可能是常用字的加工改造。如“%”表示离婚、分居；“罗”表示一天一夜等。常见于精神分裂症。

（3）逻辑倒错：逻辑倒错（paralogic）是以病人思维过程中逻辑障碍为特点的症状。病人表现出推理缺乏逻辑根据，可能无前提，或者无根据，或者倒因为果。如：有病人觉得自己是动物进化来的，因此不吃肉；又觉得大地是万物之母，所以走路不走泥土路；因为听说“读万卷书不如行万里路”，就觉得自己走一万里路，就成为教授了等。常见于精神分裂症。如：女，26岁，精神分裂症，病人大专毕业后长期休息在家，和母亲两人相依为命，相处较好。半年来认为母亲对自己态度生硬，家中的事也不告诉自己。病人说：“我认为同性相吸，异性相斥，由于2000年转换到2001年地球的磁力发生改变，这种磁力影响了我妈妈，使妈妈对我的态度发生改变，妈妈现在疏远我。”

（4）矛盾观念：矛盾观念（self-contradict idea）指同一时间脑中出现两种相反的、矛盾的、对立的概念，互相抗衡而相持不下，病人无法判断哪对哪错。见于精神分裂症，也见于强迫性神经症。

思维内容障碍（视频）

3. 思维内容障碍

（1）妄想：妄想（delusion）是一种在病理基础上产生的歪曲的信念、病态推理和判断的结果。妄想具有以下主要特点：①妄想具有显著的个人特征：妄想受个人的教育程度、文化背景、个人经历、性格特点等影响而各有不同；②妄想信念：没有事实根据，但是病人坚信不疑，不会因为客观事实、亲身经历等而发生改变；③妄想内容：大多涉及病人本人，并且与其有密切利害关系；④妄想具有时代特色：在不同时代背景下所出现的妄想的内容是不同的，如在过去旧社会，妄想多为迷信、神鬼等，而现在科技时代则多见于电子、太空、未来

等。妄想的存在对诊断精神疾病是极有意义的。

临床上有些病人其病理性观念在未达到坚信不疑的程度时，不能确定为妄想，称为类妄想观念，如牵连观念、被害观念、妒忌观念等，这些类妄想观念与妄想可能有一定的关联，多数为妄想的早期表现。而超价观念是指由某种强烈情绪加强的并在意识中占主导地位的观念。这种观念一般都是以某种事实作为基础，由于强烈情绪的存在，病人对此事实作出超出寻常的评价并坚持此种观念，因此在逻辑上接近正常思维，从内容上讲是某些现实的反映，且这些观念往往与切身利益有关。多见于人格障碍。

临床上常见的妄想有。

1）被害妄想：被害妄想（delusion of persecution）最常见，可以发生于多种精神疾病。病人坚信自己或其亲人遭受到某些人或团体的迫害、打击报复、搞破坏等。如病人坚信有人在饭菜里下毒，谋财害命，而拒绝进食；还有的病人坚信被跟踪、被监视监听等因而到处上访，请求给予保护。病人往往以关系妄想开始，进而发展为被害妄想。多见于精神分裂症、偏执型精神病等。如：某女生，23 岁，精神分裂症。病人一年前某日乘公共汽车返校途中，突感车上有几个人神色不对，似乎是在跟踪自己，故马上换车跑回家中，非常紧张地对家人说班上同学在班主任的指挥下组成了一个小集团对自己进行诬陷迫害，还联络了便衣公安人员在监视自己，指着周围的行人说“看，这些就是便衣人员”。自此，整日闭门不出，在家中拆卸电灯开关与家具，东翻西找，说有人安装了窃听器。并拿着一枚纽扣对父母说：“这是微型窃听器”，后逐渐发展到认为自己的父母也参加了这一团伙，负责在家里的监视及迫害任务，因而将自己房间的门窗全部钉紧不许别人进去，每日手握菜刀、木棒等物，神色紧张地在门缝、窗口窥视。有时不吃、不喝，说父母在食品中下了毒药。

2）关系妄想：关系妄想（delusion of reference）又称牵连观念，病人坚信周围环境的各种变动和一些本来与他不相干的事物，都与他有关系。常与被害妄想关联在一起。别人的谈话、无线电广播、报纸上的文章和消息、电视上说的话或播放的新闻、电视、广告等都是针对他而发的；别人的咳嗽、吐痰是表示轻视他；甚而至于花开花落、吹风下雨也都与他有密切关联。如有病人在看到报纸上写如何养猪，就觉得报纸在骂他是猪；街道的宣传标语写“不要玩火，预防火灾”，然后就说是叫他不准玩火，因而回家不升火、不做饭；路边公告栏说不要横穿马路，就觉得是叫他不要过马路，所以一直沿着马路一边走了很久才回到家里……多见于精神分裂症。如：某女，20 岁，精神分裂症。病人一年来认为邻居咳嗽、吐痰、关门等行为均是针对她来的，是在发泄对她的不满。某日一位陌生人与其相遇时吐了一口痰，病人即认为是有意在贬低自己，表示“一钱不值”，故当场打这人一耳光并用恶语辱骂。平时同事闲谈，总怀疑他们含沙射影地议论自己，如听别人说到“人工流产”即认为在暗示自己作风不检点，听到“兔子尾巴长不了”则认为是说自己活不长了。报上刊登“加强职业道德”的文章，认为是指自己服务态度不好，对顾客短斤少两，而自己不喜欢某歌星演唱的歌曲，电视台就经常播放。

3）物理影响妄想：物理影响妄想（delusion of physical influence）又称被控制感（feeling of being controlled）。病人认为自己的精神活动（思维、情感、意志、行为等）均受外界某种力量（电波、超声波或特殊的先进仪器）的干扰、控制、支配、操纵而不能自主；或认为有外力刺激自己的躯体，产生了种种不舒服的感觉；甚至认为自己的内脏活动（消化、血压、睡眠等）也受外力的操纵或控制。此症状为精神分裂症的特征性症状之一。如：某男，42 岁，精神分裂症，病人 3 年来始终感到外部有一种特殊的仪器控制自己，控制其思想、言语、行为甚至包括大小便，认为自己处于“全控制”状态。当受到控制时，头脑非常难受、有紧束感、反应迟钝、不听自己指挥；四肢肌肉抽痛，背部发热难熬，早晨不让他起床，也不允许料理个人卫生。而当仪器关掉时，才是一个自由人。

笔记

4）被洞悉感：被洞悉感（experience of being revealed）又称内心被揭露。病人坚信其内心所想的事,未经语言文字表达就被别人以某种方式知道了,如病人坚信有人在他身上安装了特殊的发射装置,自己头脑中想的事周围的人都知道。多见于精神分裂症。如:某男,28岁,精神分裂症,病人坚信有人在他身上安装了特殊的发射装置,自己头脑中想的事,周围人都知道,他说:"我想去南京路,出门就看到一辆出租车停在马路边等我;我在一家饮食店吃小笼包子,想要一碟醋,服务员就将醋送到我的餐桌上;在家我想听某人的一首歌,打开收音机,就听到她在唱'心酸的浪漫'……,你们不要再问我,我的事你们都知道,对我来说没有秘密。"

5)夸大妄想:夸大妄想(grandiose delusion)指病人坚信自己有尊崇的地位、超凡的才能、无上的权力、无穷的财富,或有无数发明创造、出身名门望族、结识某些重量级人物等。夸大妄想常发生在情绪高涨的时候,妄想的内容会因为时间、环境、个人经历、文化程度、教育状况等的不同而有所差异。如:有病人坚称自己是某共和国总统,在和医院医生、护士交谈时,都是以"本国""贵国"等口吻;有病人觉得自己有用不完的金钱,家里有400个佣人、有100个子女;也有病人说自己是地球的卫士,执行着保卫地球的重要使命等。多见于精神分裂症、躁狂症、器质性精神疾病等。也可见于麻痹性痴呆。

6)罪恶妄想:罪恶妄想(delusion of guilt)又称自罪妄想。病人毫无根据的坚信自己犯了严重错误,罪大恶极,无可饶恕。觉得自己做了对不起国家、民族、家庭的事情,应该接受最严厉的制裁,甚至觉得自己不配生存在这个世界上。自己的呼吸是消耗了人家的氧气,睡觉是占用了人家的空间,拿过办公室的一些小东西就觉得是侵吞了国家财产、损害了集体的利益,给单位和同事脸上抹黑,给他们丢脸了等。有的病人就会用各种方式来"惩罚"自己,在病房里劳动,把地上、墙上、桌椅等用自己的毛巾反复擦洗,他觉得自己不配使用干净的毛巾,不配休息;用餐的时候排在最后用餐,因为他觉得他是罪人,就应该在人家后面……多见于抑郁症和精神分裂症。

7)嫉妒妄想:嫉妒妄想(delusion of jealousy)指病人毫无根据的坚信自己的配偶对自己不忠实,在外面有不正当行为,并跟踪或监视,虽未抓住"把柄",他们只是觉得对方隐藏得很好,没有被自己发现而已,并不会因为没证据而减轻怀疑。有的病人刚开始会悄悄检查配偶的公文包、手机等,进而进行跟踪监视,再就直接到单位大闹,要求领导评理等。如:某男,42岁,病人近年来坚信妻子有外遇,认为妻子和她单位里的同事有染,经常打电话了解妻子是否上班,有时到妻子单位,在窗外张望,看到妻子与男同志讲话,回家就要盘问妻子,并叫她交代,有时要检查妻子的内裤。弟弟劝告病人不要多疑,病人怀疑弟弟和妻子有"暧昧"关系。妻子在厨房烧饭和邻居打招呼,认为妻子和邻居眉来眼去,肯定有不正当关系。

8)钟情妄想:钟情妄想(delusion of love)指病人坚信自己被某异性所看中、眷顾或迷恋,并常作出相应的反应,向对方表示爱情。这里要强调的是,钟情妄想不是自己钟情对方,而是对方钟情于自己。如一个女病人,高三学生,在一次看完电视节目后,认为节目主持人钟情于自己,于是就到电视台等候,然后告诉他说"我知道你喜欢我,只是不好意思说而已,其实我对你也有好感,我给你这个机会",把主持人弄得莫名其妙。如:某男,23岁,病人是大学生,半年来他常去图书馆看书,发现一位女同学也在看书,认为对方对自己有好感,主动写信表示自己爱慕之心,但遭到拒绝,并将信退回。病人认为对方是在考验他,故又多次写信给这位女同学,但对方均未理睬,病人认为对方已默认。一天这位女生穿了一件红色外套,病人认为对方向自己表露一颗赤诚的心,觉得其他同学都很羡慕他们。当同学告诉病人,"对方已有男朋友,她根本不喜欢你",但病人坚信这事不是真的,认为默默相爱是独特的方式,周围人是不理解的。

9)疑病妄想:疑病妄想(hypochondriacal delusion)指病人坚信自己已经患了某种或某些严重疾病,虽然各种检查均不支持,但病人仍坚信不疑。病人经常表现得焦虑、紧张,而到处求医,尽管经过各种检查,仍然没有查出任何疾病,但他们并不会就此罢休,而是觉得自己已经患了某种超级疾病而无法查出。如认为脑内长有肿瘤,全身各部分均被癌细胞侵犯,心脏

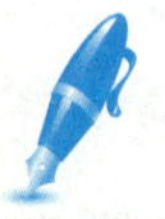
笔记

已经停止跳动等。严重时病人认为"自己内脏腐烂了"、"脑子变空了"、"血液停滞了"。多见于精神分裂症、更年期及老年期精神疾病。如：某女，31岁，精神分裂症。病程5年，病人坚信自己患了癌症，癌细胞已经扩散到全身，觉得"心脏跳得慢了，胃不能消化食物了，肠子开始烂了，肾漏尿了，血液颜色也改变了。将不久于人世。"病人辗转于全国各大城市慕名求医，对身体各脏器反复多次检查，结果均正常。但检查结果及医生的多方解释都不能改变她的看法，反而认为医生对她隐瞒了真实情况。

知识拓展

超价观念与妄想的区别

1. 妄想缺乏事实根据，推理不符合逻辑；超价观念虽然偏激，但有一定的可接受性和社会真实性，即这种信念有相当的事实根据，并不明显歪曲事实本身，推理也大体合乎逻辑。

2. 妄想不被同一文化或亚文化的其他成员所接受；超价观念可被同一文化或亚文化的少数成员接受。

3. 妄想可突然发生，持续时间可长可短；超价观念总是缓慢发展，往往以一件或几件有强烈情感的事件作为起点或里程碑，此后长期存在。

来源：曹远生．精神疾病护理学．北京：人民卫生出版社，2013.

10）虚无妄想：虚无妄想（nihilistic delusion）又名否定妄想（delusion of negation）。病人坚信自己体内某些脏器或整个自身，甚至自己周围的部分或整个世界均不复存在，一切都是虚假的。如病人感到自己的五脏六腑均已消失，身躯不过是一个"皮囊"而已，不必吃饭，因为没有饥饿感。多见于抑郁症、精神分裂症、脑器质性精神疾病等。

（2）超价观念：超价观念（overvalued idea）指由某种强烈情绪加强的，并在意识中占主导地位的观念。这种观念一般都是以某种事实作为基础，由于强烈情绪的存在，病人对某些事实作出超过寻常的评价，并坚持这种观念，因而影响其行为。超价观念的形成有一定的性格基础和现实基础，在逻辑推理上没有错误，并不荒谬，在内容上是某些现实的反映，与其切身利益有关，如自身的健康、亲人的安危、荣誉、发明创造等。超价观念在一定程度上讲，是一种片面的判断，多见于人格障碍和心因性精神疾病。如：某女，40岁，营业员，反应性精神疾病。病人7岁的独生子上学时遭遇车祸而意外死亡，病人得知这一不幸的消息时，突然呆若木鸡，继而悲伤痛哭不止，在家人料理好儿子的后事后，病人否认自己的独生子已夭折，相信儿子是上学去了（超价观念），所以，每天早晨仍准备好早餐、书包，说让儿子去上学，傍晚又准备好晚餐、洗脸水，把书包挂在门后，说儿子要放学了。夜里，把儿子床上的被子铺好，枕头放平，说要儿子好好睡觉。这样做持续了将近1个多月之久。

（三）注意障碍

注意是指个体的精神活动在一段时间内集中指向某一事物的过程。注意本身并不是独立的心理过程，而是伴随心理过程并在其中起指向作用的心理活动，它是一切心理活动的共同特性。注意障碍常由意识障碍伴随而来，任何部位的大脑病变，尤其是广泛的病变，可对注意造成损害；另外觉醒程度降低、嗜睡状态或觉醒程度过高、处于紧张焦虑状态时，也影响注意力的持续集中，出现注意障碍。

注意障碍（视频）

临床上，注意障碍大致可分为三方面，即注意程度方面的障碍、注意稳定性方面的障碍和注意集中性方面的障碍。

1. 注意程度方面的障碍

（1）注意增强：指病人特别容易为某种事物所吸引或特别注意某些活动。注意增强多见于有妄想的病人、躁狂症、疑病症等。

笔记

（2）注意减退：指主动及被动注意的兴奋性减弱，病人不能把注意集中于某一事物并保持相当长的时间，以致注意很容易分散，同一时间内所能掌握的客体的范围显著缩小。多见于神经症、精神分裂症、儿童多动症、疲劳过度。

2. 注意稳定性方面的障碍

（1）注意转移：指被动注意的兴奋性增强，极易为外界的事物所吸引，且注意的对象经常变换。如处于兴奋状态的躁狂症病人，注意力易受周围环境中别的新现象所吸引而转移，以致不断改变话题和活动内容，而这种注意力不能持久，外界的偶然变动又会将病人注意力吸引到另一方面去。主要见于躁狂症，是躁狂症的主要症状之一。

（2）注意涣散：指主动注意明显减弱，注意力难于集中，并且不能保留较长的时间，外界稍有刺激，注意就容易分散。如看书看了老半天可不知看的是什么，听讲难以专心等都是由于精力的不集中所致。多见于神经衰弱和精神分裂症。

（3）注意固定：指病人的注意稳定性特别增强，见于健康人和精神疾病病人，如某些发明家和思想家，固定注意于一定的观念，牢固的观念控制了他们整个的意识，特别是这种思考与相当强烈的情绪反应有联系时。抑郁症以及具有顽固妄想观念的病人，将注意总是固定于这些妄想观念上。有强迫观念的病人，也存在这种状态，病人觉察到这种注意的集中与固定性而无法转移，故又称之为强制性注意。

3. 注意集中性方面的障碍

（1）注意范围狭窄：指主动注意范围缩小，被动注意减弱。病人注意集中于某一事物时，就不能再去注意其他的事物，病人表现十分迟钝。多见于有智能障碍、意识障碍的病人；正常人对事物缺乏兴趣或疲劳时也会出现注意范围缩小。

（2）注意迟钝：指主动注意和被动注意均减弱。病人的注意兴奋性集中困难和缓慢，外界的刺激不易引起病人的注意，但是注意的稳定性障碍较小。常见于衰竭状态和严重脑器质性疾病的病人。

（四）记忆障碍

记忆障碍（视频）

记忆是指对过去经历的事物或既往经验的再认、回忆。记忆障碍可以在识记、保持、再认和回忆的某一个部分发生，具体的表现要视病人的情况而定。

1. 记忆增强　是一种病态的表现。病人表现为对以前的事物或者经历，记忆异常清晰，比如以前不在意的或是无关紧要的事物或细节，都记得非常清楚，对于似乎久已遗忘的事件和体验，又重新回忆起来，甚至细节也不遗漏。多见于躁狂症、偏执性精神疾病等，有时抑郁症的病人也会出现这样的表现。

2. 记忆减退　指记忆的识记、保持、再认和回忆四个基本过程普遍减退。临床较为多见。病人远期记忆和近期记忆可同时或分别发生障碍，尤以近期记忆减退较多见。早期往往是回忆减弱，病人表现为对一些常见的或常用的概念的模糊，如日期、年代、术语等。常见于脑器质性精神疾病，许多正常的老年人也会有这种情况的出现。

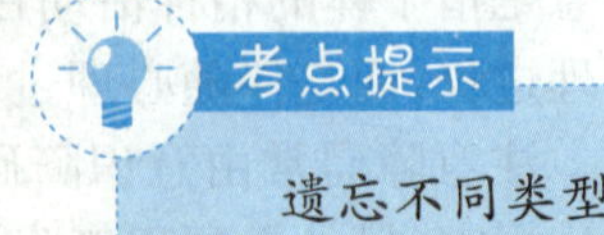

3. 遗忘　也称为“回忆的空白”，是指对过去经历的事物或既往的经历不能或者错误回忆。它不是回忆的减退，而是一种丧失。遗忘可分为顺行性遗忘（anterograde amnesia）（指疾病发生以后一段时间内经历地事物不能回忆，主要见于脑震荡、脑挫伤的病人）、逆行性遗忘（retrograde amnesia）（指疾病发生以前的某一段经历不能回忆，主要见于严重的精神创伤、脑器质性精神疾病等）和进行性遗忘（progressive amnesia）（逐渐加重的对事物的回忆空白，多见于老年痴呆）。另外值得一提的是，还有一种遗忘的情况，那就是心因性遗忘。心因性遗忘是指病人在应激或心因作用的情况下对某一特定情境或环节产生的遗忘，主要是由严重的创伤性体验引起。

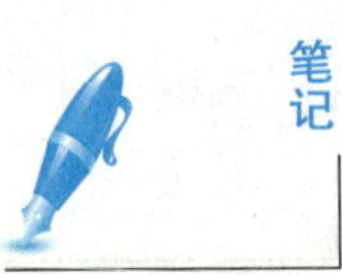

4. 错构　错构（paramnesia）是指记忆的错误，病人对过去曾经历过的事件，不能正确的

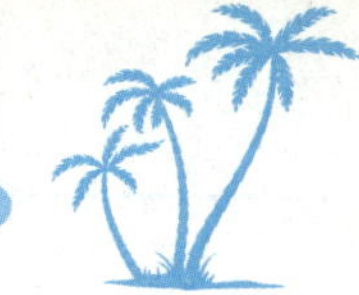

回忆，用一些其他的类似的经验或经历来代替，出现错误的回忆。比如在事件发生的地点、情节，特别是在时间上出现错误回忆，并且病人对于错误的回忆非常肯定。多见于乙醇中毒性精神疾病、脑外伤性痴呆、精神发育迟滞。

5. 虚构　虚构（confabulation）是指由于遗忘，病人以想象的、未曾亲身经历过的事件来填补自身经历的记忆缺损。由于虚构病人常有严重的记忆障碍，因而虚构的内容自己也不能再记住，所以其叙述的内容常常变化，其内容很生动，带有荒诞色彩，且容易受暗示的影响。多见于各种原因引起的痴呆。当虚构与近事遗忘、定向障碍同时出现时称作柯萨可夫综合征（Korsakov's syndrome），又称遗忘综合征。多见于慢性酒精中毒精神疾病、颅脑外伤后所致精神疾病及其他脑器质性精神疾病。

（五）智能障碍

0211

智能障碍（视频）

智能是指既往获得的知识、经验和技能，以及运用这些知识、经验和技能来分析、解决问题，形成新的知识和技能的能力。智能必须在解决某个具体的问题的过程中才会表现出来。在临床上，检测病人智能状况时，通常要检查病人的记忆和知识程度。

智能障碍是上述能力的减退，可以出现全面的或者部分的减退，程度严重时，则称为痴呆。一般有先天性智能障碍和后天获得性智能障碍。

1. 精神发育迟滞　精神发育迟滞（mental retardation）是指先天、围生期或在生长发育成熟以前（18 岁以前），大脑的发育由于各种致病因素，如遗传、感染、中毒、头部外伤、内分泌异常或缺氧等因素，使大脑发育不良或受阻，智能发育停留在一定的阶段。随着年龄增长其智能明显低于正常的同龄人。

2. 痴呆　痴呆（dementia）是一种综合征，是后天获得的智能、记忆和人格的全面受损。但没有意识障碍。其发生具有脑器质性病变基础。根据大脑病理变化的性质和所涉及的范围大小的不同，可分为全面性痴呆及部分性痴呆。

（1）全面性痴呆：大脑的病变主要表现为弥散性器质性损害，智能活动的各个方面均受到损害，从而影响病人全部精神活动，常出现人格的改变、定向力障碍及自知力缺乏。可见于阿尔茨海默病和麻痹性痴呆等。

（2）部分性痴呆：大脑的病变只侵犯脑的局部，如侵犯大脑血管的周围组织，病人只产生记忆力减退、理解力削弱、分析综合困难等，但其人格仍保持良好，定向力完整，有一定的自知力，可见于脑外伤后以及血管性痴呆的早期。但当痴呆严重时，临床上很难区分是全面性痴呆还是部分性痴呆。

临床上在强烈的精神创伤后可产生一种类似痴呆的表现，而大脑组织结构无任何器质性损害，称之为假性痴呆。预后较好，可见于分离（转换）障碍及反应性精神疾病。

刚塞综合征：刚塞综合征（Ganser syndrome）又称心因性假性痴呆，即对简单问题给予近似而错误的回答，给人以故意做作或开玩笑的感觉。如一位 20 岁的病人，当问到她一只手有几个手指时，答"4 个"，对简单的计算如 2+3=4 以近似回答。病人能理解问题的意义，但回答内容不正确。行为方面也可错误，如将钥匙倒过来开门，但对某些复杂问题反而能正确解决，如能下象棋、打牌，一般生活问题都能解决。

童样痴呆：童样痴呆（puerilism）是以行为幼稚、模拟幼儿的言行为特征。即成年病人表现为类似一般儿童稚气的样子，学着幼童讲话的声调，自称自己才 3 岁，逢人就称阿姨、叔叔。

抑郁性假性痴呆：抑郁性假性痴呆（depressive pseudo dementia）指严重的抑郁症病人在精神运动性抑制的情况下，出现认知能力的降低，表现为痴呆早期的症状，如计算能力、记忆力、理解判断能力下降，缺乏主动性。但病人有抑郁的体验可予鉴别。抑郁消失后智能完全

笔记

恢复。

（六）定向力和定向力障碍

定向力（orientation）也称为定向能力，是指一个人对时间、地点及人物，以及对自己本身的状态的认识能力。定向力一般具有以下两方面的内容：①对自身状态的认识，包括本人姓名、年龄、职业等；②对周围环境的认识，包括时间：与病人谈话当时的时间，上午或下午，白天或黑夜，年、月、日，季节等；地点：当时所处地点；人物：周围环境中其他人物的身份以及与病人的关系等。

考点提示

定向力障碍

定向力障碍是指对环境或自身状况的认识能力丧失或认识错误。正常人在一般情况下不会发生定向力障碍，定向力障碍多见于器质性精神疾病伴有意识障碍时。定向力障碍是意识障碍的一个重要标志，但在某些特殊情况下定向力与意识障碍无关，如酒精中毒性脑病病人可以出现定向力障碍，而没有意识障碍；长期被拘禁或被隔绝的人丧失时间定向力，迷路者丧失地点和空间定向力等。定向力障碍一般分为：①时间定向力障碍：病人分不清具体时间，如分不清上午、下午等；②地点定向力障碍：病人分不清自己所在的具体地点，如把医院认为是自己的家，把工厂认为是学校；③人物定向力障碍：病人分不清周围其他人的身份以及与病人的关系，如把教师认为是医生，把儿子说成是孙子等；④自身定向力障碍：病人对自己的姓名、年龄等分不清，如一个76岁的老人，认为自己45岁，一个农民认为自己是一个优秀的医生等；⑤双重定向力障碍：病人对周围环境的时间、地点、人物出现双重体验，其中一种体验是正确的，而另一种体验与妄想有关，是妄想性的判断和解释。多见于精神分裂症。如一名精神分裂症病人，认为自己既在医院，又在工厂，或认为这里表面上是医院，而实际上是监狱。

（七）自知力

自知力（insight），又称洞悟力或内省力。是指病人对自己精神疾病情况的认识判断能力，即能否准确察觉和识别自己是否有病，精神状态是否正常，且对自己的异常表现有无控制能力，能否顺从治疗等。自知力程度的判断，既是精神疾病严重程度的判断标准之一，也是其恢复状况的判断标准之一。

根据自知力的完整程度，将自知力分为：①自知力完整：能正确认识自己的精神病理病态。自知力完整的病人，通常认识到自己患了病，知道哪些是病的表现并要求治疗，如神经症病人大多具有完整的自知力，他们主动就医，述说自己的不适，要求给以诊治，并积极配合治疗；②无自知力：病人常对自己的精神状态和异常的心理体验丧失了判断力，否认患病，认为自己的精神病理状态不是病态，并拒绝就医治疗；③有部分自知力：介于上述两者之间的状态。

判断自知力完整有四条标准：①病人意识到出现别人认为异常的现象；②病人自己认识到这些现象是异常的；③病人认识到这些异常是自己的精神疾病所致；④病人意识到治疗是必须的。

精神疾病病人一般均有程度不同的自知力缺陷。在疾病的不同阶段，自知力也随之发生变化，这种变化有一定的规律性。精神疾病的初期，有些病人的自知力尚完整，能够觉察到自己的精神状态发生了变化。随着病情的发展和加重，病人往往对自己的精神症状丧失了判断力，否认自己是不正常的，甚至拒绝治疗，此时为无自知力。随着病情的好转，自知力也逐渐有所恢复，病人开始对部分精神症状能认识到是不正常表现，但是这些认识还是很肤浅的，也是不完整的，此时可认为病人已具有部分自知力。在多数情况下，精神症状全部消失后自知力也逐渐恢复。

笔记

在临床上，判断精神疾病病人的自知力完整程度具有重要作用：①用于判断病人是否属于重症精神病人：由于精神疾病病人，尤其是重症者，如精神分裂症、抑郁症、躁狂症等在疾

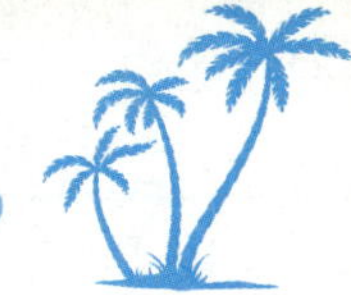

病的严重时期，对疾病缺乏自知力，不承认有病，无主动治疗要求；而一些轻症精神疾病，如分离（转换）障碍、强迫症、疑病症、抑郁性神经症等，病人能感受到自己的不适，具有主动求治的要求。因此，自知力的有无是判断病人病情轻重的一个标准；②自知力能判断病人好转的程度：对于重症精神疾病病人，经过治疗，精神病状态逐渐消失，自知力逐渐恢复。因此，自知力的完全程度及变化，往往被看成是判断精神疾病恶化、好转或痊愈的一个标准；③判断疗效：对于重症精神疾病病人，自知力的恢复是痊愈的一个标志。

三、情感障碍

情感障碍（视频）

情感是指人们在感知周围事物的时候所产生的态度和体验。这种体验不是由机体自发的，而是由外在的客观事物所引起的。比如喜、怒、哀、乐、爱、恨、惊奇、害羞、骄傲、自豪等。正常人在认知、情感、意志行为这几个方面是统一协调的。在精神疾病中，情感障碍通常表现三种形式，即情感性质的改变、情感波动性的改变及情感协调性的改变。

（一）情感性质的改变

情感性质的改变可表现为躁狂、抑郁、焦虑和恐惧等。正常人在一定的处境下也可表现上述情感反应，因此只有当此种反应不能依其处境及心境来解释时方可作为精神症状。

1. 情感高涨　情感高涨（elation）指病人的情感活动明显增强，主要为不同程度的病态的喜悦，与环境不相符。他们常常表现得兴高采烈、异常兴奋、洋洋自得，讲话时眉飞色舞、滔滔不绝，同时带有丰富的表情和动作。这种情况下，病人往往有较强的煽动性，不知道的人甚至可能跟着他一起沉醉其中。但是这种高涨的状态并不一定是稳定的，他们易激惹，稍有不满就会勃然大怒，但是很快又恢复到之前的状态。常见于躁狂症。

2. 情感低落　情感低落（depression）与情感高涨相反，病人情感活动明显降低。情感低落是一种负性情感增强。病人自我感觉很坏，情绪低沉，整天忧心忡忡、愁眉不展、唉声叹气，心境抑郁悲观、郁郁寡欢，不与人交往。情感低落是抑郁症的典型表现之一。重者有严重罪恶感和自杀行为。多见于抑郁症和其他原因所致的抑郁状态。

3. 焦虑　焦虑（anxiety）是指过分担心发生威胁自身安全和其他不良后果的心境。病人在缺乏明显客观因素或有利依据的情况下，产生大祸临头或即将遭遇不幸的预感，对自己的健康或其他问题感到不安。因而表现得惶惶不可终日，反复找人诉说。常伴有心悸、出汗、四肢发冷和手的震颤等。此类症状常伴有疑病观念和自主神经功能紊乱等。常见于焦虑性神经症。

4. 恐惧　恐惧（phobia）指面临具体不利的或危险的处境时出现的焦虑反应。轻者表现为提心吊胆，重者极度害怕、狂奔呼喊，精神极度紧张。同时伴有明显的自主神经系统症状，如心跳加快、气急、呼吸困难、出汗、四肢发抖，甚至大小便失禁。恐惧常常导致抵抗和逃避。对特定事物和场景的恐惧是恐怖症的主要症状，亦可常见于儿童情绪障碍及幻觉、错觉、妄想状态。

知识拓展

焦虑与恐惧的区别

焦虑与恐惧都是个体处于危险情境时的一种情绪状态，焦虑的原因是不明确的、模糊的，恐惧的原因是明确的、具体的；焦虑与将来有关，而恐惧与现在有关；焦虑者为全身不适、失眠、无助感和对情境的模糊感，不会主动出击和逃避，而恐惧者为注意力和警觉性提高，多采取进攻或逃避来降低威胁的危险性。

来源：覃远生．精神疾病护理学．北京：人民卫生出版社，2013.

笔记

（二）情感波动性的改变

1. 情感不稳 情感不稳（emotional instability）指心境表达失控、不稳和异常波动。病人的情感稳定性差，容易变动起伏，喜、怒、哀、乐极易变化；常常从一个极端波动到另一个极端，一会儿兴奋，一会儿伤感，且不一定有外界诱因。与外界环境无关的情感不稳定是精神疾病的表现，见于脑器质性精神疾病、癫痫性精神疾病、酒中毒、人格障碍；与外界环境有关的轻度的情感不稳定称为情感脆弱，为一种性格表现，如极易伤感多愁，动辄呜咽哭泣。多见于分离（转换）障碍、神经衰弱、抑郁症。

2. 情感淡漠 情感淡漠（apathy）为情感活动减退的表现。病人对外界的任何刺激都缺乏相应的情感反应。即使是对病人自己有切身利害关系的事件，也缺乏应有的内心体验。病人遇意外不惊，受捉弄不怒，对亲人冷淡，对生死离别、久别重逢等也没有任何反应，好像与其无关一样，多见于精神分裂症晚期。

3. 易激惹 易激惹（irritability）表现为极易因小事而引起较强烈的情感反应，持续时间一般较短暂。常见于疲劳状态、人格障碍、神经症或偏执型精神病病人。

4. 病理性激情 病理性激情（pathological passion）指骤然发生的、非常强烈而短暂的情感暴发状态。一般来说，病人既不能意识到由此产生的冲动行为的后果，也不能对其发作加以控制，常常伴有冲动和破坏行为。这类发作常有一定程度的意识障碍，事后不能完全回忆。多见于脑器质性精神障碍、躯体疾病所致的精神障碍、癫痫、酒中毒、心因性精神疾病、精神发育迟滞并发精神障碍、精神分裂症等。

5. 情感麻木 情感麻木（emotional stupor）指病人因强烈的精神刺激而引起的短暂而深度的情感抑制状态。病人当时虽处于极度悲痛或惊恐的境遇中，但缺乏相应的情感体验和表情反应，常见于急性应激障碍、分离（转换）障碍。

（三）情感协调性的改变

1. 情感倒错 情感倒错（parathymia）是指病人的情感反应与外界刺激的性质不符，或者病人的表情与内心体验不一致。他们遇到悲哀的事件时表现喜悦，遇到高兴的事件时反而痛哭流涕或显得无所谓的样子。比如有病人在讲述他如何遭人陷害、身世怎么可怜的时候，脸上却是带着喜悦的表情。可见于精神分裂症。

2. 情感幼稚 情感幼稚（emotional infantility）指成人的情感反应如同小孩，变得幼稚，缺乏理性控制，反应迅速而强烈，没有节制和遮掩。见于分离（转换）障碍或痴呆病人。

四、意志行为障碍

意志是指个体在确定目标后，为实现目标而不断努力、克服困难的过程。意志具有指向性、目的性、果断性、自制性等特征。意志障碍是指个体在实现目标的过程中，出现各种病态表现。根据意志的量和表现不同，可以分为意志活动障碍和运动行为障碍。

（一）意志活动障碍

意志障碍（视频）

1. 意志增强 意志增强（hyperbulia）是指病人意志活动的明显增多，这类症状的产生，往往与其他精神活动有着密切的内在联系，或受其影响，或以其为基础。如在精神分裂症中，有被害妄想的病人会不断的上诉要求解除某人对他的迫害；有疑病妄想的病人，四处求医，要求解除病状等；在躁狂状态时，病人对周围一切事物都有浓厚的兴趣，对所有事情都进行干预，经历充沛。常见于精神分裂症、偏执性精神病。

2. 意志减退 意志减退（hypobulia）与意志增强相反，这种状况下，病人意志活动明显减少。由于情绪低落，病人表现为动机不足、意志消沉、不愿活动，常与情绪低落、思维迟滞并存。常见于抑郁症，也可见于精神分裂症，此时主要是在精神分裂症晚期，精神衰退时。如病人表现为严重的动机缺乏和生活需要消失，则称为意志缺乏，它与意志减退表面上相似，但本质不同，见于精神分裂症。

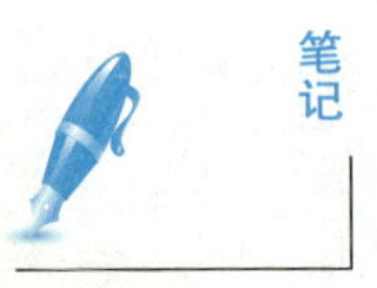

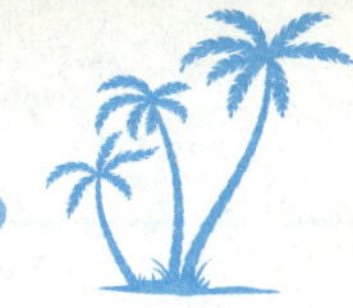

3. 意志缺乏　意志缺乏(abulia)指意志活动缺乏,表现为对任何活动都缺乏动机、要求,生活处于被动状态,处处需要别人督促和管理。严重时本能的要求也没有,行为孤僻、退缩,且常伴有情感淡漠和思维贫乏。多见于精神分裂症晚期精神衰退时及痴呆。

4. 意向倒错　意向倒错(parabulia)指意向要求和意志活动违背常理,或与常人的意向相反,以致病人的某些活动或行为使人感到难以理解。如伤害自己的身体,吃常人所不能吃、不敢吃或厌恶的东西,如大小便、污物、草木、石头等。这些行为可能与其他症状如幻觉或妄想有关,病人往往对此作出一些荒谬的解释;也可能独立存在而不是受其他症状影响的结果。多见于精神分裂症。

动作与行为障碍(视频)

5. 矛盾意向　矛盾意向(ambivalence)指病人对同一事物,同时出现两种完全相反的意向和情感,但并不感到不妥,因而从不主动地加以纠正。如遇到朋友时,一面想哭,一面又想笑。为精神分裂症的特征性重要症状之一。

(二)运动行为障碍

1. 精神运动性兴奋　精神运动性兴奋(psychomotor excitement)指动作和行为增加。可分为协调性和不协调性精神运动性兴奋两类。

(1)协调性精神运动性兴奋:动作和行为的增加与思维、情感活动协调一致时称作协调性精神运动性兴奋状态,并和环境密切配合,病人的行为是有目的的、可理解的,整个精神活动是协调的。多见于躁狂症。

(2)不协调性精神运动兴奋:主要是指病人的言语动作增多与思维及情感不相协调。病人动作单调杂乱,无动机及目的性,使人难以理解,所以精神活动是不协调的,与外界环境也是不配合的。如紧张型精神分裂症的兴奋、青春型精神分裂症的愚蠢、淘气的行为和装相、鬼脸等。谵妄时也可出现明显的不协调性行为。

2. 精神运动性抑制　精神运动性抑制(psychomotor inhibition)指行为动作和言语活动的减少。

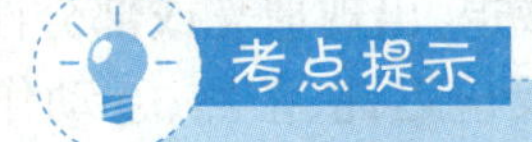

精神运动性抑制

(1)木僵:木僵(stupor)指意识清晰度相对保持时出现的动作行为和言语活动的完全抑制或减少,并经常保持一种固定姿势。严重的木僵称为僵住,病人不言、不动、不食、面部表情固定,大小便潴留,对刺激缺乏反应,如不予治疗,可维持很长时间。轻度木僵称作亚木僵状态,表现为问之不答、唤之不动、表情呆滞,但在无人时能自动进食,能自动大小便。严重的木僵见于精神分裂症,称为紧张性木僵。较轻的木僵可见于严重抑郁症、反应性精神障碍及脑器质性精神障碍。木僵按其起源可分为3类。

1)紧张性木僵:紧张性木僵(catatonic stupor)在紧张性综合征中最为常见。表现轻时,病人言语、行为、动作等减少、缓慢,举止笨拙;严重时,病人缄默不语,不吃不喝,经常会保持住一个姿势长时间不动,任何刺激都不能引起相应的反应,甚至没有反应。

2)抑郁性木僵:抑郁性木僵(depressive stupor)往往由急性抑郁所引起。病人缺乏任何自主性行动和要求,反应极端迟钝,经常呆坐不动或是卧床不起。

3)心因性木僵:心因性木僵(psychogenic stupor)往往是病人在遭受极大精神刺激的情况下出现。如突然知道亲人离世的消息时很多人都会出现这种情况。

(2)蜡样屈曲:蜡样屈曲(waxy flexibility)是在木僵的基础上出现的,病人的肢体任人摆布,即使是不舒服的姿势,也较长时间地似蜡塑一样维持不动。如将病人头部抬高似枕着枕头的姿势,病人也不动,可维持很长时间,称之为"空气枕头",此时病人意识清楚,病好后能回忆。见于精神分裂症紧张型。

(3)缄默症:缄默症(mutism)是言语运动受抑制的一种表现。病人始终保持沉默,不说话,也不用语言回答任何问题,但有时可用表情、手势或书写表达自己的意见。多见于精神分裂症紧张型、分离(转换)障碍。

笔记

(4) 违拗症：违拗症(negativism)是病人对加于他的各种动作和提示表现为没有反应或抗拒。临床上可见到主动性违拗和被动性违拗两种表现。主动性违拗病人的动作常与向他提出的要求相反，如让他张口，他偏要闭口，让他闭眼，他偏要睁眼。被动性违拗病人则对一切要求都加以拒绝或产生消极的反应。多见于精神分裂症紧张型。

(5) 被动性服从：被动性服从(passive obedience)与违拗症的表现恰好相反。病人对医生或者其他人提出的任何意见和提示都无条件地接受，并且立即执行，即使执行的结果会使自己不愉快或是对自己造成损害、引起痛苦，他也照样去做。

(6) 刻板动作：刻板动作(stereotyped act)和刻板语言一样，病人持续地、机械地重复一种单调的动作，尽管这个动作不具有任何指向性和意义者称为刻板动作。刻板动作经常和刻板语言一起出现。

(7) 模仿动作：模仿动作(echopraxia)指病人毫无目的、毫无意义的简单重复别人的动作和言语。如别人行礼，他也行礼；别人说什么，他也一字不改地照样说。多见于精神分裂症。

(8) 作态：作态(mannerism)又称为装相。此时病人做出一些愚蠢而幼稚的行为或动作，本来并不离奇，但是病人的表现往往给人感觉好像是病人故意装出来的。如做怪相、扮鬼脸等。多见于精神分裂症。

五、意识障碍

意识是人类特有的反映客观现实的最高级形式。是人们对客观环境的认识和对主观自身的认识。大脑皮质及网状上行激活系统的兴奋性对维持意识是起着重要作用。当意识障碍时精神活动普遍抑制，表现为：①感知觉清晰度降低、迟钝、感觉阈值升高；②注意力难以集中，记忆减退，出现遗忘或部分性遗忘；③思维变得迟钝、不连贯；④理解困难，判断能力降低；⑤情感反应迟钝、茫然；⑥动作行为迟钝，缺乏目的性和指向性；⑦出现定向障碍，对时间、地点、人物定向不能辨别，严重时自我定向力，如姓名、年龄、职业也不能辨认。定向障碍为意识障碍的重要标志，但仍应根据以上几点综合判断有无意识障碍。

意识障碍可分为对周围环境的意识障碍和自我意识障碍两种。

(一) 对周围环境的意识障碍

对周围环境的意识障碍主要包括意识清晰度降低、意识范围缩小和意识内容的改变等三种类型。

1. 以意识清晰度降低为主的意识障碍。

(1) 嗜睡：嗜睡(drowsiness)指病人的意识水平轻微下降，在安静状态下，如不予刺激，病人昏昏入睡，但呼叫或推醒后能够简单应答，停止刺激病人又进入睡眠。此时，病人的吞咽、瞳孔、角膜反射存在。多见于功能性及脑器质性疾病。

(2) 意识混浊：意识混浊(clouding of consciousness)指病人的意识水平轻度下降，表现似醒非醒，缺乏主动，强烈刺激能引起反应，但病人的反应迟钝，回答问题简单，语音低而慢，有时间、地点、人物的定向障碍。此时，吞咽、对光、角膜反应尚存在。多见于躯体疾病所致精神障碍。

(3) 昏睡：昏睡(sopor)指病人的意识水平中度下降，对周围环境及自我意识均丧失，言语消失，对一般的刺激没有反应，但在强烈刺激下病人可以有简单或轻度反应。此时角膜反射减弱，吞咽反射和对光反射存在，病理征阳性。可出现不自主运动及震颤。多见于较重的脑器质性损害。

笔记

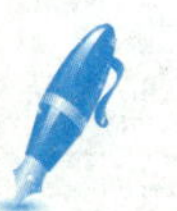

(4) 昏迷：昏迷(coma)指病人的意识完全丧失，以痛觉反应和随意运动消失为特征。对外界的刺激没有反应，随意运动消失。此时，吞咽、角膜、咳嗽、括约肌、腱反射，甚至对光反射均消失。可引出病理征。多见于严重的脑部疾病及躯体疾病的垂危期。

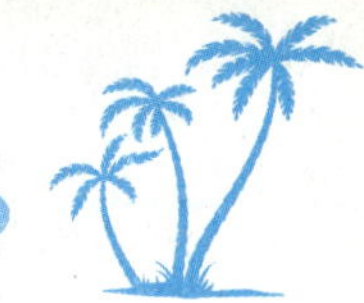

2. 以意识范围缩小为主的意识障碍。

(1) 朦胧状态：朦胧状态(twilight state)指意识范围的缩小或狭窄，伴有意识清晰度降低下。病人在此缩小的范围内，可有相对正常的感知觉以及协调连贯的复杂行为。但除此范围外的事物都不能正确感知判断。可有定向障碍，片断的幻觉、错觉和妄想。常忽然发生，突然中止，持续时间不长，数分钟至数小时，数日较少见。事后全部遗忘或部分遗忘。多见于癫痫性精神疾病。

(2) 走动性自动症：走动性自动症(ambulatory automatism)又称漫游性自动症。为意识朦胧状态的一种特殊形式，以不具有幻觉妄想和情绪改变为临床特点，病人在意识障碍中可执行某种无目的的，且与当时处境不相适应的，甚至没有意义的动作。清醒后丧失回忆。临床上较多见的类型有梦游症和神游症两种。

(3) 梦游症：梦游症(somnambulism)又称睡行症(sleep walking)。多在入睡后1~2小时突然起床(仍然在睡眠中)，刻板地执行简单的日常动作，如到室外徘徊或擦地板等。一般发作几分钟至十几分钟，然后上床入睡(有时在别处入睡)，次日醒来后对上述行为完全遗忘。多见于癫痫、分离(转换)障碍，也可见于儿童。

(4) 神游症：神游症(fugue)多在白天或晨起后突然发作，无目的外出漫游，往往持续数日甚至更长时间(有报道长达十几年)，其间可以有一些复杂的动作和行为，如买车票、吃饭、住宿等，但行为无目的，经常遗忘随身物件。对周围环境缺乏足够的意识，如行走在车水马龙的街道中央，穿过正在交谈的人群等，因此常可能受伤。突然清醒后只有片段的记忆。多见于癫痫；也可见于分离(转换)障碍、心因性精神障碍。

3. 以意识内容改变为主的意识障碍。

(1) 谵妄：谵妄(delirium)指病人除了意识清晰度水平降低外，还伴有大量幻觉、错觉、情绪和行为障碍。病人的意识水平有明显的波动，症状呈昼轻夜重。错觉、幻觉多数为视幻觉和视错觉，偶尔出现听幻觉和触幻觉，幻觉和错觉的内容多为恐怖性的，形象生动逼真，如可怕的昆虫、猛兽、毒蛇等，常常伴随紧张不安、恐惧等情绪反应。思维活动困难，思维不连贯，理解困难，对环境的曲解和错误判断可以形成短暂的妄想，内容常为迫害性的。行为缺乏目的性，可在幻觉和妄想的支配下出现逃避行为、自伤和伤人行为。睡眠节律紊乱，白天昏昏欲睡，晚上兴奋不宁。自我和周围定向障碍。意识恢复后常常部分或全部遗忘。谵妄常由感染、中毒、躯体疾病所致急性脑病综合征引起。

(2) 梦样状态：梦样状态(dream-like state)指伴有意识清晰度水平降低的一种梦境样的体验。病人表现像做梦一样，完全沉湎于幻觉、妄想之中，对外界环境毫不在意，但外表好像清醒。对其幻觉内容事后并不完全遗忘。迷茫状态、困惑状态和梦呓状态都可纳入意识梦样改变的范围。睡眠剥夺或过度疲劳均可以引起梦样状态，精神分裂症、某些药物如致幻剂也可引起梦样状态。

(二) 自我意识障碍

常见的有人格解体、双重(多重)人格、交替人格、人格转换和自我界限障碍。

1. 人格解体　人格解体(depersonalization)是指对自我和周围现实的一种的不真实感而言。对自我的不真实感即指狭义的人格解体；而对周围现实的不真实感觉又称非真实感。人格解体往往是突然发生，伴有昏厥感、紧张感等。病人往往觉得有一种丧失自我的感觉。好像自己没有了，所有的事情都是真实的，但不是真正的“我”来做的，而是由另外一个“我”来进行的。常见于精神分裂症、神经症、抑郁症等。

2. 双重(多重)人格　双重(多重)人格(double or multiple personality)主要是统一性意识障碍。病人在同一时间体验到两种或多种完全不同的心理活动，有着两种或多种截然不同的精神生活。除了自我以外，病人感到还有另一个“我”存在，或者认为自己已经变成了

笔记

另一个人。多见于精神分裂症、分离(转换)障碍。

3. 交替人格 交替人格(alternating personality)指同一病人在不同的时间内表现为完全不同的个性特征和内心体验,即两种不同人格,在不同时间内可交替出现。多见于分离(转换)障碍,也可见于精神分裂症。如有的病人在不同时间会出现两个完全不同的人格,一个善良、憨厚老实,一个凶神恶煞、性情残暴。

4. 人格转换 人格转换(transformation of personality)指病人否定原来的自身,而称作另一个人或某种动物,或某种鬼神之类的。如有的病人会突然说自己是观音菩萨下凡,要求所有人下跪参拜,一段时间后,意识恢复正常。常见于分离(转换)障碍、精神分裂症。

六、常见精神疾病综合征

有时,单独的持续出现的症状也不一定有病理意义,最重要的是一组表示特性的症状群具有临床诊断意义。精神疾病常常以综合征形式表现出来,常见的有以下几种。

1. 幻觉妄想综合征 幻觉妄想综合征(hallucinatory-paranoid syndrome)的特点是以幻觉为主,多为幻听、幻嗅等,在幻觉背景上又产生被害妄想、影响妄想。这类综合征的主要特征在于幻觉和妄想彼此之间既密切联系又相互依存、相互影响。多见于精神分裂症,也见于器质性精神病。

2. 紧张综合征 紧张综合征(tonic symptoms)是病人全身肌肉张力增高的现象,包括紧张性木僵和紧张性兴奋。常伴有违拗、缄默、刻板语言、刻板动作、模仿语言、模仿动作、蜡样屈曲等症状。紧张性兴奋是指一种整个精神活动的非协调性明显增强,此时,思维、情感和意志活动之间以及精神活动与环境之间无协调性,因此不被人理解,并有突然发生、强烈粗暴、单调刻板、无目的性等特点。主要见于精神分裂症紧张型,也可见于抑郁症。

3. 遗忘综合征 遗忘综合征(amnestic syndrome)又称柯萨可夫综合征(Korsakov's syndrome),其特点是识记能力障碍,时间定向力障碍,虚构症,顺行性或逆行性遗忘。多见于慢性酒精中毒性精神障碍,也可见于颅脑损伤时精神障碍及其他脑器质性精神障碍。

4. 情感障碍综合征 情感障碍综合征(affection syndrome)是以情感障碍为主的一种综合征,可表现为躁狂状态及抑郁状态。躁狂状态时主要表现为情感高涨、思维奔逸和活动增多三主征;多见于情感障碍躁狂发作。抑郁状态时主要表现为情感低落、思维迟缓和运动性抑制三主征;多见于抑郁症。

5. 精神自动综合征 精神自动综合征(psycho automatism syndrome)是在意识清晰状态下产生的一种综合征,包括假性幻觉、被控制感、被揭露感、强制性思维及被害妄想、影响妄想等相互联系的综合征。其突出特点为病人所有体验为异已感,被外力控制感、强制感、为外力所影响,不属于自己的体验,多见于精神分裂症和器质性脑病。

6. 急性脑病综合征 急性脑病综合征(acute brain syndrome)以意识障碍为主要临床表现。起病急,症状鲜明,持续时间较短。可伴有急性精神病性症状,如不协调性精神运动性兴奋、紧张综合征、类躁狂表现、抑郁状态等。多继发于急性器质性疾病或急性应激障碍。

7. 慢性脑病综合征 慢性脑病综合征(chronic brain syndrome)以痴呆为主要表现。可伴慢性精神病性症状,如抑郁状态、类躁狂状态、类精神分裂症状态,以及明显的人格改变和遗忘等。通常不伴有意识障碍。常常由慢性器质性疾病引起,也可以是急性脑综合征迁延而来。

8. 神经衰弱综合征 神经衰弱综合征(neurasthenic syndrome)主要表现为易感疲劳、虚弱、思维迟缓、注意力不集中、情绪不稳定、情感脆弱,常伴有自主神经功能紊乱的症状,如头痛、头晕、感觉过敏、出虚汗、心悸、睡眠障碍等。常见于神经症、器质性精神障碍的早期及恢复期。

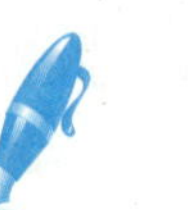

知识拓展

精神症状与精神疾病综合征的区别

精神症状的名称具有独特的专指性，症状的内容具有固定的单一性，即某个症状是专指某一独特的内容和表现形式的。如言语性幻听，专指当时周围实际上没有人说话，而病人却听到有说话的声音。每个症状都具有一定的临床意义，是提供诊断和鉴别诊断的重要依据之一。精神疾病综合征又称为精神病症状群，是指某些疾病过程中，几个症状有规律地同时或相继出现，同时或相随消失，它们彼此之间存在着某种内在的联系而组成特别的临床相。如柯萨可夫综合征，是指近事遗忘、定向障碍、虚构症 3 个症状组成的综合征，是酒精中毒性精神疾病的特殊表现形式。因此从某种意义来说，综合征比单个症状更具有诊断价值。

来源：章远生．精神疾病护理学．北京：人民卫生出版社，2013.

第二节 常见精神症状的护理

精神疾病的临床表现由各种不同的精神症状组成，同样的精神症状可见于不同类型的精神疾病。因而，相同精神症状的护理具有共性特征，适用于相应的精神疾病护理，可作为整体护理的组成部分。不论对哪类精神症状的护理，护士都应该尽快地、详细地熟悉病人症状的内容，并采取相应的措施，防止由此而引发的不良后果。

一、幻觉状态的护理

幻觉是临床上最常见而且重要的精神病性症状，常与妄想合并存在。它不仅影响病人的思维和情感，而且有时可以支配病人的意志和行为，干扰日常生活，甚至发生自伤、自杀、逃跑、伤人、毁物等危险行为，因此护理上要高度重视，此种症状的护理要点如下。

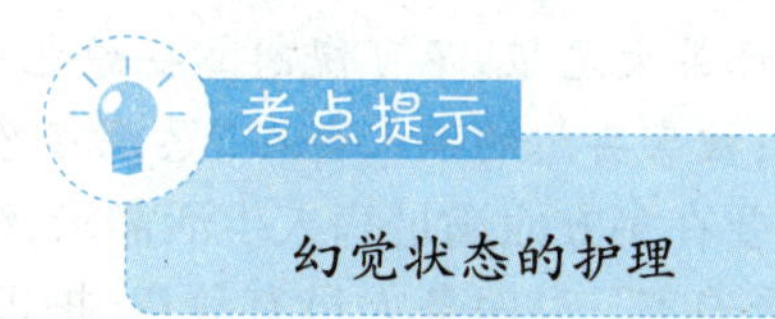

（一）全面评估，密切观察

首先护士要加强护患交流，建立治疗性信任关系，了解病人言语、情绪和行为表现，并评估幻觉对病人行为的影响。其次护士要掌握观察病人出现幻觉征兆的特征，病人的言语和动作、姿势、情感反应等均可提示幻觉的出现，有时病人能自己说出他“听”到的是某种声音，也有的病人并不暴露，但从病人的表情能观察出来。如当他“听到”有人在表扬或赞美他时，则喜形于色、洋洋自得；当他“听到”有人在漫骂或污蔑他时，则会愤怒、对空叫骂，与“之”争辩，或与“之”对话。病人有时是侧耳倾听，有时则双手堵耳表示厌恶。如幻听的内容是对病人发号施令，病人则会听从，这种命令性幻听危险性很高，病人可在它的支配下，出现冲动、伤人、自伤的后果。所以护士应密切观察病人的表情和行为动作并采取适当护理措施，确保病人安全。

（二）合理措施，对症护理

1. 加强沟通，注重技巧　护士要掌握不同类型幻觉及其特征，熟悉病人幻觉的类型、内容及对幻觉的反应，进行对症护理。鼓励其说出幻觉的内容及情绪感受，对病人的诉说要耐心倾听，注意不要与病人争辩，以免强化病人的幻觉，加重病人的敌对情绪。如当病人出现幻听时，护士可平静地向病人解释：“这里很安静，我没有听到声音”。当病人病情稳定，幻觉开始动摇时，可试着与病人讲解关于幻觉的基本知识，讨论幻觉在其生活上所带来的困扰，鼓励病人表达内心感受，帮助病人辨别病态的体验，区分现实与虚幻，增进现实感，并指导病

笔记

人学会应对幻觉的方法，促使病人逐渐学会自我控制，对抗幻觉的发生。如：寻求帮助，看电视或听收音机，大声阅读，散步，做手工等。

2. 设法诱导，缓解症状 在适当时机，可对其病态体验提出合理解释。有的病人会因幻觉而焦虑不安，此时护士应主动询问，提高帮助。根据不同的幻觉内容，改变环境，设法诱导，缓解症状。如有的病人听到病房门外有人叫他的名字，常在病房门口徘徊，可带其出去证实有无声音存在；对因幻嗅、幻味而不愿进食的病人，可给予更换饭菜、集体进餐或尝一口的方式进行，以消除其顾虑。

3. 工娱活动，促进康复 鼓励病人多参加工娱活动，护理人员要设法不使病人独处，防止病人沉湎于幻觉状态，督促其参加集体活动，体验现实生活环境，减少幻觉发生的频率。

二、妄想状态的护理

妄想状态的护理

妄想是精神疾病的常见症状之一，可以存在于多种精神疾病之中。病人可在妄想内容的支配下发生自杀、伤人、毁物、外走等行为。由于在妄想状态的病人意识清晰，生活基本自理，但无自知力，且对妄想的内容坚信不疑，不能通过摆事实、讲道理的方法使之改变，也不能用其文化教育水平和生活经历来解释，且妄想的范围有泛化的趋势。因此，对妄想状态病人的护理是精神科护理工作的重要内容之一，临床护理要点如下。

（一）关心了解病人，满足不同需求

护士要关怀、体谅、尊重病人，与病人接触时，要态度和蔼，言语恰当，服务周到，让病人感受到护士的亲切，病区的安全、温暖。妄想与病人的情绪有密切的关系，如病人有夸大妄想时，则会情不自禁地喜形于色，而在病人情绪低落的情况下，容易产生自责自罪妄想，认为自己罪大恶极，不可饶恕。妄想也可以支配病人的行为，例如疑病妄想的病人到处去求医问病；被害妄想的病人会在“忍无可忍”的情况下采取行动，报复“加害于他”的对象。因此，护士要在多方面满足病人生活需求，缓和不良情绪。如病人在病态思维支配下，常以为住院是“受迫害”，对医务人员有敌意，护理人员要耐心细致做好各项护理，同时与病人建立良好的护患关系。如脑器质性精神疾病的病人也可出现片断的、暂时的妄想，如被害妄想、嫉妒妄想、被偷窃妄想等。在妄想观念的影响下，病人的情绪会愤怒、激动、仇视，甚至导致伤害他人的行为，对此护士应该做到事先掌握妄想的内容及所怀疑的对象，细致观察，予以解释和劝导，并将其与被怀疑的对象隔离开，避免发生不良后果。

（二）对症护理

1. 注重交流技巧 护理人员与病人交流时要注意技巧，在疾病的不同阶段采取不同的技巧。在疾病的急性期，病人的妄想症状十分活跃，此时病人对任何解释都听不进去，如果解释过多会使病人更加感到不安全，甚至将护理人员也作为怀疑的对象，所以在疾病的急性期不要进行争辩和解释，对病人的想法要表示理解，但不能起烘托作用。如对有嫉妒妄想的病人，对于病人因怀疑其配偶有外遇而气愤的心情要表示理解、同情，但同时还要告诉病人目前没有发现其配偶“乱搞”的证据这一事实。经过一段时间的治疗以后，病情开始好转，病人对其妄想内容不那么坚信时，给予恰当地解释，使病人心情逐渐平静，接受现实，安心住院治疗。

2. 掌握不同病情，有效对症处理 妄想内容因人而异，种类多样，护理人员应熟悉病人妄想的内容、程度、频率、持续时间，在护理过程中应避免引导病人反复重复其妄想的体验，以免强化其病理联想，使症状更加顽固。对于不同妄想内容的病人，应根据症状特点，采取不同的护理措施。如病人因被害妄想而拒食，应鼓励病人集体进餐，以减轻疑虑；对于有关系妄想的病人，在与病人交谈时，一定要注意用语和动作，更应注意不要在病人面前与其他

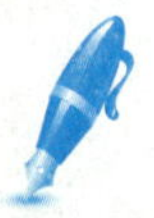
笔记

人低声交谈，以免引起病人猜疑，在与病人接触时，勿轻易触碰病人身体，以防被误认为是有意的伤害行为。对有罪恶妄想的病人，应关心照顾，对其自罚行为给予劝阻，防止过度体力消耗；如病人的妄想涉及他人或某个工作人员及病友时，要避免接触或更换病室，防止意外发生。

三、焦虑状态的护理

焦虑是个体对一种模糊的、非特异性的威胁作出反应时所经受的不适感和忧虑感。焦虑也是精神疾病病人的常有的不良情绪，病人的焦虑是影响正常诊疗护理和预后的重要障碍。

病人出现焦虑状态时，常伴发一系列生理和行为改变：①生理方面：心悸、血压升高、呼吸加快、出汗、瞳孔变大、声音发颤或音调改变、颤抖、坐立不安、尿频、恶心或呕吐、失眠、头痛、眩晕、面部潮红、疲乏等；②情绪方面：自诉有无助感、不安、缺乏自信、神经紧张、无法放松、失去控制、预感不幸等。表现为激动、易怒、哭泣、推诿、退缩、自卑和自责、自我否认等；③认知方面：无法集中注意力、思维混乱、沉默、健忘，怀念过去而不是考虑现在。对焦虑状态病人注重以下护理要点。

1. 熟悉病情，探讨焦虑所在，帮助病人降低现有的焦虑水平　护士要熟悉病情，了解引发病人焦虑的相关因素，如患精神疾病、角色功能改变、环境改变、社会的歧视、家人的冷漠、出院的适应等，并评估焦虑的程度，如轻度、中度、重度、极重度。

2. 尊重、同情、关心、理解病人，为病人提供安全舒适的住院环境，与病人建立信赖的护患关系。

（1）陪伴病人。

（2）不向病人提任何要求或要对方作出什么决定。

（3）认同病人当前的应对方式，如允许他踱步、谈话、喊叫、哭泣等，强调所有人都会有焦虑的时候。

（4）说话时，语气平和，态度要和蔼。

（5）避免将护士自身的忧虑与病人的焦虑相互交错。

（6）对病人的病情表示理解和同情，如认真地倾听，允许哭泣。

3. 对症护理　对焦虑病人表现出的不同症状采取对症护理，如对强迫行为的病人，不要过早限制或干预其重复行为；对恐怖症病人不要取笑或强迫其面对所恐惧的物体，而应按病人的性格特征逐渐地限制其行为，并帮助找到病人所能接受的方式处理心理冲突；对儿童病人，要在建立相互信任的关系上启发患儿说出自己的感觉，鼓励患儿参加游戏活动，提供促进舒适的措施，允许患儿出现退化性行为；对伴有生理行为改变者，如中、重度焦虑病人，要教会病人使用缓解和消除焦虑情绪的方法，如肌肉放松技巧、呼吸运动、静坐、散步、听音乐等，协助病人建立有益的应对方式。

4. 为病人提供安静、无刺激性的环境，如室内光线柔和、温湿度适宜、空气新鲜、减少噪音等，避免病人与也具有焦虑的人或亲属密切接触。

5. 如果症状明显，可建议医生用药物对症治疗，并注意观察药物的治疗效果与不良反应。

四、恐惧状态的护理

恐惧是由于一种被认为对自己有威胁或危险的刺激所引起的痛苦不安的情绪状态，恐惧所以不同于焦虑而在于本人能识别这种威胁和危险，是病人经常对各种健康问题、情境或矛盾产生的一种心理反应。精神疾病病人常在精神症状的支配下出现恐惧现象，病人常会极力回避恐惧情景。这种负性情绪不仅会影响病人的生活，还会影响疾病的治疗。因此，消

笔记

除或减轻病人的恐惧是护理工作的重点之一。

1. 全面评估，了解原因 评估病人恐惧的相关因素，如对服药的副作用的恐惧，对住院、各种治疗等的恐惧，对陌生人及环境、失去亲人及缺乏知识感到恐惧，对功能丧失、预感到衰老、面临死亡等产生恐惧。

2. 针对性护理 设法减少或消除引起恐惧的促成因素。

(1) 对环境陌生：护士应缓慢而平静地介绍环境，环境应安静舒适，光线要柔和，避免各种刺激，鼓励病人做其喜欢的及感到安全的活动。

(2) 病人受到各种刺激时：护士尽量与病人在一起直面恐惧(也可倾听病人诉说或保持安静)，鼓励病人回忆或描述恐惧的感受和应对方法，共同讨论处理恐惧的方式：鼓励病人按可接受和控制的方式表达恐惧情绪，如哭泣、来回走动。若恐惧反应表现为挑衅和敌意时，应适当限制，及时采取防护措施，同时，遵医嘱给予药物治疗，指导并教会病人掌握自我催眠法或用脱敏法协助病人逐渐暴露在其所害怕的环境中。

(3) 儿童病人：护士应提供表达恐惧的机会和学习如何健康地发泄愤怒与悲哀，应向儿童解释疾病和疼痛，提供控制恐惧的方法，在其表示恐惧害怕时，陪伴病人，及时给予保护和支持。

(4) 进行保健教育与指导：在病人恐惧感有所好转时，提出值得注意的行为问题以引起今后注意，并指出正确的适应性行为。指导病人控制恐惧的方法，利用某些活动分散恐惧的强度，进行各种护理治疗前作较切合实际的介绍以减轻恐惧和消除不良反应。

(5) 松弛方法：如听音乐、呼吸练习、松弛术、引导读书及参加各种活动等。

五、情感低落状态的护理

情感低落的病人整日忧虑沮丧，度日如年，唉声叹气，悲观失望，感到生活无味，甚至认为生不如死。情绪低落的病人基本表现日常兴趣减退，甚至感觉日常生活一些细节都是一种负担；无助感，感到处于孤立无援的境地，无人能救他和帮不上忙；无望感，感到前途灰暗，看不见光明，一切都糟糕透了；积极性与动机丧失，感到无精力，似乎生命之泉已枯竭，什么也不想干，干什么也力不从心，实际上什么也做不好、做不成；丧失自尊与自信，自我评价下降，认为自己什么也不懂，什么也不能，如同废物，严重者有自罪感；感到生活没有意义，有想死的念头，甚至有自杀的计划与行动。因此，改善病人情绪低落、悲观厌世的心境，调整病人基本生理活动状况，保障病人的生命安全，帮助其建立起正常的人际沟通能力非常重要。其护理要点如下。

(一) 保证病人安全，严防病人自杀

掌握既往病人的病情，以及既往自伤、自杀的方式、程度等，提供良好的住院环境，严密观察病情变化，预防意外发生。对严重情感低落状态的病人，将其安置在重病室并靠近护士站重点观察，设专人护理，定时巡视，严格执行病区安全管理与检查制度，排除一切危险物品，防止病人利用而作为自杀的工具；对接触被动、反应迟钝的病人，护理人员要主动接触关心病人、理解病人的内心体验，帮助病人消除自卑、化解内心矛盾；严密观察病人的言语、动作和行为表现及情感反应，如有无消极言语、遗书等纸条，做到心中有数，根据情感低落时白天和晚上变化的规律，加强护理工作。洞悉病人反常的情感变化，如某情感低落的病人突然开朗、积极主动与人交往等，这种突变往往预示着病人以假象蒙骗他人的危险信号，应及时报告医生并交班，防其自杀。一旦病人采取自杀行为，必须保持冷静，立即报告医生，迅速采取相应急救措施，争分夺秒抢救病人。

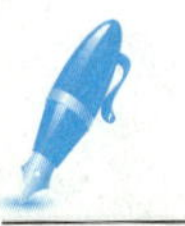
笔记

(二) 加强病人的基础护理和用药护理，满足病人的各种需求

1. 保证营养的供给 情绪低落病人常有食欲缺乏、不思饮食，甚至受精神症状影响，自责自罪而拒绝进食。护理人员应根据病人的不同具体情况，制定出相应的护理对策，给予高

热量、高蛋白、高维生素的饮食，保证病人的营养摄入。如对自罪自责而拒绝进食的病人可将饭菜拌杂，使病人误认为是他人的残汤剩饭而促使进食等。对拒食者，要耐心劝告、喂食或给鼻饲，必要时按医嘱输液，保证营养供给。

2. 改善睡眠状态　睡眠障碍是情绪低落病人最常见症状之一，以早醒最多见。如抑郁症有昼重夜轻的特点，早醒时恰为病人一天中抑郁情绪最重时，很多病人的意外事件，如自杀、自伤等，就是在这种情况下发生的。因此，改善情绪低落病人的睡眠状态是一项非常重要的工作。

3. 保证用药安全及药物治疗的进行　这类病人在护理时要多考虑其自杀因素。一般对这种病人需要一日三次用药，每顿药都要认真看着病人服下去。

（三）注重心理护理，增强生活信心

加强心理护理，护士通过眼神、手势等表达和传递对病人的关心与支持。如有时静静地陪伴、关切爱护的目光注视、轻轻地抚摸等非言语性沟通方式，往往能够使情绪低落病人从中感到关心和支持，会对病人起到很好的安抚作用，在护理工作中保持温和与接受的态度，让其心理上得到疏泄，设法减少病人的负性思考，帮助病人认识这些想法是负性的、消极的。同时还应努力使病人多回忆自己的优点、长处、成就，描述病人最成功的、取得辉煌业绩的经历，以此增加病人的正性思维，尽可能地为病人建立正向的、积极的场合和机会，减少病人的负性体验，改善其消极的情绪。学习新的因应技巧，护士应积极地创造和利用一切个体和团体人际接触的机会，协助病人改善以往消极被动的交往方式，逐步建立起积极健康的人际交往能力，增加社会交往技巧。应改善病人处处需要他人关照和协助的心理，并通过教育学习、行为矫正训练的方式，改变病人旧有的因应观念，树立起全新的因应技巧，为病人今后重新走上社会，独立处理各种事物打下良好的基础。

六、情感高涨状态的护理

情感高涨是一种欢欣鼓舞、得意洋洋的积极和增力性情绪体验。对此类症状的病人应注意如下护理。

（一）安全护理

病人由于精神活动异常高涨、激越，常自控能力降低，稍不遂意即不能自制，易发生伤人、毁物等冲动暴力行为；病人也常因夸大的意念做出超乎自己能力的行为，造成自我伤害而致严重后果，因此安全护理非常重要。

1. 及时了解掌握病人发生暴力行为的原因　设法消除或减少引发暴力行为的因素，以控制或防范暴力事件的发生，如情绪激动、挑剔、质问、无理要求增多、有意违背正常的秩序、出现辱骂性语言、动作多而快等，应设法稳定病人的情绪，及早的采取相应的安全防范措施。在与病人接触时，要尊重病人，言谈中不可流露出厌烦的表情和语言。对于病人不合理、无法满足的要求应尽量避免采用简单、直率的方法直接拒绝，以免激惹病人。

2. 合理安置病人的居住环境　情绪高涨的病人非常容易受到周围环境的影响，外界嘈杂的环境会加重病人的兴奋程度。因此应安置于安静、安全、舒适的休养环境中，室内空气应清新，墙壁、窗帘应选择淡雅色，避免鲜艳的色彩、噪音等不良环境因素的干扰。室内陈设力求简单、实用，一些随手可得的危险物品应及时移开，以防被病人作为伤人的工具。若病人出现难以控制的暴力行为时，护理人员应保持沉着、镇静，切忌忙乱慌神或束手无策，应设法分散病人注意力，疏散周围其他病人，争取其他医务人员的支援配合，掌握最佳的时机，有组织地阻止病人的冲动行为。既要保证病人的安全，又要注意自我保护。

（二）生活护理

笔记

病人由于情感高涨，终日忙碌、活动过度，体力消耗大而忽略了基本生理需求。所以维持适当的营养、休息、睡眠及个人卫生很重要，要加强基础护理，定期观察其生命体征，加强

饮食护理，保证摄入足够的营养和水分，以防体力衰竭，注意口腔及个人卫生护理，保证良好的睡眠。

1. 营养方面的护理　病人因终日忙碌，甚至无暇顾及饮食和饮水。因此，可根据病人的实际情况，给单独进食或喂食，也可不受进餐时间的限制，食物的形式可多样，如提供可直接用手拿着吃的食物等。

2. 衣着卫生及日常仪态的护理　病人因受症状影响，对自己的行为缺乏判断，可能会出现一些不恰当的言行，如行为轻浮、喜好接近异性，乱穿衣服等。护理人员应鼓励病人自行完成一些有关个人卫生、衣着的活动，对其不恰当的言行给予适当的引导和限制。对于便秘，要鼓励病人多饮水、多食蔬菜和水果等。

3. 睡眠方面的护理　安排好病人的活动，使病人能得到适当的休息和睡眠。

（三）对症护理

协助病人参与有益活动，以发泄过剩的精力。情感高涨的病人常常有用不完而又无法阻挡的精力和体力，且多表现急躁不安、易激惹、爱管闲事、爱提意见，容易扰乱病房秩序，造成负性影响。护理人员应合理安排有意义的活动，引导病人把过盛的精力运用到正性的活动中去，以减少或避免其可能造成的破坏性行为。护理人员可根据病人病情及医院场地设施等，安排既需要体能又不需要竞争的活动项目，如健身器运动、跑步等。也可鼓励病人把自己的生活"画"或"写"出来，这类静态活动既减低了活动量，又可发泄内心感触。对于病人完成的每一项活动，护理人员应及时给予肯定，以增加病人的自尊，避免有破坏事件的发生。对病人的爱挑剔，护理人员应态度友善，接受病人，鼓励病人合作，避免争论和公开批评。对于好表现自己、夸大自己能力的病人，护理人员不要讥笑和责备他们，而应以缓和、肯定的语言陈述现实状况，从而增加病人的现实感。对于有攻击性言行的病人，不要简单地指责病人，应耐心地协助病人了解此行为产生的后果，以及行为对别人所带来的影响。护理人员应充分运用治疗性沟通技巧，帮助病人改善人际交往中的缺陷，提高他们的社交能力，以期病人能够早日回归社会和家庭。

（四）用药方面的护理

对于一些病情反复发作的病人来讲，必须维持相当时间的持续用药。护理人员需帮助病人明确维持用药对于巩固疗效、减少复发的意义，并了解病人无法坚持服药的原因及困难，以便有针对性地帮助他们解决和克服。在应用药物治疗过程中，护理人员应注意密切观察病人用药的耐受性和不良反应，以确保病人的用药安全。

七、强迫行为的护理

强迫状态的病人其特点为有意识的自我强迫和反强迫共存，两者强烈冲突使病人感到焦虑和痛苦、忧虑。对某些强迫观念和动作往往明知不对，但又难以控制，否则就会焦虑紧张，痛苦不堪，给日常工作生活带来不便与影响，周围人的不理解和厌烦情绪会导致病人内心无法摆脱痛苦的体验，在护理中应注意：

1. 心理护理　护理人员要与病人建立良好的护患关系，耐心与病人交流，言语委婉，不可讥讽病人强迫状态的表现，要理解病人内心体验，鼓励病人克服自身缺陷并解除对自己强迫症状的紧张和害怕焦虑，对自己的症状要采取不理、不怕、不对抗的态度，一定要顺其自然，这是打破恶性循环的关键。因为强迫行为之所以出现，正是由于病人不允许这种行为出现，非要和它对抗，这反而是在提醒、强化自己产生强迫行为。其次是个性的重新塑造，改变病人的不良人格结构，树立起自信，培养良好的心理素质，形成积极、乐观、无畏、果敢的思维方式，而绝不是一心一意地企图立刻消除症状。

笔记

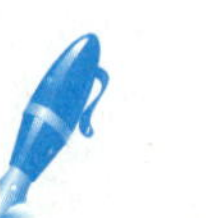

2. 对症护理

(1) 对长时间强迫动作的病人，可适当控制病人的动作，如突然提出问题让其思考回

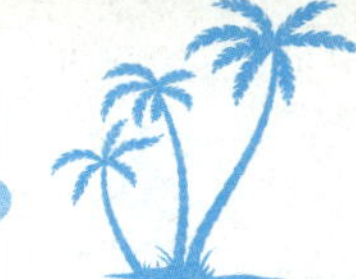

答，以转移其注意力。

（2）鼓励病人以适当方式表达其感觉，当病人减少强迫动作的频率时，及时给予鼓励。

（3）指导病人学会身心放松，缓解精神紧张，使病人从强迫状态中逐渐解脱出来。

（4）行为矫正的护理，护理人员与病人协商安排好行为矫正方案，如生活日程安排，规定起床、洗澡等时间要求，督促病人严格实施各项要求。此外，还要鼓励病人积极参加工娱活动，以缓和焦虑情绪。

3. 家庭宣教　做好家属工作，使他们理解本病的特征，出院后要协助病人适应社会生活，以摆脱强迫的状态。

八、意识障碍的护理

精神疾病病人伴有意识障碍者，病情较严重，应注意以下几点护理干预。

1. 严密观察病情变化　护理人员要掌握引起意识障碍的原发疾病的临床表现及相关因素，严密观察意识和生命体征的变化并随时记录。

2. 轻度意识障碍的护理　处于朦胧状态的病人，定向力差、反应迟钝、注意涣散、步态不稳，护理人员要主动关心其生活，保证安全，并严密观察病情进展。

3. 重度意识障碍的护理

（1）应将病人安置在单间病房，病室内备好抢救药品及抢救器材。保持环境安静，室内光线适宜，不宜太暗，因病人症状有昼轻夜重的特点。这类病人常伴恐惧性幻觉而躁动不安，有时出现攻击性行为，为了防止发生意外，应设专人护理，随时注意加强防范，设置床档，控制病人的活动范围，病室内的设施要简单。保护病人安全，严防自伤或伤人，当病人激动不安时，护士应该陪伴在病人的床边，耐心地予以安慰，帮助其稳定情绪。必要时可以用约束带暂时地给予保护，按照医嘱给予镇静剂协助病人安静下来。如处于谵妄状态的病人，对周围环境的认知能力差，在幻觉、错觉以及妄想的影响下，病人可表现为情绪激动、恐惧，还可能因此而产生冲动或逃避的行为，并且会导致自伤、伤人的后果。

（2）保证病人足够的营养，维持水电解质平衡，对昏迷者采取仰卧、头高足低位，将肢体放置于功能位，头偏向一侧，取下义齿，保持呼吸道通畅，必要时可做气管插管或气管切开。

（3）预防并发症，做好相应护理，如口腔护理、眼睛护理、皮肤护理、大小便护理，定时翻身拍背，防止坠积性肺炎及压疮的发生。

（周英华）

练习与思考

目标测试题

病人张某，男性，19岁，大一的学生，1年前无明显原因出现反复凭空在自己房间的窗户口听到有同学在议论自己，说自己坏话，心情很差，气愤时面对窗户口大声辩解自己不是同学说的那样，不能集中精力上课，学习成绩下降很多，勉强考入专科，进入大学后，在教室上课时也能听到同学议论自己，很痛苦，为此发脾气、扔东西，病人睡眠差，入睡困难，有时在宿舍躺在床上都能听到同学议论自己，气愤不过时就起来对骂，并感觉同学在他喝水的杯子里面放入毒药有意要加害他，成天生活在恐惧中，强烈要求父母接他回家。

请思考：

1. 请问他存在哪些精神症状？

2. 若送他入院，针对这些精神症状主要采用哪些护理措施？

笔记

第三章 精神疾病治疗过程的护理

扫一扫，知重点

导入案例与思考

病人李某，男性，36岁，诊断为精神分裂症，因自行停药后出现命令性幻听，加重1周伴自杀行为，在家属陪同下非自愿入院。病人对治疗抗拒，有藏药行为，每次服药都是医务人员耐心劝导下完成，称不需要药物。住院期间，病人幻听症状加重，用头猛烈撞墙，称听见真主的召唤，要结束凡间生命去天国开始新的人生。

请思考：

1. 如果你是当班护士，请问你会怎么处理？
2. 病人住院期间重点观察什么？怎样落实药物治疗过程中的护理工作？
3. 针对上述情况，护士应该怎么样和病人沟通？

第一节 精神科基础护理

精神科基础护理主要包括病人的安全护理和生活护理。安全护理是精神科护理工作的重点，而日常生活护理是精神科主要基础工作之一。

一、安全护理

精神障碍病人由于受精神症状的支配，可出现自杀、冲动伤人、毁物等行为；或因否认有病而表现出冲动、反抗或出走，因而容易造成病人出现受伤或其他意外事件的发生。因此，安全护理是精神科护理中重要的环节，是精神科护理质量的重要内容之一。

1. 加强病房管理 护理人员在工作中既要分工明确，又要密切配合，及时发现安全隐患并采取积极有效的措施。如每周定时做安全检查，发现门窗、水电等设施损坏及时维修；严格交接物品，发现丢失及时寻找；新入院1周内的病人安置在重病室内实施24小时重点看护，并实行分级护理；病人服药要严格查对，仔细检查保证病人把药物服下后方可离开，必要时检查口腔，防止积存后顿服；急救药品器械完好备用；辅助房间加锁管理。

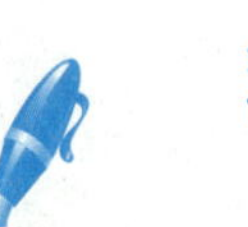

笔记

2. 严密观察、抓重点 对新入院病人、有自杀、自伤、冲动、出走及有跌倒高风险或伴内外科疾病的病人，列入护理工作重点，对这些重点病人进行严密观察，随时掌握病人动态变化。凡是病人活动的场所，均应有护士看护、巡视，以便及时掌握病人的病情和动态。

3. 加强环节质量管理

(1) 建立风险管理告知制度：将危险用品（如刀和剪）、精神科药物的不良反应、保护性约束、鼻饲、电休克治疗等可能出现的危险告知病人和家属，以取得理解。

(2) 加强危险物品的管理：对新入院以及外出活动、工娱治疗或探视后回病房的病人进行危险物品的检查，防止将剪刀、利器、绳子等危险品带入病房。坚持每日检查与每周集中检查相结合，防止意外事件的发生。决不能简化危险物品的管理程序，检查前向病人及家属做好解释工作，征得配合后开始安全检查工作，安全检查时重视每一个细节，如病人身上、床铺上下、床头柜等，一旦发现危险物品应及时收起，杜绝安全隐患。

(3) 加强外出检查病人的管理：病人离开病区外出检查时，应由工作人员护送，护送前要了解病人的病情，并视病人的病情或外出检查病人的数量配备适量的护送人员，在护送的途中要密切注意病人的动态，并在工作人员的视野内，以防病人伺机出走。

知识拓展

精神科病房安全管理中“七常法”

“7S”是在原来“5S”的基础上增加节约及安全2个要素，形成了“7S”，即工作常组织、天天常整顿、环境常清洁、事物常规范、时时常节约、天天常安全、人人常自律“七常法”。常组织：物品分类为必需与非必需物品。把非必需物品清理掉，将必需品的数量降到最低程度；常整顿：医护办公室物品按分类合理放置，把必要的物品按规定位置放好，所有物品有明确的分类及清楚的名称，并放置整齐加上标识，以便于索取；常清洁：全体护理人员参与，建立清洁责任区，分配每个人负责清洁、整顿、检查的范围，以便更好地落实清洁工作；常规范：要求每天进行“五常法”活动1次，每周定期检查急救药品和抢救设备，要求物品齐全，功能良好，人人会使用；常节约：对时间、空间、资源等方面合理利用，以发挥它们的最大效能，从而创造一个高效率、物尽其用的工作场所；常安全：就是消除安全隐患，保证病区工作人员和病人的人身安全及所用物品质量安全，预防意外事故的发生；常自律：常自律要求人人依规定行事，养成遵守规章制度的好习惯。

来源：龚舒萍．“7S”管理在精神科病房的应用．全科护理，2012，10(9)：2364-2365.

二、生活护理

有些病人受精神症状支配，常处于情感淡漠、活动减少或高度兴奋躁动、行为紊乱等状态，以致生活自理能力明显下降，不知料理自己的生活，导致机体抵抗能力降低，容易感染和并发各种躯体疾病。因此，日常生活护理是精神科护理最基本、最重要的基本护理。

（一）健康教育

经常向护理对象宣讲个人卫生与防病知识，并进行卫生指导，促进其养成卫生习惯，搞好个人卫生。

（二）口腔、皮肤、毛发护理

1. 口腔护理　对被动生活自理者要督促或协助其清洁口腔，对危重、木僵、生活不能自理的病人每日进行2~3次口腔护理。

2. 皮肤、毛发护理　新病人入院根据情况做好卫生处置，包括理发、洗澡、修剪指甲等。如有皮肤病、外伤、头虱、体虱等应及时处理。

3. 日常卫生护理　督促病人饭前便后洗手，按时洗脸、洗脚、定期洗澡、更衣、理发。帮助病人保持衣着整洁，随季节变化关心、指导病人增减衣服、整理服饰，定期更衣，必要时可随时更换。女病人清洗会阴，卧床病人给予床上擦浴、定时翻身，保持床铺的平整、清洁、干燥。生活自理困难者帮助其料理，使病人保持清洁舒适。

笔记

4. 经期护理　应注意观察月经来潮与精神症状的关系，观察月经情况并做好记录，如有异常及时与医生联系并处理。有些病人不知经期卫生与护理，应经常向她们讲解经期卫生保健知识，并督促其自理或代其料理。

（三）排泄护理

由于病人服用精神科药物容易出现便秘、排尿困难甚至尿潴留；此外，长期卧床，不经常活动，饮水较少也可导致便秘，因此，便秘是精神科最常见的并发症，严重时可引发肠梗阻。护士须每日观察病人的排泄情况，并做好记录。对3日无大便者，可给予适宜的缓泻剂如番泻叶泡水服，必要时给予清洁灌肠。平时鼓励病人多饮水，多食蔬菜、水果，多活动，以预防便秘。对排尿困难或尿潴留者，先诱导排尿，无效时可按医嘱导尿。

（四）饮食护理

由于病人长期服药，如果饮食供应不足会致营养失调从而影响疗效。部分处于兴奋状态病人体力消耗大，若饮食不足则易衰竭。在精神障碍病人中，常可出现拒食、贪食、异食、抢食、噎食等饮食异常行为。因此，护士要认真做好饮食护理，保证病人的机体需要和治疗的正常进行。

1. 一般病人　护士分组负责观察病人进食情况，如进食量、进食速度，防止病人倒食、藏食，防范病人用餐具伤人或自伤。巡查有无遗漏或逃避进餐的病人，并注意提醒病人细嚼慢咽，谨防噎食、呛咳。

2. 吞咽困难病人　对年老或药物反应严重、吞咽迟缓的病人，要给予软食或无渣饮食，酌情为病人剔去骨头。进餐时切勿催促，给予充分时间，必要时给予喂食。

3. 抢食、暴食病人　对抢食、暴饮暴食病人，安排单独进餐，劝其放慢进食速度，限制进食量，以防噎食或急性胃扩张的发生。

4. 拒食病人　对拒食病人的护理需针对不同原因，想方设法使之进食，必要时给予鼻饲或静脉补液，并做好进食记录，重点交班。

（1）有被害妄想、疑心饭菜有毒者，可让其任意挑选饭菜，或由他人先试尝，或与他人交换食物。适当满足其要求，解除疑虑，促使进食。

（2）有罪恶妄想者，自认罪大恶极、低人一等，不配吃好的而拒绝进食，可将饭菜拌杂，让病人误认为是他人的残汤剩饭而促进进食。

（3）有疑病妄想者，认为自己有病而不愿进食，应耐心劝导、解释、鼓励，亦可邀请其他病人协同劝说，可能促使病人进食。

（4）对被幻听吸引而不肯进食的病人，可在其耳旁以较大声音劝导提醒，以干扰幻听而促使进食。

（5）对阵发性行为紊乱、躁动不安而不肯进食的病人，应视具体情况，不受进餐时间的限制，待其病情发作过后合作时，劝说或喂其进食。

（6）木僵、紧张综合征的拒食病人，采取喂食，以补鼻饲之不足，或将饭菜置于床旁，有时病人会自行进食。

（7）对伴有发热、内外科疾病的病人，因食欲不佳而不愿进食的，应耐心劝说，并设法烹饪病人喜爱的饮食，使之进食。

（五）睡眠护理

病人睡眠质量的好坏预示着病人病情的好转、波动或加剧，有的病人伪装入睡，乘人不备寻隙自杀或外走。因此，要稳定病人情绪，巩固治疗效果，做好精神障碍病人的睡眠观察与护理，保证病人的睡眠。

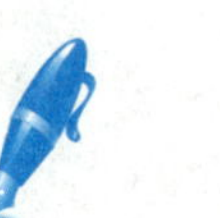
笔记

1. 创造良好的睡眠环境

（1）改善病人住院环境：创建花园式医院、家庭式病房，使病人在优雅、安静、整洁的环境中治疗。病室空气流通、温度适宜、光线柔和。床褥干燥、清洁、平整、舒适。

（2）保持环境安静：合理安排病人住房，将病房分成重症区域、稳定期区域或康复期区域，根据病人的病情严重程度分级管理，对重病人既要重点监护，又要让病人之间互不影响；有兴奋躁动病人应安置于隔离室，避免不同房间病人互相干扰。工作人员要做到说话轻、走路轻、操作轻，保持病室内安静。

2. 合理安排作息制度　调整和纠正病人的生活规律，对病人正常的生活规律要了解，有计划的安排病人的日常活动，根据病人住院的不同时期，为病人制定合理的作息时间并督促执行，白天除了安排1~2小时午睡外，其他时间要组织病人参加适宜的工、娱、体等活动，有利夜间正常睡眠。

3. 促进病人养成有利睡眠的习惯

（1）睡前忌服引起兴奋的药物或饮料，应避免用药后人为的打乱病人原有的正常睡眠节律，餐后不过量饮茶水，临睡前要排尿，避免中途醒后，难以入睡。

（2）睡前避免参加激动、兴奋的娱乐活动和谈心活动。不看情节紧张的小说和影视片。

4. 加强巡视、严防意外　护士要勤巡视，采取循序巡查与返回重复巡查相结合的方式进行，深入床边注意观察病人的睡眠情况，如睡眠姿势、呼吸音、是否入睡等，要善于发现佯装入睡者，并做好记录，特别是不要忽视病人的白天睡眠情况，对病人的睡眠状况作出准确的判断，尤其对有自杀意念的病人做到心中有数，及时报告医生做好安眠处理，防止意外。对未入睡病人，护士要体谅其因失眠而痛苦与焦躁不安的心情，容忍由此引起的情绪波动和激惹，耐心听其所述，给予精神安慰，帮助安定情绪，无效时按医嘱给予药物，帮助入眠。

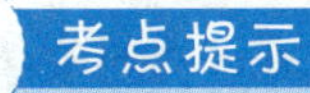

考点提示

精神科的基础护理

第二节　护士与精神障碍病人的接触和沟通

由于精神障碍病人处于大脑功能紊乱状态，护士难以与精神病人接触，因此要掌握接触的技巧，才能更好地实施以病人为中心的护理。

一、接触病人的原则

1. 护士应情绪饱满、举止大方、礼貌待人　个人的行为有80%以上受情绪支配，所以护士应调节好自己的情绪，使自己处于稳定而愉快的情绪状态。护士必须以自己良好的情绪去感染病人，而不能让病人的情绪影响自己。接触病人时，尤其是接触异性病人时，应该稳重，不能因为精神病人有不当行为而拒绝接触。更不能听到病人的痛苦遭遇就眼泪汪汪，看到病人可笑动作就发笑，看到病人攻击行为就害怕躲避等，这样会因感情用事而影响对病人的客观观察能力。

2. 注意语言艺术　许多精神病人暗示性很强，在接触时要使用积极的暗示性语言。如一病人头痛，询问时要问："头痛好一点了吧？"而不应说"头还疼不疼？"对兴奋躁动病人不要使用激惹性语言，对抑郁病人多使用鼓励性语言。

3. 尊重病人人格　精神障碍病人表现精神紊乱、言行紊乱、纠缠不休，对具有性色彩症状和不合作的病人，护士都必须给予理解和谅解，不能因此歧视和嘲笑病人。不管病人表现如何，均应给以正常的礼遇，按其年龄、性别、习惯等给予适当的称呼，每次看到病人时都要问好，尊重病人，与病人建立良好的关系。

4. 尊重病人的隐私权　不在病人面前谈论其他病人的病情，否则会让病人失去安全感，失去病人对护士的信任感。

笔记

5. 不在病人面前窃窃私语和议论　精神障碍病人大多有多疑和妄想，如果护士在病人面前窃窃私语，病人就可能会认为是在议论他，而引起不必要的麻烦。也不在病人面前议论工作人员的事，更不要在病人面前谈论医疗纠纷和差错事故，这样会使病人失去安全感，对医院、护士失去信任，降低护士和其他工作人员在病人心目中的威信，阻碍沟通与交流。

6. 注意保护自己　接触有攻击性行为的病人时，至少应有两人同时在场，当某工作人员被病人怀疑时，此人应尽量避免单独接触该病人。进入单间房时应将门打开，不要和病人单独关在房内，特别是异性病人。进入办公室、配餐室时，要注意背后是否有病人跟着进来。在查房时，一般是靠墙走，以防后面有病人突然袭击。在病人中间工作时，注意避开有伤人企图的病人。

二、沟通的技巧

（一）语言沟通技巧

语言交流是接触精神障碍病人常用的一种方法。在接触之前要充分了解病人的情况，包括姓名、性别、年龄、职业、职务、文化程度、兴趣爱好、生活习惯、病史资料等。谈话之前首先向病人说明谈话的目的，尽量采用开放性话题，以便让病人多说一些。

1. 倾听　可采取“嗯……嗯”或点头等方式表示自己在倾听。

2. 认同　精神病人的言语往往脱离现实，但交谈时不可与病人争辩否则会阻碍交流。如某病人说他的发明能拿七、八个诺贝尔奖，护士表示不信，病人说“那我跟你没有什么谈的”，就走开了。后来另一位护士请他讲讲有哪些发明，病人说用铁罩住水龙头可产生纯净水，其他发明都是国家机密不能说，又称自己曾拯救地球，有特异功能，并且当场表演，失败后亦不以为然，该护士就是使用认同的方法，使交流得以继续，对精神病人的思想异常有了更深入细致的了解。

3. 回避矛盾　许多精神病人都是被家属用“检查身体”、“疗养”等方法说服入院的。此时若直接告诉刚入院的病人“你有病，需住院治疗”病人就会感到上当受骗，大发雷霆，冲动吵闹，要求出院，给医护工作带来极大麻烦。较为妥当的方法是暂时回避矛盾让病人先安心住下来，再进一步做工作，跟病人交谈时可围绕检查的目的而逐步深入。

4. 澄清　精神障碍病人描述问题时，语句往往颠三倒四，抓不住中心，对事物不能表述完整。所以对病人谈话给予澄清是非常必要的。如病人说“有人跟他过不去”时，护士应追问“是什么人跟你过不去？”“采取什么方法？”“你怎么知道的？”等，以确定病人是否存在被害妄想。另外，精神障碍病人在叙述躯体症状时没有正常人清晰，例如病人腹痛时，往往不能清楚地说出疼痛的部位、性质、发作特点。护士对这些问题应详细追问，以确定究竟是精神症状的内感性不适，还是躯体症状。

5. 突出主题　兴奋状态的病人在讲话时，表现为滔滔不绝，不停转换主题，答非所问等情况，可采用反复询问的方法突出主要问题。

6. 转换主题　当谈论某一问题无法深入时，可转换话题。如可以这样提示病人：“这个问题可能比较难说，那么……怎么样呢？”

7. 重复问题和耐心等待　对思维迟缓和思维贫乏的病人，一个问题往往要问好几遍，并且要等待相当长的时间才会有答案，这时候要有耐心。

8. 沉默　是一种较难掌握的技巧，应尽量少用。适当的沉默可以有助于护士和病人理清思路，但若沉默时间太长，则显得尴尬，会被病人解释成拒绝、敌意、令病人产生困惑而有距离感，故要善用沉默。在使用时，原则上看病人的知觉而定，护士通过观察病人一切非言语行为表现，来判断使用沉默或结束沉默。

笔记

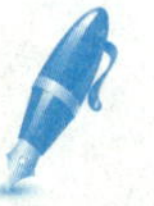

9. 对质　也是一种比较难的技巧，往往在病人讲话前后矛盾或语言与动作反映不一致时采用，用得好的话可以澄清问题，用不好则引起病人反感，谈话难以深入。

10. 归纳　一次谈话完成后，需要对本次谈话做一次总结，列出重点，与病人共同确认，可以帮助护士掌握病人情况，防止遗漏，并为下一次交谈作铺垫。

（二）非言语沟通技巧

除语言沟通技巧外，还有非语言沟通技巧，即体势语言。在人际交往过程中，有时非语言沟通的效果会超过语言的沟通的作用。

1. 站立　与有冲动倾向病人接触时，可站在病人的右侧或正前方，最好中间有物品间隔，这样的位置可以避免重伤害。与无冲动倾向病人接触时，护士应靠近病人，以40~50cm为宜，这样会增加护士与病人之间的亲近感、信赖感。

2. 身体姿势　不同姿势可产生不同的效果，略前倾表示乐于倾听，发表看法时可坐正，后仰表示肯定或显得傲慢，不停地改变姿势表示不耐烦，站着与病人交谈，传递了很忙，希望尽快结束交谈的信息，在这种情况下，很难让病人感受到护士是真心对他感兴趣并有充裕的时间与他交流重要的问题，所以有时须坐在病人身旁与之交谈。交流时合理运用身体姿势以增加交流效果。

3. 眼神　眼神应集中在病人的耳和肩之间，除非必要，不应直视病人双眼，因为直视会使人感到紧迫而不安。看病人的眼神不应游移不定。

> **考点提示**
> 沟通的技巧

4. 面部表情　面部表情往往能反映内心的情感，在倾听时要注意自己的面部表情变化，以表达你的感受。

三、针对不同病人采取不同的接触沟通方式

1. 接触一般精神障碍病人　对新入院而安静合作的病人，要热情接待，主动介绍医院的环境、病房制度和住院要求等。对不合作的病人，要掌握其病情特点，摸索接触方法。新病人中绝大多数是无自知力的，护士不要在是否有病的问题上与病人辩解，主要应劝慰病人安心住院，从生活上关心病人，使病人觉得舒适安全。对胆怯、恐惧、接触被动的病人，护士更要主动接近，态度温和，耐心劝解，讲明住院的意义，排除恐惧因素，取得病人合作。对讲话赘述，唠叨不休者，要耐心倾听，然后给予必要解释。对激动暴躁者要沉着、冷静，言语要温和、亲切，排除可能激怒病人的语言。有时合理地劝说可以使病人的情绪稳定下来，对思维内容不肯暴露者更要深入接触，可从病人的兴趣、爱好、生活、工作等为话题进行交谈，与病人建立良好的关系，然后再慢慢涉及病情内容，促使病人自然流露。当病人叙述病情时，应耐心听下去，不要随便打断病人的谈话或贸然对其所谈内容进行批评，应该启发病人叙述所要了解的内容，以便掌握病情，做好护理工作。

2. 接触异性精神障碍病人　首先要处理好与异性病人的关系，在接触时，态度要自然，谨慎，避免引起病人的误解或刺激其牵连观念。如某护士向一男病人借阅一本杂志，病人竟误认为该护士对他有好感而产生了钟情妄想。

3. 接触有攻击行为的病人　要正确处理来自病人的攻击行为。由于疾病的影响，不少病人对事物会产生歪曲的理解，对医务人员的言行也可有错误的判断和推理，有时病人会错误地把工作人员当成自己的仇敌进行袭击、辱骂、吐口水等，此时护理人员应避免与病人发生冲突，决不可因受到攻击而采取报复手段伤害病人，否则是不道德行为。

对手持危险物有伤人企图的病人，护理人员要大胆、镇静地采取有效的转移病人注意力的办法，将危险物取下，或选择病人最相信的人进行说服，诱导，原则上不可强行夺取，以防意外。总之，以不伤着病人为原则，但也要尽可能地避免工作人员受伤。在工作中凡遇到有病人冲动伤人要从背后或侧面阻击病人行动，不可迎面阻拦。对病人之间的争论、纠纷或斗殴行为，要先将双方分开，暂不接触，然后查明原因，给以合理的解决。

笔记

知识拓展

精神疾病病人暴力行为的原因

①精神分裂症病人的认知、情感、意志行为均有不同程度的障碍,由于妄想支配,感知觉异常引起的幻听、幻视,精神运动性兴奋,人格障碍引起的控制能力下降等,容易导致暴力行为;②病人由于自知力障碍否认有病而拒绝住院治疗;③病人在精神症状影响和周围环境改变的情况下,对周围环境产生敌意,自控能力下降,可能提出一些不恰当的要求,得不到有效、耐心的沟通时易发生暴力行为;④病人在封闭或半封闭式管理病房行动受到限制,同时被隔离和暂时失去与至亲的联系,会让病人产生绝望感和恐惧感,导致暴力行为发生;⑤病人家庭结构不完整、家庭亲密度和情感表达也是暴力发生的危险因素。

来源:庄海英,张平.住院精神病患者暴力行为的原因分析及护理进展.护理学报,2016,23(3):39-42.

4. 接触有妄想的病人　护士在接触有妄想的病人时,除非必要时应避免提及妄想内容,更不能取笑或与病人争辩其是非。因为病人在病态支配下,对其病态的思维是坚信不疑的,如果与之辩论,不仅不能取得效果,反而会加深其妄想过程。对于某些性格内向的病人,尽量不要打扰他,以免触及其病理体验,当其妄想观念动摇时,护士应适宜地做好精神护理,促进病人康复。

5. 接触木僵病人　对木僵病人应关心、体贴、同情、照顾病人,不可用言语刺激病人,而应通过表情、眼神、动作给病人以同情和关怀。

6. 接触兴奋病人　护士要正确认识兴奋症状是疾病的表现,要用亲切、耐心的态度关怀与处理病人;对于该类病人应多用正面教育,表扬要多于批评,要善于引导,并用转移其注意的方法,将其注意力转移到有益于身心的方面去。接触时要用镇静及温和的语气,轻声说话,轻步走路,以减少激惹因素。任何不适当的态度和行为都会激起病人更加兴奋。

7. 接触抑郁病人　接触病人时要给以新鲜而略带积极意义的语言刺激,加强思想教育及心理护理,增强其战胜疾病的信心。要体会病人心境,给以关心与同情,这往往会使病人从痛苦中解脱。特别是当病人即将采取自杀行为的关键时刻,医务人员的帮助会起到挽救生命的决定性作用。因此,要不断与病人接触,诱导并启发病人努力倾诉内心的痛苦,使之感到医务人员能够为他分担痛苦。

考点提示

针对不同病人采取不同的接触沟通方式

四、影响沟通的因素

影响沟通的常见因素有:①否定病人的看法或感受,阻碍了病人的表达;②抓不住病人发出信息的意义,放错重点;③不切实的保证,使病人产生不信任;④过度发问,让病人感到累或感到好像在接受审问;⑤护士在谈话时注意力不集中,让病人感到不被尊重和重视;⑥护患双方的不良情绪或性格因素;⑦护士在会谈前未做好准备,无计划,使谈话零散、无重点;⑧环境喧闹、嘈杂,其他人员的进出等都会影响病人与护士的沟通。

第三节　精神科护理观察与记录

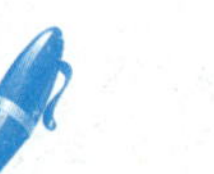

笔记

一、护理观察

全面观察护理对象是精神科护理的重要内容。病人精神症状的表现通常在很短时间内

是很难完全表露出来，除了依靠病史以及各种辅助检查外，护士应该通过严密观察，及时掌握病人的病情变化，了解病人的需求，使护理活动有目标、有针对性，以便及时提供有效的护理服务。

（一）观察的内容

1. 一般情况　病人的仪容、衣着、步态及个人卫生情况；全身有无外伤；生活自理的程度；睡眠、进食、排泄、月经情况等；接触主动或被动，交谈热情或冷淡，集体活动中合群或孤僻；对住院及治疗护理的态度。

2. 精神症状　病人有无意识障碍和自知力，有无幻觉、妄想，病理性情感，意志活动情况，有无自杀、自伤、毁物、出走等病态行为，情感稳定性和协调性，有无思维中断、思维不连贯，症状有无周期性变化，自知力如何等。

3. 躯体情况　病人的一般健康状况，如体温、脉搏、呼吸、血压等是否正常；有无躯体各系统（呼吸、循环、消化、内分泌）疾病或症状；有无脱水、水肿、呕吐或外伤等。

4. 治疗情况　病人对治疗的合作程度；治疗效果及药物的不良反应，有无药物过敏及其他不适感。

5. 心理状况　包括病人心理负担和心理需求，急需要解决的问题以及心理护理的效果。

6. 特殊检查治疗的观察　包括病人在接受检查治疗前对检查治疗项目是否了解，是否同意，有何顾虑，在检查治疗过程中是否合作，检查治疗是否顺利，结果如何，检查治疗后病人有何不适，尤其是特殊检查或治疗，更应重点观察。

7. 环境安全的观察　包括病人床单位、病区有无安全隐患，病人的情感，有无发生暴力和意外的企图和行为。

8. 社会功能　包括学习、工作、人际交往能力以及生活自理能力等。

（二）观察的方法

精神障碍病人很多时候不会描述或将自己的不适归为错误的认知，因此，护士要主动地、有意识地观察病人。观察方法包括直接观察和间接观察。

1. 直接观察　直接观察法能获得相对客观、真实、可靠的资料，对于制定符合病人实际情况的护理计划十分重要。护士与病人直接接触，与其面对面地交谈或通过护理体检来了解病人的情况；护士从旁观察病人独处时、与人交往时、参加集体活动时的动态表现。护士通过直接观察病人的言语、表情、行为，从而获悉病人的心理需要、精神症状与躯体状况。

2. 间接观察　指从侧面观察病人独处或与人交往时精神活动表现，此方法在病人不肯暴露内心活动或思维内容、不合作、情绪激动时可作为直接观察法的补充。护士通过病人的亲朋好友、同事及病友了解病人的情况，或从病人的绘画、手工作品中了解病人的思维活动及有关的情况，护士应严谨考证其他病人反映的情况，不能完全相信。

（三）观察的基本要求

1. 客观性　护士在观察病情时，要将观察到的病人的异常表现客观的进行交班与记录，而不要随意加入自己的猜测，以便其他医务人员正确了解和掌握病人的病情。

2. 针对性　对新入院病人及未确诊者要从一般情况、精神症状、心理状况、躯体情况等方面进行全面观察；开始治疗的病人要重点观察其治疗的效果和不良反应；疾病发展期的病人要重点观察其精神症状和心理状态；恢复期病人要重点观察症状消失的情况、自知力恢复的程度及对出院的态度；有心理问题者要重点观察其心理反应与需求；有行为问题者重点观察行为表现与心理状态。*如消极病人症状突然好转，恢复期病人情绪突然低落，平时积极参加活动者突然不积极参加活动，平时爱说话者突然表现不爱说话，交谈中出现消极言语或在书写中出现消极内容的词句等*，这些常常是情绪变化的重要线索，严防意外事件的发生。

笔记

3. 整体性　一方面要对病人住院期间各方面的表现进行观察（包括病态的、正常的），以便对病人情况有一个全面、整体、动态的了解，及时制订或修订适合病人需要的护理措施，另一方面要对病区内所有病人进行全面观察，掌握每个病人的主要特点。

4. 观察要在病人不知不觉中进行 观察病人要使病人感到是在轻松地谈心、活动，此时病人所表达或表现的情况较为真实。交谈时不要在病人面前做记录，这样易使病人感到紧张或反感而拒绝交流。观察病人时还要注意技巧，如有自杀意念的病人上厕所时，为防意外，护士要入内察看，此时，护士要关切地问“需要帮忙吗”、“要手纸吗”等，让病人感到护士的关心，可避免让病人感到被监视、有不被信任的感觉。

病情观察是护理中不可忽视的重要环节，观察病人的病情变化，注意病人的各种表现，从中掌握病情的变化，如发现病情波动，应及时报告医生。观察中应警惕下述几个问题的发生。

(1) 自知力的动摇或缺乏，完整的自知力是精神病治愈的重要标志之一。同样，自知力动摇是精神病复发的重要先兆。有自知力者，知道自己有病，能自觉服药。一旦自知力动摇或缺乏时，病人往往拒绝服药，以致停药。因此，拒绝服药常为自知力缺损或疾病复发的早期征象。

(2) 睡眠时间减少或过多，睡眠质与量的改变往往是疾病复发的早期表现之一。

(3) 整体功能下降，如病人的生活能力减退，工作效率下降，生活变得被动、懒散，个人卫生差，不遵守作息时间，生活失去规律性，工作不负责任，纪律松懈，孤僻，待亲友冷淡，兴趣减少。

(4) 精神症状复现，如出现幻觉、妄想、言谈举止或情绪异常。

二、护理记录

精神科护理记录是护理人员在护理活动中，通过对病人的观察、护理，并将病人动态的病情变化、心理活动及所采取的护理措施，以文字的形式客观地反映在病历中。它既是检查和衡量护理质量的重要资料，又是医生观察诊疗效果、调整治疗方案以及临床诊断的重要依据，而且在法律上也有其不容忽视的重要性。因此，书写好护理记录至关重要。

（一）记录的内容

1. 一般护理记录 指护士根据医嘱对病情尚稳定的Ⅱ级护理的病人和无危重医嘱的Ⅰ级护理的病人，住院期间护理过程的客观记录。基本内容包括病人姓名、科别、住院病历号、床号、页码、记录日期和时间、病情观察情况、护理措施和效果、护士签名等。可按下面的顺序来记录：①精神症状：言语、思维、行为、情感等表现，特别是有无消极、冲动、出走等情况；②躯体症状：睡眠、进食、排泄、发热、腹泻、哮喘、压疮等；③生活自理情况；④特殊情况：观察有无药物副作用及肢体约束、静脉滴注、鼻饲、特殊检查等；⑤健康教育、护理措施及要点等。

2. 危重护理记录 指护士根据医嘱和病情对病危、病重病人住院期间护理过程的客观记录。内容包括病人姓名、科别、住院病历号（或病案号）、床号、页码、记录日期和时间、出入液量、体温、脉搏、呼吸、血压、药物治疗、病情观察、急救、护理措施、效果、护士签名等。如：①病情变化：生命体征（包括体温、脉搏、呼吸、血压）及其他躯体情况；②抢救中采取的主要急救措施；③病人如抢救无效时写死亡时间，记录时间应准确、并具体到分钟。

3. 护理风险评估结果 护士根据病人表现连续评估其护理风险，包括：暴力 / 伤人、自伤 / 自杀、外逃、跌倒、噎食、谵妄等，评估方式以表格形式居多，护士根据病情变化对病人进行每班次、每日、每周的阶段性护理评估，完善护理措施。

（二）记录的要求

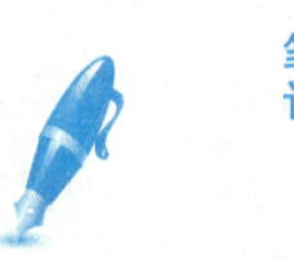

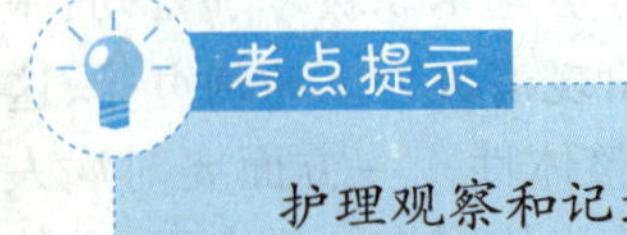

客观真实，尽可能把病人原话记录下来，正确应用医用术语。及时、准确、具体、简明地记录所见所闻的事实状况。书写项目齐全、字体端正、字迹清晰，使阅读者

一目了然。不可涂改，签全名及时间。

第四节　精神障碍病人的组织与管理

精神障碍病人的组织与管理，是精神科临床护理工作中的重要环节。由于精神障碍病人症状的特殊性和行为表现的多样性，要求病房的设备、结构与病房管理除具备一般内外科病房条件外，还要有适合病人特殊需要的环境和安全管理方法，以保证病人住院期间的舒适与安全。

一、病人的组织

精神障碍病人的组织是在专职护士指导下，遴选病情稳定、关心集体、有威信、组织能力强、热心为病友服务的病人担任不同职能，负责病人的学习、宣传、文体、娱乐活动和日常生活等。病房定期召开工休座谈会，护士长或专职护士介绍病房的规章制度、作息制度、吸烟制度以及探视安全管理制度等，及时表扬好人好事，并鼓励病人参加工娱活动、体育锻炼和社会技能训练等。

二、病房的分类、设备与结构

我国精神病专科医院病房的管理模式现处于由传统的封闭式管理向开放式管理过渡，开放式管理病房适用于病情稳定、处于康复期、安心住院、配合治疗并自觉遵守纪律的病人，有利于锻炼和培养处于稳定期病人的社会适应能力，满足其心理需要，提高病人生活的信心，帮助病人适应正常社会环境，早期回归社会；封闭式管理制度适合于精神疾病急性发作期、严重的冲动、伤人、毁物、自伤、自杀及病情波动无自知力的病人，封闭式管理便于组织管理、观察和照顾精神病病人。

目前根据病人疾病的不同阶段，性别、年龄的差异，以及并发症的不同种类，分设不同的病房：①按疾病的不同阶段分为治疗病房、康复病房；②按性别分为男病房、女病房；③按年龄可分为普通病房、儿童病房、老年病房；④按合并躯体疾病的种类分设普通并发症病房、传染病房。各种病房的组织管理制度和原则，可根据病房性质特点，结合医院具体条件，实行组织管理，以有利于医疗护理工作的进行，有利于病人康复和病房管理。

病房的各种设备和结构，既要考虑病人住院的需要，方便医疗护理工作的进行，又要注意创造一个舒适、美观的休养环境。如室内四周墙壁光滑，不宜有钉子、铁丝或拉绳，防止病人用作自杀或伤人的工具。电路应安装在墙内，插座及开关放在高处或集中在护士办公室。各种管道（如水管、暖气管、下水道等）不宜暴露在外面或较低处，应尽量安设在较高位置或墙壁内。窗户上安装铁栏杆或百叶钢窗，既美观又防止病人越窗发生意外。病室内饭桌、椅子、床、床头柜等均应以病人不能举起为宜，如饭桌和椅子连在一起，使病人不宜搬动。病床加固，床栏宜圆平，防止拆毁及撞头。病室的门要设有观察窗，便于观察病人的活动情况及病情变化。

三、分级护理管理

分级护理管理指由于疾病是一个动态过程，为了使病人能得到更好地治疗和护理，按病情程度分为：特级护理及Ⅰ、Ⅱ、Ⅲ级护理。

（一）特级护理

1. 护理对象

（1）精神障碍病人伴有严重躯体疾病，病情危重，随时有生命危险，如伴有严重的心力衰竭、高血压危象或严重外伤等，生活完全不能自理者。

笔记

(2) 因精神药物引起的严重副反应(如急性粒细胞减少、恶性症状群、严重药物过敏等),出现危象、危及生命者。

(3) 有极严重的自伤、自杀危险者。

(4) 受伤或自杀未遂后果严重,生命体征仍不稳定者。

2. 护理要点

(1) 设专人护理,评估病情,制定护理计划,严密观察生命体征的变化,保持水、电解质平衡,准确记录出入量,并做好护理记录。

(2) 认真做好基础护理并落实各项治疗和护理措施,严防并发症,确保病人安全。

(3) 备好急救物品及药品,以应抢救之需要。

3. 管理方法 以封闭式管理为主,设专人护理,掌握病人的病情及护理要点,保证病人的治疗及安全。

(二) Ⅰ级护理

1. 护理对象

(1) 不需特护的重症病人,如中毒、脱水、自杀、癫痫发作、木僵、谵妄、昏迷、瘫痪、外伤,心、肝、肾衰竭,或身体极为衰弱,或需严格卧床休息、生活不能自理者。

(2) 严重的抑郁自杀、自伤和极度紧张性兴奋者,或严重的被害、自罪妄想、幻觉所致的自杀、出走、伤人、拒食者。

(3) 特殊治疗需要严密评估病情和加强监护者,如ECT以及用大剂量精神药物治疗或有明显不良反应者。

(4) 入院1周内的病人。

2. 护理要点

(1) 安置重点病室,严格监护,其活动不能脱离护士视野,实行封闭式管理。需严密观察病情,重点交接班。

(2) 病人以在重症病室内活动为主,外出必须由工作人员陪护,物品由工作人员管理。

(3) 有自杀、自伤、冲动行为者给予约束时,应做好相应护理。

(4) 对长期卧床生活不能自理者,给予皮肤护理,防止并发症。同时加强生活护理,保证生理需要,酌情进行针对性心理疏导。

(5) 护理记录每3日记1次,病情变化随时记录,并报告医师及时处理。

3. 管理方法 以实施封闭式管理为主,对这些病人要设专人护理,坚守岗位,掌握好病人的病情及护理要点,保证病人的治疗及安全。

(三) Ⅱ级护理

1. 护理对象

(1) Ⅰ级护理病人病情好转且稳定,精神症状不危害自己和他人,或仅有一般的躯体疾病。

(2) 生活自理尚有一定困难需协助者,或年老体弱、儿童病人等。

(3) 有轻度自杀、走失念头的流露,能听劝说且无行为者。

2. 护理要点

(1) 安置在一般病室,以半开放式管理为主。生活物品可由病人自行管理。在病室内可自由活动,在工作人员陪护下参加各种户外活动。

(2) 定时巡视,密切评估病情及治疗反应。

(3) 督促或协助其进行生活料理,如梳洗、饮食、衣着、大小便等。

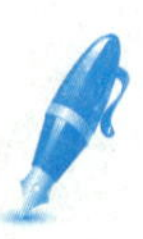
笔记

(4) 有计划地安排病人参加工娱、体育等各项活动。

(5) 进行针对性健康教育,加强心理护理。

(6) 病情变化及时记录,并报告医生做好相应处理。

3. 管理方法

(1) 以半开放式管理为主,病人在护理人员督促下可自己料理生活,病人的个人生活用品自行管理,在病室内可自由活动,护士要定期巡回,切勿麻痹大意。

(2) 病人在工作人员的陪护下参加各种户外活动。

(3) 病人经医生同意在家属陪护下,在规定时间内可返家休假。

(四) Ⅲ级护理

1. 护理对象

(1) 经治疗症状缓解、病情稳定、等待出院的康复期病人。

(2) 无自伤自杀、冲动、出走危险的病人。

(3) 神经症病人。

2. 护理要点

(1) 安置在一般病室,可酌情实施开放管理。用物自行管理,衣着可随意。在规定时间内可自行外出散步或购物。周末可回家或探友。

(2) 了解病人出院前的心理状态,加强心理护理并帮助解决心理 - 社会问题。

(3) 鼓励病人参加院内工娱及体育活动,为出院恢复工作、学习等作适应性准备。

(4) 对病人进行疾病治疗、防复发和社会适应等方面的健康教育。

(5) 特殊情况随时记录。

3. 管理方法　实施开放管理,一切用物自行管理,可允许穿自己衣服等,在规定的时间内可独自外出散步、购物等,办理手续后,每周可自行回家探亲访友一次。

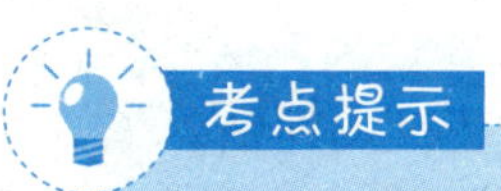

精神科分级护理管理

第五节　自杀行为的防范与护理

一、概述

自杀是指自行采取结束自己生命的行为。有意采取结束自身生命的行动,并导致了死亡结局,称为自杀死亡。有自杀举动,但未导致死亡结局,称自杀未遂。有自杀的想法,但未采取行动,称自杀意念;如已准备采取行动,称为自杀企图。

据世界卫生组织报告,在全世界人类死亡原因中自杀排在第五位,仅次于心脑血管疾病、恶性肿瘤、呼吸系统疾病和意外死亡。在精神疾病病人中,自杀率远高于普通人群数十倍。因此,防止自杀是精神科护理尤其是住院精神病病人护理的一个重要任务。

二、自杀病人的防范与护理

【护理评估】

(一) 自杀原因的评估

据国外研究资料报告,同精神障碍有关的自杀死亡者中,50%~75% 患有抑郁性疾病,其中很多合并酒或药物依赖,25% 患精神分裂症。因而对精神病病人自杀原因的评估,除了要评估普通人群可能有的自杀原因及个体的特殊原因外,精神症状与自杀的关联性自然是评估的重点。

1. 抑郁　抑郁是自杀者最常见的内心体验,抑郁发作是自杀的一个常见原因。临床研究资料表明,抑郁症病人中自杀死亡率为 12%~60%;70% 自杀精神分裂症病人中有中重度抑郁。抑郁症病人的自杀观念和自杀行为往往十分隐蔽且计划周密,难以察觉,且可出现在抑郁症的多个阶段,自杀"成功"率较高。因而,对有抑郁发作的病人,需特别警惕,仔细评

笔记

估有无自杀意念及自杀企图。

2. 幻觉和妄想 精神分裂症病人可在听幻觉的命令下自杀；有迫害内容的幻觉或妄想的病人也可能采取自杀行动，以避免受到残酷的“迫害”；抑郁症罪恶妄想的病人，以死赎罪“以死谢天下”；酒精依赖和吸毒病人在短时间内暴饮或吸食毒品，容易导致严重的抑郁情绪或出现酒精性幻觉、戒断反应等，都可以引发自杀行为。

3. 冲动性自杀 精神分裂症最严重的症状之一是自杀冲动。有些精神病病人采取自杀行动缺乏可以解释的原因，而是由于病人突然出现的自杀冲动使其采取了自杀行动。

4. 心理因素引起的自杀 心理因素或生活事件可引起自杀，其原因有：①感情受到他人的伤害；②希望对上级或某人表达自己的愤怒或受伤的感情；③不能应对痛苦的情感；④为了逃避或解脱某种困境；⑤为了引起他人的注意；⑥生活事件对病人造成的痛苦，如失去亲人或被亲人遗弃、失学、失业、失去财产、失去名誉等。上述情况都可能让病人觉得孤立无援，无能为力，而选择以死解脱。

5. 其他 家族史是自杀行为的重要因素，这可能与家庭成员对自杀行为的认同和模仿、家庭压力大、遗传物质的传递有关；部分精神分裂症病人在发病时不自杀，而当病情缓解时知道自己患精神分裂症而“前途尽失”时出现自杀；抑郁症病人明显精神运动性迟钝时采取自杀行为相对较少，但当抑郁解除（如电休克治疗）后出现自杀行为者增多；精神药物过量可引起严重抑郁情绪，而成为自杀原因之一。

（二）自杀危险性的评估

1. 自杀严重程度的评估

（1）自杀意向：有自杀意念者尚不一定采取自杀行动，有自杀企图者很有可能采取自杀行动，有自杀计划者则可能一有机会就采取自杀行动。

（2）自杀动机：个人内心动机（如出现绝望，以自杀求解脱）者危险性大于人际动机者（如企图通过自杀去影响、报复他人）。

（3）进行中的自杀计划：如准备刀剪或绳索之类、悄然积存安眠药物、暗中选择自杀场所或选择自杀的时间，均是十分危险的征象。

（4）自杀方法：自缢、跳楼、撞车、枪击、割血管、触电、服毒等，其中自缢比服毒和撞车自杀更容易实施，更容易致命，更危险。

（5）遗嘱：事先对后事做好安排，留有遗嘱者很可能立即采取自杀行动。

（6）隐蔽场所或独处：隐蔽者危险性大、单独一人时更可能采取自杀行动。

（7）自杀的时间：如选择家人外出或上班时自杀，危险性更大；选择夜深人静之时危险性大；选择医院工作人员交接班时危险性大。

（8）自杀意志坚决者危险大。如自杀未遂者为没有死而感到遗憾，表明病人想死的意志坚决。

（三）自杀的危险因素

1. 人口学方面 中年或老年；男性；离婚或单身。

2. 精神病学方面 以前有自杀或自伤行为；抑郁症；精神分裂症酗酒或药物滥用；人格障碍。

3. 社会方面 无职业；孤独；社会自杀文化盛行。

4. 躯体状况 严重或慢性的躯体性疾病。

有上述情况多因素同时具备者，发生自杀行为的可能性较大。对有家族精神病史或自杀史，近期内有重大的压力或创伤性事件，病耻感严重者，病情突然“好转”或突然拒绝治疗者，日常生活方式突然改变者，均要高度警惕该病人近期内可能出现自杀行为。一旦发现蛛丝马迹，应及时调整和加强抗抑郁治疗。加强监护和心理护理、严加防范、及时处置。

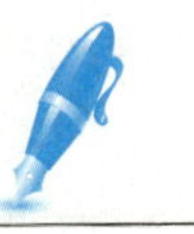

笔记

以上是护理评估的要点。在临床实际工作中，护理人员还可借助于一些量表（汉密尔顿

抑郁量表、自杀意念自评量表、护士用自杀风险评估量表）来评估病人的自杀风险和预测自杀的危险性。

知识拓展

自杀行为的保护因素

自杀行为的保护因素有以下几点：①精神疾病、躯体疾病得到有效、得当的治疗；②病人容易且持续获得医疗服务和专业人员的支持；③全面的家庭和社会支持；④病人懂得解决问题、处理冲突的技巧；⑤支持自我保护本能的文化或宗教信仰。

来源：Townsend,Mary.Psychiatric Mental Health Nursing:Concepts of Care in Evidence-Based Practice(8).Philadelphia,US:F.A.Davis Company,2014.

【护理诊断】

1. 有暴力行为的危险：针对自己。
2. 应对无效　与社会支持不足、处理事务的技巧缺乏有关。

【护理目标】

1. 短期目标

（1）病人在住院期间不再伤害自己。

（2）病人能够表达自己痛苦的内心体验，并向医护人员讲述。

（3）病人人际关系有所改善。

2. 长期目标

（1）病人不再有自杀意向，无自杀（伤）行为。

（2）病人对生活有正向的认识。

（3）病人能够运用适当的应付技巧，以取代自我伤害的行为。

【护理措施】

1. 预防自杀　对精神疾病病人伴有自杀意向者，医护人员应采取有效措施防止他们采取自杀行动。正确诊断、积极合理的治疗和科学合理的护理是最好的预防措施。在治疗未起作用之前，需要护理人员和亲属对病人进行严密监护。

2. 提供安全的环境　防止病人接触到可用于自杀的物品，如刀、剪、绳、玻璃、药物、有毒物品等，吊扇、电灯开关等生活设施应增加安全设施，以免成为自杀工具。

3. 严密监控　将病人安置在护理人员的视线范围内，病房应安静，设施安全，光线明亮，空气流通，整洁舒适；密切观察自杀的先兆症状，常见的先兆症状包括焦虑不安、失眠、沉默少语、心情突然豁然开朗、徘徊、拒食、卧床不起等，应该重视病人的异常举动，避免其单独活动；护士对有自杀倾向的病人要做到心中有数，重点巡视观察，在夜间、凌晨、午睡、饭前等缺乏人手的情况下注意防范；对高度自杀危险者应专人护理。

4. 服药保证　保证病人能遵医嘱服药，确保治疗顺利进行。应注意防止病人藏药，以防病人悄然积存药物用于自杀。.

5. 电休克治疗　若无禁忌证，可采用电休克治疗（电休克护理详见第三章第七节）。

6. 评估自杀危险　连续评估自杀危险，必要时24小时监测。对已有自杀计划的病人，应设法询问其时间、地点、方法、工具以及发生自杀行为的可能性大小，并加强监控。

7. 心理护理　与病人建立治疗性护患关系，多与病人交流，解除疑虑，及时提供支持性心理护理，提高病人自信心和自尊感；鼓励病人表达他的不良心境、自杀的冲动和想法，使内心活动外在化可产生疏导效应，帮助病人认识他的心情或情感属于人之常情，但认识方法是错误的，其他类似的病人通过治疗和药物都获得了帮助和好转；训练病人学习新的应付方式和掌握解决问题的方法，教会病人在无能力应对时如何求助，而不是采取自杀行动；同时，给予病人真诚的关怀和同情，向病人表明，医护人员随时准备帮助他，早日治疗好他的疾病。

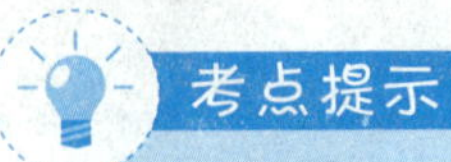

自杀行为的护理措施

8. 建立社会支持 充分发挥社会支持系统作用，帮助病人战胜病痛，增强对抗自杀的内外在资源。对病人亲属进行与自杀干预有关知识的教育辅导，让家属参与干预治疗。

【护理评价】

1. 病人能自己述说不会自杀，并能有效的控制自己的行为。
2. 病人能表示人生是有意义的，人际关系有所改善。
3. 病人有自杀意念出现时，能够运用适当有益的应付方式。
4. 病人有良好的社会支持系统，并发挥其积极作用。

第六节 精神药物治疗过程的护理

精神药物主要是指作用于中枢神经系统，影响精神活动的药物。20世纪第一个抗精神病药物氯丙嗪的问世，开创了现代精神药物治疗的新纪元。随着对大脑功能、精神障碍和治疗机制之间科学关系的不断了解，一些新型的精神药物也在不断地研制。到目前为止，各种新型精神药物层出不穷，极大地推动了精神障碍治疗的发展。

精神药物的种类繁多，虽有不同的分类系统，但目前仍以临床应用为主，化学结构和药理作用为辅的分类原则，共分为四类：①抗精神病药物，主要用于治疗精神分裂症及其他具有精神病性症状的精神障碍；②抗抑郁药物，主要用于治疗各种抑郁状态；③心境稳定剂（也叫抗躁狂药物），主要用于治疗心境障碍；④抗焦虑药物，主要用于治疗焦虑状态、睡眠障碍。

一、抗精神病药物

（一）分类

1. 按化学结构分类 ①吩噻嗪类：氯丙嗪、奋乃静、氟奋乃静、三氟拉嗪等；②硫杂蒽类：泰尔登、氯噻吨、三氟噻吨等；③丁酰苯类：氟哌啶醇、五氟利多等；④苯酰胺类：舒必利、舒托必利等；⑤二苯氧氮平类：氯氮平等；⑥萝芙木碱类：利舍平等。

2. 按新的分类概念分类

（1）第一代抗精神病药：又称为传统的、典型的抗精神病药物，如吩噻嗪类、硫杂蒽类、丁酰苯类等药物。第一代抗精神病药物可进一步分为低、中、高效价三类。低效价类以氯丙嗪为代表，镇静作用强、抗胆碱能作用明显、对心血管和肝脏毒性较大、锥体外系副作用较小、治疗剂量较大；中效价类和高效价类分别以奋乃静和氟哌啶醇为代表，抗幻觉妄想作用突出、镇静作用较弱、对心血管和肝脏毒性小、锥体外系副作用较大、治疗剂量较小。

（2）第二代抗精神病药：又称非传统抗精神病药、非典型抗精神病药、新型抗精神病药、现代抗精神病等。第二代药物作用广泛，不良反应小，较少产生锥体外系症状，因此病人的依从性较高。

（二）作用机制

目前认为，所有的抗精神病药物都因能阻滞中枢神经系统内多巴胺受体及5-羟色胺受体而发挥治疗作用。传统抗精神病药主要是对多巴胺受体、5-羟色胺（5-HT）受体、肾上腺受体、胆碱受体和组胺受体具有阻断作用；新一代抗精神病药主要是对5-HT_2和D_2受体起阻断作用。

（三）临床应用

笔记

抗精神病药物的治疗作用主要归为三个方面：①抗精神病作用，即消除幻觉、妄想等症状（改善阳性症状），激活或振奋作用（改善阴性症状）；②非特异性镇静作用（控制激越、兴奋

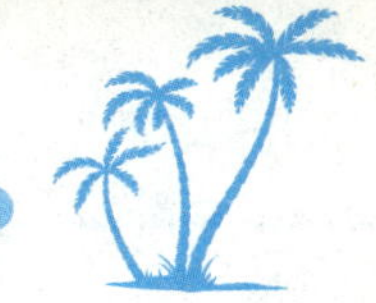

或攻击行为)；③巩固疗效、预防疾病复发。

1. 适应证　主要用于治疗精神分裂症和预防精神分裂症的复发、控制躁狂发作，以及用于其他具有精神病性症状的各类精神障碍。

2. 禁忌证　严重的心血管疾病、肝脏疾病、肾脏疾病，严重的全身感染应禁用。重症肌无力、青光眼，既往有同种药物过敏史者也应禁用。白细胞过低、老年人、孕妇和哺乳期妇女应慎用。

3. 用药原则　药物的选择主要取决于不良反应的差别、靶症状和药物的作用谱。

4. 用药方法　一般采用口服法给药，尽量单一用药，从小剂量开始，经1~2周逐渐加至有效治疗剂量，在症状得到控制，并彻底缓解后，继续保持原来的有效剂量，巩固治疗至少3~6个，然后缓慢减量进入维持治疗。维持剂量以治疗剂量的1/2~2/3为宜。对于服药合作的病人，给药方法以口服为主。对兴奋躁动、服药不合作的病人可采用注射法给药，注射给药应短期使用，深部肌肉注射，并固定好病人的体位，避免折针等意外发生，必要时可静脉注射。长期服药维持治疗可显著减少精神分裂症的复发，通常维持剂量可以减至治疗剂量的1/2左右。维持治疗的时间因人而异。对于首发病例、缓慢起病的精神分裂症病人，维持治疗的时间至少需要2~5年；急性发作、缓解迅速彻底的病人，维持治疗时间可缩短；而对于反复发作或缓解不全的精神分裂症病人需要终生服药。

（四）常见不良反应与处理

抗精神病药的药理作用广泛，大多数抗精神病药会产生程度不同的不良反应，特别是长期使用或剂量较大时，更易产生不良反应。药物引起的不良反应除去药物因素外，还可能与某些非药物因素有关，如病人的年龄、性别、遗传因素、过敏体质等。因此，在临床应用过程中，既要注意治疗效果的观察，还要密切注意不良反应的发生。

1. 神经系统方面

(1) 锥体外系不良反应：锥体外系不良反应是典型抗精神病药最常见的不良反应之一，发生率为50%~70%，其中尤以高效价药物发生率高。①急性肌张力障碍：为锥体外系反应中最常见的早期症状，常在首次用药数小时或数天内发生。主要表现为眼上翻、斜颈、扭转性痉挛、角弓反张、吐舌、张口困难等。处理：肌内注射东莨菪碱或口服苯海索。②类帕金森综合征：多在治疗2周后出现，发生率约为20%。主要表现为静止性震颤，以肢体远端常见，严重者可出现吞咽困难、构音困难、全身性肌强直。处理：减少药物剂量或剂量不变加抗胆碱能药物如盐酸苯海索、东莨菪碱。③静坐不能：多发生在用药后1~2周，发生率为20%~25%。轻者仅诉有心神不宁的感觉，症状明显者出现坐卧不安、来回踱步、焦虑、易激惹、烦躁不安、恐惧。少数严重者有激越、冲动，甚至出现自杀行为。处理：普萘洛尔、地西泮。④迟发性运动障碍：多见于持续用药几年后，极少数可在几个月后发生，发生率为15%~20%。主要表现口、舌、身体、四肢不自主的运动，如伴鬼脸、伸舌头、咀嚼动作、鼓腮、舔舌、歪颈、不停眨眼、手足挥舞等。治疗上尚无特殊药物，关键在于预防、使用最低有效剂量或换用锥体外系反应轻的药物。

(2) 恶性综合征：恶性综合征(neuroleptic malignant syndrone，NMS)是一种少见的、严重的不良反应。主要以高热和严重的锥体外系症状为特点，表现为肌肉强直、构音困难、运动不能、木僵；明显的自主神经功能紊乱，多汗、流涎、心动过速、血压不稳；意识障碍，急性肾衰竭和循环衰竭。病死率很高。处理：目前对NMS尚无有效治疗方法，早期发现、及时处理是治疗原则。

(3) 药源性癫痫：各种抗精神病药均有可能引起癫痫发作，发生率约为1%。临床主要表现为全身强直-阵挛性发作，常伴有意识障碍、舌被咬破、尿失禁。癫痫发作严重者可出现癫痫持续状态。处理：苯妥英钠、卡马西平或丙戊酸钠，可单一或合并用药。

笔记

2. 心血管系统方面

(1)体位性低血压:多发生于治疗的初期,肌内注射半小时或口服1小时后,即可出现降压反应,尤以注射给药发生率最高。增加剂量过快、体质较弱、老年病人及基础血压偏低者较易发生。主要表现为突然改变体位时,出现头晕、眼花、心率加快、面色苍白、血压下降,可引起晕厥、摔伤。处理:轻者取平卧或头低位,严重时应考虑减药或换药,并应立即选用升压药,如去甲肾上腺素静脉滴注,禁用肾上腺素。

(2)心电图改变:主要表现有窦性心动过速、窦性心动过缓、窦性心律不齐、期前收缩、室上性和室性心动过速、Q-T间期延长、ST-T改变、房室传导阻滞。病人大多无自觉症状,通过对症处理、减药或停药,大多数病人可以恢复。

3. 精神方面 ①过度镇静:多在服药早期出现。主要表现为思维、行为迟缓,乏力、嗜睡、迟钝,注意力不易唤起等。②精神运动性兴奋:常见于哌嗪类和丁酰苯类等药物治疗的初期,少数病人可表现为兴奋、躁动、失眠、激动、不安、情绪急躁、敌意、言语紊乱、冲动行为,往往伴有明显的锥体外系反应。③紧张综合征:与药物剂量偏大有关,往往发生于用药后1个月之内。病人伴有明显的锥体外系反应,肌张力增强、肌肉僵直,随即表现缄默、呆滞、刻板动作、违拗;或呈现木僵、蜡样屈曲等症状。④意识障碍:精神药物引起意识障碍发生率为1%~3%。意识障碍有白天轻、夜间重的特征。可伴有神经系统症状,如动作迟缓、手指震颤、构音不清、肌肉强直等。处理:减药或停药,必要时对症处理。

4. 消化系统方面 ①胃肠道不良反应:多出现在服药初期,表现为口干、恶心、呕吐、食欲减退、上腹饱满、腹泻、便秘、麻痹性肠梗阻等。胃肠道不良反应轻者不必处理,严重者,经减药或停药即可恢复。必要时可用开塞露或番泻叶代茶冲饮。②肝脏不良反应:轻者无明显自觉症状,仅有轻度血清谷丙转氨酶增高。多数为无黄疸型药源性肝病。停药后常可迅速恢复。③麻痹性肠梗阻:发病年龄以中、老年多见,常在中等治疗剂量时发生。临床表现:显著腹胀,伴有胀满不适;呕吐,停止排便、排气。处理:立即停用药物,纠正水、电解质和酸碱平衡失调,胃肠减压,控制感染。

5. 泌尿系统方面 主要为尿潴留,以吩噻嗪类最为多见,常发生在治疗的初期。处理:口服新斯的明,上述处理无效时,可行导尿术。

6. 造血系统方面 多见于服用氯氮平的病人。①白细胞减少症:周围血白细胞低于4×10^9/L,称为白细胞减少症。常发生在治疗头两个月内。表现为乏力、倦怠、头昏、发热等全身症状,以及轻重不等的继发感染症状。一般预后良好,继续服药可自行恢复。②粒细胞减少或缺乏症:粒细胞绝对计数低于2×10^9/L,称为粒细胞减少症;如小于1×10^9/L,称为粒细胞缺乏症。多发生在治疗第4~18周。粒细胞缺乏症起病急骤,突然畏寒、高热、乏力、倦怠、咽痛、全身酸痛。由于粒细胞减少,机体抵抗力减低,可发生严重的感染,或迅速发展至脓毒血症。预后严重,死亡率高。处理:立即停药,使用抗生素预防和控制感染,使用促进白细胞增生剂、沙格司亭,输入新鲜血液、肾上腺皮质激素。

7. 其他 如体重增加、性功能障碍、月经异常、药物性皮炎、视物模糊等。可通过减药、换药和对症治疗进行处理。

考点提示

抗精神病药物的不良反应

二、抗抑郁药

(一)分类

1. 三环类抗抑郁药(TCAs) 丙咪嗪、阿米替林、多塞平、氯米帕明等。
2. 四环类抗抑郁药 麦普替林、米安舍林。
3. 单胺氧化酶抑制剂(MSOIs) 苯乙肼、吗氯贝胺。

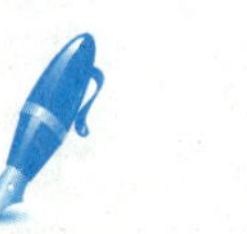
笔记

4. 选择性 5- 羟色胺再摄取抑制剂（SSRIs）　氟西汀、帕罗西汀、舍曲林、氟伏沙明、西酞普兰、艾司西酞普兰。

5. 其他递质机制的新型抗抑郁药　文拉法辛、曲唑酮等。

（二）作用机制

研究认为抗抑郁药对递质具有再摄取的抑制作用，长期用药后可以降低受体的敏感性，增加末梢释放 5-HT，从而起到抗抑郁的作用。TCAs 可以阻断 NE 能和 5-HT 能神经末梢对 NE 和 5-HT 的再摄取，增加突触间单胺类递质的浓度，从而改善抑郁症状。

（三）临床应用

1. 适应证　适用于治疗各类以抑郁症状为主的精神障碍。还可用于治疗焦虑障碍、惊恐发作、恐惧症。小剂量丙咪嗪可用于治疗儿童遗尿症，氯米帕明则常用于治疗强迫症。

2. 禁忌证　严重的心、肝、肾疾病，青光眼，前列腺肥大、孕妇前 3 个月禁用。癫痫和老年人慎用。

3. 药物选择　阿米替林、多塞平等除抗抑郁作用外还有较强的镇静作用，适用于抑郁症伴有焦虑症状、躯体症状及激动症状明显者。多塞平对于抑郁性神经症或慢性疼痛有较好疗效。抑郁症病人伴有迟滞症状，可选用丙咪嗪，因丙咪嗪有明显提高精神、情绪作用。氯米帕明和选择性 5-HT 再摄取抑制剂一样，既能改善抑郁也是治疗强迫症的有效药物。

4. 用药方法　从小剂量开始，并根据副作用和临床疗效，用 1~2 周的时间逐渐增加到最大有效剂量。由于三环类抗抑郁药在体内的半衰期长，一般可以每日 1 次，睡前服或以睡前剂量为主的方式给药。经过治疗抑郁症状缓解后，应以有效剂量继续巩固治疗 6 个月。随后进入维持治疗阶段，维持剂量一般低于有效治疗量，可视病情及不良反应的情况逐渐减少剂量。一般维持治疗 6 个月或更长时间，直到最终缓慢减药、停药。反复发作、病情不稳定者应长期维持用药。

（四）不良反应与处理

1. 抗胆碱能副作用　是 TCTs 治疗中最常见的副作用，出现时间早于药物发挥抗抑郁效果的时间。表现为口干、便秘、心动过速、视力模糊等，一般随着治疗的延续可以耐受，症状会逐渐减轻，严重者可出现尿潴留、肠麻痹。处理原则上应减少抗抑郁药物剂量，必要时加拟胆碱药物对抗副作用。

2. 神经系统　病人可表现嗜睡、乏力。另外还可出现震颤，诱发癫痫。在癫痫病人或有癫痫史的病人中，该类药物容易促发癫痫，特别是在开始用药或加量过快和用量过大时。应用抗胆碱药可对症治疗。

3. 心血管系统　常见严重的不良反应，如心动过速、直立性低血压，心电图可见 P-R 间期延长、QT 和 QRS 时期延长，严重的引起Ⅱ度和Ⅲ度房室传导阻滞。处理：减药或停药。

4. 其他　有过敏性皮疹、中毒性肝损害。偶见粒细胞减少、体重增加等。处理：可减药、停药或对症处理。

三、抗躁狂药

抗躁狂药（又称心境稳定剂）是指用于治疗躁狂症和预防双相情感障碍的躁狂或抑郁发作的一类药物。主要包括锂盐（碳酸锂）和某些抗癫痫药如丙戊酸盐、卡马西平等。此外，抗精神病药（如氯丙嗪、氟哌啶醇）及苯二氮䓬类药物（如氯硝西泮、劳拉西泮等），对躁狂发作也有一定的疗效。

1. 碳酸锂　碳酸锂是锂盐的一种口服制剂，也有口服缓释剂型，为最常用的心境稳定剂。

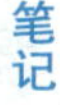

笔记

（1）作用机制：锂盐的作用机制目前已阐明。锂盐通过抑制肌醇单磷酸酶和糖原合成酶激酶，起到肌醇耗竭和 Wnt 信号激活作用，进而降低蛋白激酶 C 的活动，再经第二信使系统的 G 蛋白偶联，影响脑内主要神经递质系统，如谷氨酸全面减少、γ 氨基丁酸水平恢复正常、去甲肾上腺素和 5-HT 功能提高。锂还拮抗 5-HT_1A 和 5-HT_1B 自身受体，增强 5-HT 释放。此外，锂可使控制昼夜节律的下丘脑振子再同步，从而改善睡眠觉醒节律的紊乱。

（2）临床应用

1）适应证：主要治疗躁狂症和预防双相情感障碍的躁狂或抑郁发作。分裂情感性精神病也可用锂盐治疗。对精神分裂症伴有情绪障碍和兴奋躁动者，可以作为抗精神病药物治疗的增效药物。

2）禁忌证：锂盐对心脏、肾脏具有一定的不良反应，因此急慢性肾炎、肾功能不全、严重心血管疾病、重症肌无力、妊娠前 3 个月以及缺钠或低盐饮食者禁用。

3）用药方法：口服是唯一的给药途径，临床上为了减少胃肠道反应，通常安排在饭后服用，小剂量开始。开始服药时每次 0.25g，3 次 /d，以后逐渐增加剂量，7~10 天后加至治疗量，一般为 1.0~2.0g，每日分 2~3 次服用。2 周左右开始显效，病情好转后减至维持剂量，一般是 0.5~1.25g。

（3）不良反应与处理：锂在肾脏与钠竞争重吸收，缺钠或肾脏疾病易导致体内锂蓄积中毒。副作用一般用药后 1~2 周，与血锂浓度有关。发生的频率、严重程度与病人的年龄、用药剂量、疗程有关。

1）一般不良反应：乏力、口渴、口齿不清、恶心、呕吐、食欲缺乏、腹泻、步态不稳、手颤、耳鸣、眩晕等。能耐受者可不做特殊处理，不能耐受者应减药或换药。

2）中毒反应：①轻度中毒：淡漠、呆滞、嗜睡、口齿不清、手抖、肌肉震颤、运动失调、耳鸣、眩晕、恶心、呕吐加重、腹泻、多尿等；②重度中毒：体温增高、心律失常、血压下降、肌张力增高、步态不稳、吞咽困难、言语不清、全身抽搐、意识不清、大小便失禁、心肾衰竭，直至昏迷死亡。一旦出现毒性反应，需立即停药。并给予生理盐水补液，碱化尿液、纠正酸碱平衡、血液透析以及应用激素、能量合剂维持生命功能。

注意锂中毒，由于锂盐的治疗量与中毒量比较接近，因此在治疗中应严密观察血锂浓度。在治疗初期应每周测量血锂 1 次，以后可根据剂量和药物反应每半月或每月测 1 次。治疗时最佳血锂浓度为 0.8~1.2mmol/L，维持治疗的血锂浓度为 0.6~0.8mmol/L，1.4mmol/L 应视为有效浓度的上限，超过此限容易出现锂中毒。

2. 卡马西平　卡马西平治疗躁狂的机制不清，有学者认为其通过影响边缘系统神经元离子通道，降低高频反复电活动的激发，并影响突触和突触后介质的传递而发挥抗躁狂作用。

3. 丙戊酸盐　丙戊酸盐治疗躁狂的作用机制也不清楚。有人认为与抑制 γ- 氨基丁酸的降解，增加其释放，减少其流通，加强神经元对 γ- 氨基丁酸的敏感度而发挥稳定情绪的作用。

四、抗焦虑药

目前，广泛使用的抗焦虑药物为苯二氮䓬类，其他的包括丁螺环酮、β- 肾上腺素受体阻滞剂普萘洛尔，以及部分抗抑郁剂等。

1. 苯二氮䓬类　苯二氮䓬类具有抗焦虑、镇静、抗惊厥和肌肉松弛作用，同时它具有耐药性，长期使用高剂量苯二氮䓬类可发生依赖。突然停药会产生戒断反应，如严重的睡眠障碍、激惹、紧张、焦虑、惊恐发作、双手震颤、多汗、注意力分散、干呕、恶心、体重下降、心悸、肌痛、精神障碍等，因此撤药宜缓慢。

（1）适应证：可用于各种神经症、失眠症，伴有焦虑、紧张、失眠、激越的其他精神障碍，轻度抑郁、癫痫、酒依赖急性戒断的替代治疗。

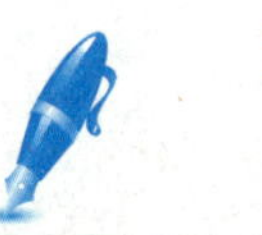
笔记

（2）禁忌证：严重心血管疾病、肾脏疾病、药物过敏、药物依赖、妊娠头 3 个月、青光眼、重症肌无力、使用乙醇及中枢神经抑制剂时应禁用。

（3）不良反应：不良反应少，一般能耐受。常见的有嗜睡、过度镇静、精细活动受影响、

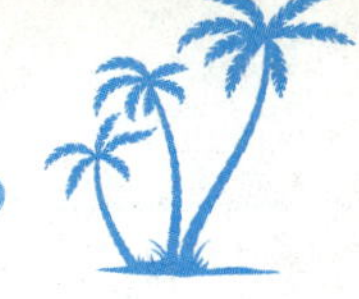

记忆力下降、注意力受影响等。

2. 丁螺环酮　丁螺环酮为5-HT激动剂，主要用于治疗广泛性焦虑障碍伴有其他情绪障碍者，减少呕吐和麻醉、镇痛药物剂量，常见的不良反应为嗜睡、口干，高剂量时心神不定，严重的毒性反应罕见。

五、精神药物治疗过程的护理

护理人员在精神科药物治疗过程中起重要的作用。工作内容包括：在治疗前收集基本资料；参与病人治疗方式的选择与协调；有关药物治疗的卫生宣教；给药的护理；治疗效果和副反应的观察与监测；继续治疗的跟踪；临床药物研究的参与等。

【护理评估】

精神药物的作用是控制病人的精神症状，因此在用药前获得病人的基本资料相当重要，它可作为用药前后症状改善与否的评判依据，也有助于及时识别药物副作用以及今后能否坚持服药的参考。

1. 生理方面　包括营养与代谢、排泄方面、睡眠饮食、生活自理情况、生命体征情况、活动与运动、性与生殖功能、各项辅助检查等。

2. 精神方面　包括认知、思维、情绪和意志行为，自知力情况、有无自杀的意念与企图等。

3. 社会方面　包括人际关系、对应激的应付方式、家庭支持系统、社会文化和环境因素等。

4. 药物依从性方面

（1）与病人有关的因素：疾病严重程度（是精神病还是神经症），疾病越重，依从性越差。有无自知力是影响病人服药依从性的关键因素，老年病人存在更多的依从性问题，如不定期复诊接受医生指导而自作主张等。

（2）与药物有关的因素：药物剂量大，容易出现较严重的不良反应，从而引起严重的依从性问题。见效快的药物比见效慢的药物容易提高服药物依从性，简化的给药方案比复杂的给药方案使病人更易接受，长效制剂能确保病人服药的依从性。

（3）与医务人员有关的因素：医务人员对病人疾病复发没有充分考虑；出院康复指导工作欠缺，未提出维持治疗的建议或维持治疗的方案（药物剂量、时间）；有时不同医生提出的建议不同或相反，会引起病人对维持治疗的动摇，影响病人服药的依从性；医务人员与病人接触缺乏交流技巧，也是导致服药依从性差的重要原因。

（4）与环境有关的因素：家庭和谐、人际关系好的病人依从性好，社会应激因素少者的依从性好。

【主要护理诊断/问题】

1. 营养失调：低于机体需要量　与吞咽功能下降、进食少、自理能力下降等因素有关。
2. 有便秘的危险　与活动少、药物不良反应等因素有关。
3. 有外伤的危险　与药物不良反应、步态不稳、体位性低血压等因素有关。
4. 有窒息的危险　与药物不良反应所致吞咽困难等因素有关。
5. 知识缺乏　缺乏自知力及对疾病、药物和预防保健的相关知识。

【护理措施】

1. 心理护理　建立信任的护患关系，缓解病人的抗药心理，确保病人主动配合治疗。大多数严重的精神病病人缺乏自知力，不承认自己有病或害怕药物反应而拒绝药物治疗。信任的护患关系可促进病人的合作和提高治疗的依从性。护理人员要结合病人的精神症状，与病人共同分析病情，帮助其正确认识疾病，告诉他们药物治疗能调整睡眠，调节不良情绪，改善不良思维，纠正不良行为。对因害怕药物反应而藏药的病人，一方面要向他们说明

笔记

药物反应是药物见效的表现，轻的反应对身体无影响，如果反应重医生会及时处理，另一方面要主动关心病人，为他们解决实际困难，如静坐不能的病人要根据其爱好多与其交谈，以分散其注意力，双手抖动厉害的病人要协助其料理个人生活，吞咽困难的病人要更换流汁饮食等。对因心理-社会因素导致藏药的病人，要向他们指出药物有消退过程，不会永远留在体内，等到疾病康复药量也会逐渐减少。他们会渐渐恢复正常的，同时要帮助他们解除对今后生活的顾虑，树立自信心。

2. 用药护理 认真执行服药制度，保证治疗安全和效果。

(1) 用药前：①作好病人用药的健康指导工作，酌情向病人说明用药目的和注意事项、服药计划、药物的用途，告诉病人及其家属按计划服药的重要性，可能产生的不良反应及其减轻方法，以取得其合作与信任；②做好"三查八对"，"三查"即取药时查、换药(抽药)时查、放回药时查；"八对"即对床号、姓名、药名、剂量、浓度、用法、时间、病人面貌。

(2) 用药时：①给口服药要为病人准备好温开水，有秩序，做到"发药到手，服药到口，问候病人，咽下再走"。在不伤害其自尊心的前提下，认真、细心、和蔼地检查病人的手、口腔、衣袖以及服药的杯子，防止病人藏药。对有引吐行为的病人服药后要在护士视线之内停留10~15分钟，以防吐药。以免影响治疗效果或积攒药物，顿服自杀。仔细核对每位病人每天的药物，发药时对病人提出的疑问，护理人员应认真核对医嘱，并把核对结果告诉病人，说明药物变动原因，不能推诿或简单粗暴对待；②药车不能随便放置，防止病人抢药或打砸药车；③肌肉注射部位要有计划，做好记号，深部缓慢注射；静脉注射时要缓慢推注，密切观察病人的反应。

知识拓展

病人藏药的原因与方式

病人藏药的原因：①疾病因素，不承认自己有病或受幻觉妄想指使认为医务人员发的药是毒药；或因疾病反复发作，对治疗缺乏信心和耐心，认为无药可治；②害怕药物反应，特别是严重反应，如静坐不能、四肢痉挛、吞咽困难等会使病人感到非常难受和恐惧而拒绝服药；③社会心理因素，有的病人认为药物会使记忆力减退、体态增胖、影响生育等，会给今后的学习、就业、恋爱和婚姻带来障碍。

藏药方式：①多数病人藏于口腔内舌下、两颊或唇齿之间；②部分病人在药物服下之时巧妙地将药滑入指缝、衣袖或口袋内，然后丢掉或转移到他们认为安全的地方；③少数人将药物服下后躲到僻静处，用手指刺激咽部引吐吐出。

来源：覃远生．精神疾病护理学．北京：人民卫生出版社，2013.

(3) 用药后：①要检查所用物品是否齐全，不可将棉棒、安瓿等遗留在病室，防止发生意外事件；②注意观察病人服药后的治疗效果和不良反应，发现异常，及时与医生联系，配合处理。对有胃肠道反应的病人，告诉病人服精神药物前不要空腹，宜在饭后服药，以减轻对胃肠的刺激，必要时按医嘱给胃肠黏膜保护剂。对有神经系统反应的病人，表现震颤、静坐不能、行动迟缓、行走不稳者，加强病人的生活护理，病人行走时给予搀扶，给穿防滑鞋，保持地面清洁干燥，防止跌倒跌伤。口干、流涎、多汗者，给予多饮水，及时补充体内丢失水分，防止虚脱。视物模糊、无力、嗜睡者，给予适当卧床休息，嘱尽量减少用眼时间，可以通过听广播形式来了解新闻时事，保持病人的社会适应力。吞咽困难者，不可催促病人进食，嘱进食时要细嚼慢咽，轻者给软食、半流饮食，重者给鼻饲流汁或静脉营养，以保证机体所需营养。便秘者，嘱多食水果、蔬菜等粗纤维食品，多运动，清晨空腹饮蜂蜜水、蜂乳，必要时给缓泻剂或灌肠以解除便秘。排尿困难者，给予听流水声，温水冲洗会阴部，热敷腹部膀胱区，以诱导排尿，必要时给予导尿。对有心血管反应的病人，护理人员做好心理护理，告诉他们出现心血

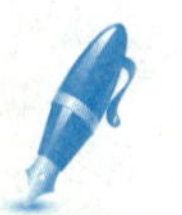
笔记

管反应是暂时可逆的，不必过分紧张，保持良好稳定情绪，定期进行心电图检查，在起床站立时不要过快，以免发生体位性低血压。注意观察病人的心率、脉搏、血压情况，及时与医生联系，必要时按医嘱给予心脏保护剂，做好一切急救准备工作。对有皮肤反应的病人，嘱病人勿抓痒，减少皮肤清洗，需清洗时宜用温水，禁用烫水，防止皮肤破溃，继发皮肤感染，按时给予皮肤外用药与内服抗过敏药物，保持皮肤清洁干燥，协助病人料理日常生活，多安慰、多鼓励病人，从而减轻其不适感。

3. 健康教育

（1）对病人的卫生宣教：包括：①做好病人的宣教工作，结合病人既往治疗经历解释药物治疗的重要性和必要性，帮助病人树立战胜疾病的信心；②了解病人治疗依从性差的原因，并及时反馈给医生，使医生能针对病人的具体情况，调整药物，如选择疗效肯定、不良反应较小且药品价格病人能接受的药物，从而提高病人的依从性；③抗抑郁药物的起效时间在服药后的2~3周，要将相关知识告诉病人，以免引起病人焦虑不安；④嘱咐病人坚持随访，出院时按医生的指导服药，不可随意增减药物或停药；④每次服药时要核对标签，服药时间在饭前饭后半小时均可；若服碳酸锂时，饭后服以减轻胃肠道的反应；晚餐药要在睡前服；⑤服完药后要适当休息，尽量避免立即外出；⑥长期坚持接受医生咨询，定期复查，根据病情调整药物，及时心理疏导，是预防复发的有力措施。

（2）对病人家属的卫生宣教：包括：①向家属讲解疾病的相关知识，如发病机制、病情表现、治疗用药过程以及疾病的转归、复发及巩固治疗的重要意义，以取得家属的配合；②鼓励家属树立乐观、勇于接受现实的态度，克服自卑心理，以积极的姿态配合治疗；③若病情未痊愈，药物应由家属保管，家属要定时督促病人服药，每次服完药后要检查是否藏药；④指导家属定期带病人门诊随访，不可自行停减药物，发现病情有波动，应及时来院就诊。

> **考点提示**
>
> 药物治疗过程的护理

第七节 电抽搐治疗过程的护理

电抽搐治疗（electroconvulsive therapy，ECT），又称电休克治疗，是一种利用适量的电流刺激大脑，引起病人短暂的意识丧失和全身性抽搐发作，以达到控制症状的一种治疗方法。该治疗方法起效快，疗效明显，但因该方法副作用大、病人对治疗有恐惧感，故目前临床上已基本不使用，而改用无抽搐电休克治疗（也称为改良的ECT）。无抽搐电休克治疗，是在有呼吸支持的前提下，通电前加用静脉麻醉药硫喷妥钠和肌肉松弛剂琥珀酰胆碱，在通电后不发生抽搐或抽搐明显减轻，减轻了病人的窒息感和恐惧感，易被病人接受。该治疗因适用范围广，安全性高，并发症少，已被多数国家作为标准的电休克治疗而推广使用。

> **知识拓展**
>
> **电抽搐治疗的发现**
>
> 电抽搐治疗（ECT）的发现源自于1934年关于精神分裂症和癫痫相互拮抗的药物抽搐疗法。1936年，意大利的Cerletti和Bini在获悉药物抽搐疗法有效即联想有可能用电流诱发抽搐，经以犬做动物实验确认ECT安全后，于1983年首次用于人类，由于一位木僵4年的精神分裂症护理对象经9次电抽搐治疗后精神症状完全消失，由此ECT迅速被许多国家接受和使用，从而开辟了精神障碍治疗的新纪元，精神科医师第一次有了物理方法治疗精神障碍的有效手段。ECT是一种行之有效和便捷的治疗方法，严重抑郁症和精神分裂症的紧张症状群病人可以选用。
>
> 来源：覃远生．精神疾病护理学．北京：人民卫生出版社，2013.

笔记

一、适应证

1. 严重抑郁有强烈自伤、自杀行为，明显自罪自责者。
2. 极度兴奋躁动冲动伤人者。
3. 违拗、拒食和紧张性木僵者。
4. 精神药物治疗无效或对药物治疗不能耐受者。

二、禁忌证

无抽搐电休克治疗：无绝对禁忌证，但有些疾病可以增加治疗的危险性，必须高度重视。如颅内占位性病变及其他增加颅内压的病变，近期有颅内出血、心功能不稳定的心脏病、出血或不稳定的动脉瘤畸形、视网膜脱落、嗜铬细胞瘤、严重的呼吸系统及肝、肾疾病。

三、ECT 治疗过程及护理

在正式治疗前应征得家属同意，并签署知情同意书。同时向病人及家属介绍电抽搐治疗的目的、过程、效果、疗程等，以消除或减轻病人的紧张情绪，取得病人的合作。

（一）治疗前准备

1. 体格检查　治疗前应进行详细的体格检查必要的实验室检查，如心电图、脑电图、胸部 X 光片，以了解病人是否存在禁忌证。

2. 确定通电量和时间　对已接受过 ECT 的病人，应详细检查其上次治疗记录，以便根据痉挛发作长短和呼吸恢复情况确定通电量和时间。因为电量过小，不能充分引起痉挛发作，影响疗效。电量过大、抽搐时间过长（个别也可能过短）可加重认知障碍和其他不良反应。

3. 了解用药　接受 ECT 的病人可以同时服用精神药物，剂量以小剂量为宜，并在治疗前需停服一次抗精神病药，应用利血平的病人必须在停药后 3~5 天，方可开始 ECT。

4. 心理护理　向病人及其家属解释治疗目的、过程、效果、疗程。治疗一般隔日 1 次，每周 3 次，急性期病人可每日 1 次，然后再改为隔日 1 次，每个疗程一般为 6~12 次。让病人及其家属表达对治疗的看法以及感觉。可以让以前接受过改良 ECT 的病人与其聊天，以解除或减轻病人及其家属的紧张恐惧，争取主动配合治疗。

5. 头发护理　治疗前一日，协助病人清洗头发，以免油垢影响通电效果。

6. 注意事项　治疗前禁食、禁饮 6 小时，嘱排空大、小便，换宽松舒适的衣服。取下活动义齿、发卡和佩戴的金属物品，解开领扣、衣带。

7. 生命体征　治疗前常规测体温、脉搏、呼吸和血压。体温在 37.5℃以上，脉搏在 120 次 / 分以上或低于 50 次 / 分，血压高于 150/100mmHg 或低于 90/50mmHg 应禁止做此治疗。

8. 环境及物资准备　①治疗室应安静、整洁、布局合理，通气良好，并有休息观察室；②准备与治疗有关药物，包括生理盐水、导电冻胶、静脉麻醉和松弛药，检查各种器械与用物，如压舌板、电疗机、心电监护仪、吸痰器（或负压设施），确认氧气、呼吸机等是否处于备用状态。

（二）治疗中护理

1. 体位　让病人仰卧治疗台上，四肢自然伸直，两肩胛间相当于胸椎中段处垫一个沙枕，使头部过伸，脊柱前突。同时，告诉病人取这种卧位的目的是为了保持呼吸道通畅。

2. 静脉注射阿托品　通电前 30 分钟按医嘱静脉注射阿托品 1mg，以减少呼吸道分泌物和防止通电时迷走神经过度兴奋。

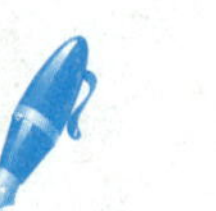

3. 静脉注射硫喷妥钠　按医嘱静脉注射 2.5% 硫喷妥钠 9~14ml（约 5mg/kg），其中前 6ml 按 3ml/min 的速度，其余按 2ml/min 的速度静脉推注。当病人睫毛反射迟钝或消失，呼

之不应，推之不动时停止推注硫喷妥钠。另推0.9%生理盐水2ml以冲洗针头，防止硫喷妥钠与后续药物发生反应。

4. 吸氧　在静脉注射硫喷妥钠7.5~10ml（即为全量的2/3）时给予吸氧。

5. 静脉注射氯化琥珀酰胆碱　按医嘱快速静脉注射（10秒钟注完）氯化琥珀酰胆碱50mg（稀释到3ml）。注药后1分钟即可见病人自脸面口角到胸腹四肢的肌束抽动，腱反射减弱或消失，然后，全身肌肉松弛，自主呼吸停止。此时是最佳的通电时机。

6. 放置电极　在麻醉后期，将涂有导电冻胶的电极紧贴于病人头部两侧颞部（双侧电极放置）或非优势半球侧颞部（单侧电极放置），局部接触要稳妥，以减少电阻。

7. ECT　通电前停止供氧。用压舌板置于病人一侧上下臼齿间，用手紧托下颌。如为有抽搐ECT，还需由2名助手固定病人肩、肘、膝关节，以防抽搐引起骨折或脱位。电量调节以引起痉挛发作阈值以上的中等电量为准，首次ECT的具体电量应根据ECT仪的制造厂商提供的参数作为主要参考值，如通电30秒后仍无抽搐发作，或仅产生短暂的非全身性抽搐，可重复一次，但每次治疗通电不超过三次。抽搐发作与否与病人年龄、性别、是否服用精神药物有关。一般年轻男性，未服抗癫痫药、镇静药、肌松药者，较易抽搐发作。抽搐发作与癫痫大发作类似，可分为四个期：潜伏期、强直期、痉挛期、恢复期。

8. 人工呼吸　当脸面部和四肢肢端抽搐将结束时，用活瓣气囊供氧并作加压人工呼吸，约5分钟自主呼吸可自行恢复。

（三）治疗后护理

1. 合理体位　治疗结束后，应将病人安置在安静的室内，取侧卧位。密切观察病人的反应，如病人意识尚未清醒，兴奋不安，此时，护士宜陪伴病人并拉上床栏，直至病人完全清醒。

2. 观察生命体征　治疗后15分钟、30分钟、1小时、2小时量血压、脉搏和呼吸，以了解生命体征是否渐趋稳定。

3. 观察情感状态　让病人表达对治疗的感觉，观察其情感状态，鼓励病人参加病房活动。

4. 记忆力检查　对于有记忆力丧失的病人，护士可给予提醒，并告知记忆力是可以恢复的。

5. 记录　记录好病人电抽搐治疗前、中、后的反应。

6. 进食　病人意识完全清醒后方可进食，切勿大量、急促进食，应先进食少量流质或半流质饮食，无异常后方可进食普食。

四、电抽搐治疗的常见不良反应与处理措施

1. 记忆障碍　主要表现为近期记忆障碍，一般不需要特殊处理，轻者一般在2周左右恢复，重者一般在1个月左右恢复。

2. 头晕、头痛　可能与治疗前紧张，ECT使脑内血管收缩，肌肉、神经等牵拉、挤压有关。处理措施：①了解头痛的部位、性质、程度、规律，告知病人可能诱发或加重头痛的因素，如紧张、经常坐起等；②保持环境安静、舒适、光线柔和；③指导病人减轻头痛的方法，如松弛疗法、引导式想象、冷热敷、按摩等；④疼痛剧烈的病人遵医嘱给予止痛药物，并观察止痛药物的不良反应及疗效，同时做好心理疏导，鼓励病人树立战胜病魔的信心；⑤经休息，停止ECT治疗2~3天后，头晕、头痛症状可自行缓解。

3. 恶心、呕吐　轻者无需特殊处理，严重者密切观察病人有无颅内压增高的体征，是否有脑血管意外的迹象。

4. 机械性呼吸道梗阻

（1）舌后坠：采用压额抬颏法打开气道，保持气道通畅，或置入口咽通气道。

笔记

(2) 口腔内有分泌物及误吸：吸除分泌物，使病人头偏向一侧；床旁备吸引器和气管切开包，配合医生行气管切开术。

电抽搐治疗的适应证和常见不良反应

第八节 心理治疗与护理

一、概述

（一）基本概念

心理治疗包括广义和狭义两类。

1. 广义的心理治疗　指任何通过语言或其他符号形式达到帮助他人改善症状的方法，都可称作为心理治疗。会话（晤谈）、催眠、角色扮演、投射技术均可称为心理治疗。认为任何种类的心理治疗都可以看成是一个学习过程。目的是改变当事人，要么使他们改变思维方式（认知），要么使他们改变对事物的反应形式（情感），要么使他们改变对事物的反应形式（行为）。

2. 狭义的心理治疗　用于医学领域，又称为精神治疗，是指通过专门训练，为社会所承认的专业人员，运用心理学的理论和方法，通过言语和行为并结合其他特殊手段来改变病人的不良认知活动、情绪障碍和异常行为的一种治疗方法，以达到促进病人康复或增进病人心身健康的一类治疗。

（二）心理治疗的要素

1. 治疗者是受过心理学和医学专业训练的临床心理工作者和医生。

2. 治疗对象是病人，主要是精神疾病和某些躯体疾病的病人。

3. 使用的手段包括以多种心理学理论为基础的技术和方法。

4. 中介物为言语、表情、姿态和行为，以及特意安排的情境。

5. 心理治疗的目的是通过影响病人的认知、情绪和行为，调动主体的积极性，促进机体的代偿功能，以增强抗病能力，改善或消除病理状态，使病情得到好转或康复。

（三）心理治疗与咨询的关系

1. 心理治疗与心理咨询的差异

(1) 历史渊源不同：心理治疗主要从治疗神经症等开始，带有明显的医学色彩，重点解决心理障碍、行为异常等；心理咨询起源于职业指导、心理卫生运动等，它强调教育与发展模式，涉及有关就业、学习、工作、生活、交友等方面的问题，通过改变来访者的认知，使其能正确地面对现实，具有极为广阔的服务范围，表现出更强的哲学和社会学倾向。

(2) 服务对象与任务不同：心理咨询的服务对象是正常人，涉及日常生活问题，来访者主要表现为对某些事物的疑惑和不适，程度较轻。心理咨询的任务主要是促进成长和发展，为其正常发展消除心理障碍。而心理治疗的服务对象是心理异常的病人，其表现为心理障碍和疾病，程度较重，心理治疗的目的是弥补病人已经受到的损害。

2. 心理治疗与心理咨询的共同性　表现在其目的、过程、指导理论和技术手段等方面，甚至是服务内容方面。考察心理治疗与心理咨询的意义，可以发现两者之间有相当大的共性：

(1) 都是运用心理学的理论和方法。

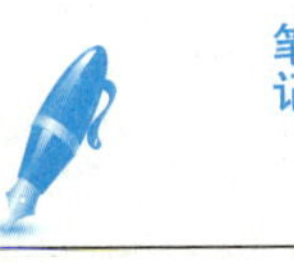

(2) 都是由受过专业训练的专业人员（治疗家或咨询家）实施。

(3) 服务对象都是需要给予心理帮助的人（病人或咨询者）。

(4) 都要在良好的人际关系下进行。

(5) 目的都是为了改变不良认识和行为，增强身心健康等。

(四) 心理治疗者应具备的条件

1. 专业素质　具有疾病的鉴别能力的医学知识；对不同的病人采用不同的治疗方法的心理学知识；了解各地的风土人情的人文知识和丰富的实践经验。

2. 心理素质　充满自信，坚信能利用所掌握的专业知识来帮助当事人解决所遇到的困难；保持心理平和，能够调节好扰乱自己心理的事件；情感丰富，善于与人交流、表达自己的感情；精力充沛，注意力集中，感知敏锐；有良好的智力。

3. 道德素质　热爱心理治疗工作，对病人接纳，有爱心与耐心，尊重病人，保守秘密。

二、心理治疗的分类

心理治疗根据其治疗对象、治疗理论、治疗类型有不同的分类。

(一) 根据治疗的对象分类

1. 个别心理治疗　是治疗者和病人一对一进行的治疗，讨论内容较深入，但容易出现情感转移。其治疗功能包括减低病人的被隔离感、唤起病人的希望、提供新信息和经验学习的基础、提供自我控制和成功的经验并支持病人运用于日常生活中。

2. 团体心理治疗　是以团体为对象的心理治疗。以多名有相近问题，或对某一疗法有共同适应证的不同疾病病人为单位的治疗。其主要通过专业人员的领导以及团员的互动作用、自我认识和彼此鼓励、支持，而达到治疗效果。其治疗重点是促进个人的自我了解，增强认知、适应功能，改善社交技巧及人际关系。

3. 家庭治疗　是以整个家庭为治疗对象的治疗。家庭是个人人格发展及社会化的基本团体，家庭和个人的关系可互惠，也可相互伤害。许多临床研究指出病人的行为只是呈现家庭行为的部分，其症状源于整个家庭各成员之间的关系与互动问题。因此，治疗者通过观察家庭成员之间的沟通、互动型态及角色、权利关系，并通过治疗性的沟通技巧，带领家庭去面对真正的问题核心，促进成员之间的坦诚沟通，并协助成员自己建立清晰、明确的界限，解决病人与家属的心理障碍。

4. 婚姻治疗或夫妻治疗　对象是夫妻两人，其目的是帮助双方进行有效的沟通和表达，使彼此更能相互了解，重新建立夫妻共同的生活规则。夫妻治疗重点处理影响婚姻质量、引起心理痛苦的各种心理问题，如夫妻关系、性问题等。

(二) 根据治疗理论分类

1. 精神分析疗法　以弗洛伊德的心理动力理论为导向，治疗不仅着重病人的表面意识，更强调挖掘过去经验和内在的潜意识，深入了解欲望与意志的根源，协助解决内在的冲突，促进人格成长。

2. 认知-行为治疗　以巴甫洛夫的经典条件反射和斯金纳的操作条件反射学说为理论基础。认为人类的行为乃至思维模式是通过后天学习以及接受环境中的各种信息反复刺激的结果，因此通过给予奖赏或惩罚的体验，可以分别“强化”或“弱化”某一种行为。

3. 人本主义治疗　重视人的自我实现理想、需要层次，重视人的情感体验与潜能，提倡治疗者应具有高度的同情心，强调以平等、温和、关切和开放的态度对待病人。强调心理治疗应探讨生存意义与价值，进而促进改变、学习成长，以发挥潜能。

4. 系统治疗　是近50年来伴随系统理论、控制理论的诞生而发展起来的一类强调个体与人际系统间的心理动力学关系的治疗方法。其关注系统整体和人际系统中各种互动关系，强调不仅对于个体而且对于所处的周边人际环境的关注，并注重改善个体周边人际环境对个体思维和行为模式的影响。该治疗与其他治疗有很好的兼容性，但又有自己独特的理论观点和技术。

笔记

（三）根据治疗类型分类

1. 支持性心理治疗 利用治疗关系，以治疗者的权威、专业知识和技巧来支持病人，协助渡过危机，避免精神崩溃。其治疗方法包括支持与鼓励、情绪倾诉、解释说明和改变环境。目的是强化现在的自我，调整外在环境，使情绪稳定、重新适应周围环境。

2. 重建性心理治疗 目的是协助病人重塑人格，帮助病人回顾过去，分析自己的行为，了解自己的内在情绪的冲突与矛盾，领悟自己的症状与人格形成的症结，去除心理障碍，重新面对自己。其治疗方法包括自由联想、转移、阻抗、解析、修通。

3. 训练性心理治疗 又称为教育性心理治疗，是帮助病人或训练病人改变不恰当的行为。该治疗以学习理论为基础，利用制约来解决病人的问题。临床上常用的有系统脱敏治疗、强化治疗、厌恶治疗、社交技巧训练等。

三、心理治疗的适应证

1. 有心理问题的病人 躯体疾病急性期，由于存在严重的心理反应，有时需要在接受生理上紧急处置的同时，接受一定的心理治疗。如支持疗法、松弛疗法等，以帮助病人认识疾病的性质，降低心理应激水平，调动病人的主观能动性来战胜疾病。慢性病人、手术病人、老年病人、儿童病人、传染病人等均存在不同程度的心理问题，会使疾病症状复杂化，影响机体的康复过程。对这些病人的治疗，单用生物学方法效果不佳，必须结合心理治疗。

2. 神经症性障碍 焦虑症、恐惧症、强迫症、神经衰弱、分离（转换）障碍和某些抑郁症，常由心理因素引起，故心理治疗为其主要的治疗方法。

3. 精神分裂症恢复期病人 精神分裂症病人，经过一段时间的药物治疗后，兴奋躁动症状虽然得到了控制，但仍有幻听等幻觉的干扰，因此无法正常地工作和生活。对这类病人必须进行心理治疗，目的是帮助病人提高对疾病的认知，促进自知力的恢复，鼓励其加强自我克制能力，从而提高疗效，增强社会适应能力。此外心理治疗还可帮助病人树立战胜疾病的信心，抵御来自社会的歧视和错误看法。

4. 心身疾病 心身疾病虽然是躯体疾病，但其病因与心理社会应激密切相关。此类疾病逐渐成为威胁人类健康的主要疾病，理解和掌握心理治疗技术尤为迫切。

5. 社会适应不良和各类行为问题 正常人在生活中有时会遇到难以应对的心理-社会压力，出现自卑、自责、抑郁、焦虑、失眠、过食和肥胖、酗酒、口吃等心理行为问题。此时可通过心理治疗帮助其改善人际关系，掌握应对技巧，从而改善情绪和躯体症状。

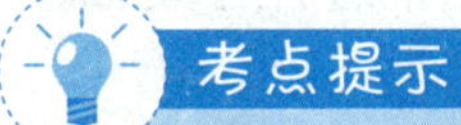

心理治疗的适应证

四、心理治疗的基本技能

1. 建立良好的治疗性关系 安全而信任的治疗关系是心理治疗的起点。治疗性关系是一种亲密的人际关系，治疗者接纳、尊重、理解病人，耐心倾听病人的述说、以病人为中心。从某种意义上讲，心理治疗是改变来访者对人、对事的态度，在脱离了治疗者以后仍能保持并能运用到实际工作中去，这样才能认为治疗成功，所以治疗性关系也是一种建设性的人际关系，对于一个治疗者来说必须做到中立的态度、不能帮助病人作出选择、不批评病人。护理人员应利用与病人接触最频繁、接触时间最多的优势与病人建立信任、安全的治疗性关系，良好的治疗性关系也有利于促进病人的自我改变与自我成长。

2. 倾听、疏导、支持和保证 倾听、疏导、支持和保证是心理治疗的基本原则，治疗中身体的姿势应该表现出一种平等的、对来访者很感兴趣的感觉，治疗者与来访者距离保持1m左右的距离比较合适，乐于保持缄默，一般来说不打断来访者的说话，少说多听，使来访者有更多的机会倾诉，倾听中目光接触自然的、直接的，不时点头，不能盯着或躲闪着看，也不能

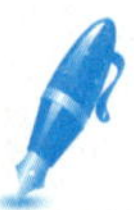
笔记

含情脉脉地看，耐心倾听常能减轻病人的不良情绪，产生被理解、信任、接受和被尊重感。疏导病人的不良情绪并给予支持和保证有利于促进病人逐步面对自己的问题，提高病人解决问题的信心。

3. 解释、教育、指导、鼓励有机结合　解释应根据科学知识，同时要善于引导病人自己寻求答案。解释既要言之有理，又要分寸恰当。对病人缺乏特定心理知识造成的问题应给予必要的健康教育和提供信息，给予指导和建议。

五、心理治疗的护理

（一）治疗前的准备

1. 评估　评估病人是否适合参加心理治疗，这要求接受心理治疗的病人的病情不能太重，应有治疗的动机、有内省力、个性富有弹性。

2. 环境　提供一个恰当的治疗环境，安静、整洁，宽松、愉悦、无他人干扰。

3. 病人的准备　做好病人的准备，预约病人提前30分钟到治疗室，初步了解病人的情况，做好必要的记录，根据病人的情况做好必要的健康指导。

（二）治疗初期

1. 建立治疗性关系　与病人建立治疗性关系，强化病人接受治疗的动机，以同情、关怀的态度接纳病人，使病人产生信任感。

2. 收集资料　包括病人求治的主要心理问题、个性特点、职业、生活习惯、对治疗的期望等。在充分了解病人背景资料的基础上有的放矢的与病人建立良好的治疗性关系。

3. 选择适当的治疗方法　让病人对所选的方法有所了解。

4. 建立治疗同盟　消除顾虑或误解，了解治疗的大致过程，达到密切合作的程度，为心理治疗的成功打下基础。

（三）治疗中期

1. 确立问题　协助病人了解自己及确立问题，鼓励病人观察自己的行为、情绪和认知等。

2. 提供学习机会　提供学习和应用适当行为的机会，如社交技巧训练、角色扮演等，指导病人学习如何与人交往和建立良好的人际关系。

3. 提升自信与自尊　了解对于治疗的促进力与阻力，鼓励病人面对问题和焦虑情景，学习处理困扰情绪的方法，提升自信与自尊。

4. 协助病人培养独立性与责任感　当病人了解并接受自己，并体验以新的行为替代旧行为的正性影响时，才能对自己的问题负起改善的责任。因此护士应不断鼓励和支持病人。

（四）治疗末期

1. 肯定病人　回顾整个治疗过程，肯定病人的努力与进步。

2. 处理分离情绪。

3. 鼓励病人　鼓励病人将所学适应性行为应用到日常生活中。

4. 培养病人独立性与责任感　协助病人培养独立性与责任感，让病人自己做决定。

5. 提出建议　对将来可能出现的情况或病情反复时提出建议，鼓励病人将心理治疗过程中已学到的应对技巧运用于日常生活中，以巩固疗效。

第九节　其他疗法与护理

笔记

一、工娱治疗

工娱治疗是工疗和娱疗的简称，是让病人参加适当的工作、劳动、娱乐和体育活动，促使疾病早日康复的方法。主要针对恢复期或慢性精神病人，是一种辅助治疗措施。

（一）工娱治疗的要点

1. 从事工娱治疗的医护人员不但应具备精神病学专业基础知识，还应具备一定的组织管理能力，熟练掌握各种工疗操作技术，具备一定的音乐、舞蹈等文体活动的表演及指导才能。

2. 病房医师可根据病人的病情和需要下达工娱治疗医嘱。

3. 由病房医师填写工娱治疗申请单，注明病人的姓名、性别、年龄、职业、兴趣爱好、技术特长等，同时还应注明病人的诊断、主要精神症状、躯体状况、治疗情况、有无暴力行为（伤人、自伤和逃跑等危险行为）以及其他有关注意事项。同时根据其病情、职业、兴趣爱好、技术特长，在申请单上提出工娱治疗项目的建议。申请单由护士送到工娱治疗室。

4. 治疗前的准备工作　工娱室的医护人员在接到申请单后，应亲临病房阅读病人的病历，并与病人做深入细致的治疗前谈话。一方面接触病人，掌握病人的病情，另一方面要把工娱治疗的意义、方法、内容以及预期达到的目的、注意事项等告诉病人，以取得病人的信任与合作。

5. 治疗中的观察　当病人对工娱治疗项目确定后，由工娱室的护理人员做好病情的观察记录。内容包括病人在治疗中的表现，如：工娱治疗时的态度、主动性、持久性、精确性、创造性、速度、质量以及与护士的合作程度和病人精神症状的变化等情况。

6. 治疗结束后的处理　疗程已满或根据病情变化的需要结束治疗时，工娱治疗医师应在观察记录的基础上，书写工娱治疗总结。内容应包括病人的精神状态的变化、体质变化、学会了哪些劳动和生活技能、工娱治疗的疗效判定等。治疗总结一式两份，一份纳入病房病历，一份由工娱治疗室留存。

（二）工娱治疗的种类

1. 工疗　根据病人的病情、性别、年龄、职业、兴趣爱好、体力情况等因素选择适合病人的具体的工疗种类。工疗的种类有编织、缝纫、绣花、剪纸、打扫卫生、整理床铺、栽花、种地、饲养家禽等。

对于兴奋的病人如躁狂症，由于其精力充沛、好动，可安排做劳动强度大一些、时间长一些的工作，如挖土、平整土地、搬运物品等工作，促使他们把过盛的精力发挥出来；对情绪抑郁、情感淡漠的病人，应安排他们做力所能及、易出成果、操作简单的工作，如糊信封、粘贴纸盒、贴商标等，有利于增强信心、改善抑郁情绪；对于慢性衰退的病人可安排他们做一些简单的工作，如浇花、打扫卫生等，以保持劳动能力和生活处理能力。

2. 娱疗　应根据病情及病人的兴趣爱好选择适合病人的娱疗种类。娱疗包括文娱和体育两种。文娱有音乐、舞蹈、阅读报刊杂志、看电影电视、书法、绘画等种类；体育有做操、球类运动、棋类、牌类、跳绳、拔河等种类。对于兴奋、情感高涨、精力旺盛的躁狂病人，应安排较平静、不过于喧闹的棋类、牌类活动，使其过盛的精力能发挥出来，而又不感到枯燥乏味；对幻觉、妄想症状明显的病人，可组织其听音乐、观看喜剧片等娱疗；对情绪抑郁、自责自罪的病人，应鼓励其参加舞蹈、唱歌、听音乐等活动。

知识拓展

音乐疗法

音乐疗法是一种不依赖任何药物、有效的无创性护理干预，它利用人与音乐的特殊关系来改善人的健康状态，有助于促进病人的康复。因此，是一种非常理想的“自然疗法”。音乐疗法通过生理和心理两个方面的途径来治疗疾病。在精神科它可改善痴呆、帕金森病病人的脑功能；改善睡眠；改善慢性精神分裂症的阴性症状，延缓精神活动的衰退；改善孤独症患儿的社会交往障碍等。精神科宜选择轻缓低吟、柔和优美、清幽和谐的

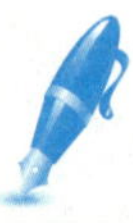

笔记

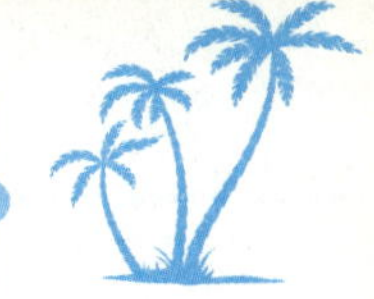

乐曲，以达到宁心安神、远志除烦的功效，可消除紧张焦虑的情绪，如《二泉映月》《春江花月夜》《摇篮曲》《平沙落雁》《梅花三弄》《江南好》《平湖秋月》《烛影摇红》《出水莲》《春思》《圣母颂》、《梦幻曲》《银河会》、门德尔松的《仲夏夜之梦》等。

来源：覃远生. 精神疾病护理学. 北京：人民卫生出版社，2013.

（三）工娱治疗的护理

1. 选择合适项目　在工娱治疗活动中，应根据病情，因人而异，选择不同的项目，以便病人发挥各自的特长与爱好。

2. 注意病人安全　在工娱治疗进行中，护士应时刻注意观察病人的精神状态变化，并认真管理好各种物品、器材和危险物品（如剪、刀、针、锤等），应认真清点数目，防止病人用于伤人或自伤。进行集体工娱治疗活动时，护士应随时注意病人的动向，病人中途要离开时应予以陪伴，并随时清点人数，以防走失及其他意外发生。

3. 建立制度　工娱治疗室应建立与健全工作人员职责和各项医疗护理常规、财务、保管、安全以及其他有关制度。

4. 做好交接班　住院病人每天参加工娱治疗时，应做好病人的交接工作，认真清点病人人数，以防病人走失。

二、康复治疗

精神障碍的康复治疗指通过对病人进行生活、职业、学习等技能的反复训练，来恢复或减轻疾病对病人心理 - 社会功能的损害，以尽量提高其生活技能、减轻精神残疾、重新回归社会的一种治疗方法。

（一）康复治疗的基本原则

1. 功能训练　功能活动的康复是康复工作的现实目标。训练功能的活动包括精神、心理活动，体育锻炼，语言沟通，生活技能，职业生活和社会生活等方面的技能。

2. 全面康复　是康复的准则和方针，指在心理上、生理上及社会生活上实现全面的整体康复。

3. 重返社会　是康复的目标和方向，通过功能改善及环境条件改变，促使病人重返社会，力争成为独立自主和实现自我价值的社会有用之人。

（二）康复治疗的方法

1. 生活行为的技能训练　对病情较长的部分慢性精神衰退病人，应对其进行日常生活活动训练。着重训练个人卫生与自理生活，如洗漱、穿衣、饮食、排便等内容。坚持每日数次手把手督促指导，除少数已达到严重智力缺陷外，大多数在 2~3 周内即开始显效。必须持之以恒，不然一旦失去督促或定期刺激后，这种改变会很快消失。对未达到衰退程度的病人，由于急性期过后残留某些精神障碍，影响日常生活活动者，可采取奖惩、代币疗法等强化手段，增强和巩固疗效。对各类精神障碍病人，均需进行社交娱乐方面的技能训练，其目的在于培养其社会活动能力，加强社会适应能力，促进其身心健康。

2. 学习行为的技能训练　对长期住院的精神障碍病人，可采取两种方式对其进行学习行为的技能训练。如进行各种类型的教育性活动：时事形势教育、卫生常识教育、文化和科技知识教育等，以提高其知识水平及培养学习新事物和新知识的习惯。可采取上大课或小组讨论等形式，学习内容宜趣味性、知识性及科普性。另一种方式是设置各种培训课程，每日用 1~2 小时进行类似课堂教学的活动，教授简单的文化知识、初级数学、简单的绘画、书法与劳作等。在教学中应循循善诱，坚持劝导及言传身教。在培训时医务人员应有足够的耐心与技巧，培养病人参加培训的兴趣。教学应反复进行、不追求速度，目标不可定得太高，以

笔记

免造成病人过分紧张。经过在医院系统的康复训练，在病人回归社会之前，应进一步学习有关技能，如采购物品、家庭布置、清洗衣物、家务料理、财务管理、烹饪技术、园艺操作、社交礼节及交通工具的使用等，应根据病人的实际情况，作出相应的选择和安排，举办少数人参加的小型短期培训班进行训练。

3. 就业技能训练　就业行为的技能训练即作业疗法（occupational therapy），是通过一些劳动活动和职业技能训练，使病人具有一定工作就业能力，培养劳动习惯，为病人重新回归社会做好准备。要求从事康复的专业人员，按照技能训练的准则，结合具体病人开展不同的行为训练内容，如简单作业训练（一般工疗活动）、工艺制作活动及职业性的劳动训练。简单作业训练是目前医院内普遍实行的较简单的劳动作业训练。形式比较单一，训练内容适用于大多数病人集体活动。这些训练活动均为工作就业行为的准备性活动。至于工艺制作活动及职业性劳动训练需根据康复中心的设备和专职人员的情况而定，且对有一技特长的病人才能有效地实施。

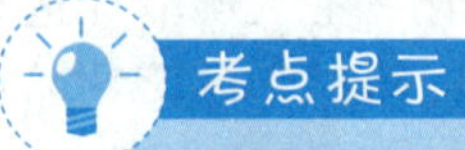

康复治疗的原则和方法

三、胰岛素治疗

胰岛素治疗是给病人肌内注射一定剂量的普通胰岛素，致机体出现一系列低血糖反应，达到治疗目的的一种治疗方法。此种疗法对身体健康的病人无任何危险（治疗前要作葡萄糖耐量测验）。作用方式被看作是一种未进一步阐明的自主神经与精神功能的改变。在此，对治疗的深刻体验、医护人员的关怀及心理治疗性关照对治疗效果起关键作用。胰岛素低血糖疗法在临床中的应用还不多。

（一）胰岛素昏迷疗法

胰岛素昏迷疗法（insulin coma therapy，ICT）又称胰岛素休克疗法，由于疗效并不比精神药物更好，且操作技术复杂，治疗期长，费用昂贵，还可能发生严重或致死的并发症，致使ICT的应用已越来越少。

1. 方法　病人于晚8时禁食，次晨空腹肌内注射一定量的普通胰岛素，一般首次剂量为8~10U，以后每日增加10~20U，直至出现昏迷反应为止。昏迷剂量为60~200U，最高不超过400U。当出现昏迷反应、心率过缓或过速、心律不齐、收缩压低于90mmHg或高于160mmHg、呼吸困难、癫痫大发作或发烧时，应立即终止治疗。补糖量按1U胰岛素用糖0.5~1.0g计算，配成10%~30%溶液鼻饲，或静脉注射25%~50%葡萄糖液20~40ml，每周治疗6次，40~60次昏迷为一疗程。治疗时间最少持续4周（每周6次），为达到预期效果，剂量不可太小。

2. 适应证　包括：①精神分裂症妄想型与紧张型疗效最佳，单纯型最差；②更年期偏执型状态；③躁狂症；④其他疗法无效的各种精神病。

3. 禁忌证　包括：全身性急性感染，心、肝、肾、胰腺、甲状腺或肾上腺疾病，溃疡病活动期，严重骨关节病，肺脓肿，支气管炎症或扩张，以及妊娠、肥胖或身体虚弱者。

4. 常见不良反应与并发症　治疗期间多数病人可出现体重增加、癫痫大发作、迁延性昏迷、继发性低血糖或继发性昏迷、吸入性肺炎、心力衰竭、胃出血或过敏反应等。

（二）改良胰岛素治疗

改良胰岛素治疗又称胰岛素低血糖疗法，方法基本同ICT。胰岛素治疗剂量为30~50U。低血糖反应仅达意识朦胧期，于注射胰岛素后3~4小时内终止。30~50次为一疗程，主要适用于更年期精神病、反应性精神病、药物治疗无效又不宜作ICT的精神分裂症、重症神经衰弱和焦虑症。很少发生严重的并发症，但对终止治疗后进食少者要防止继发性低血糖反应。

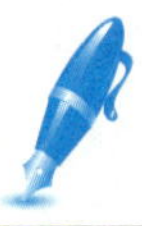

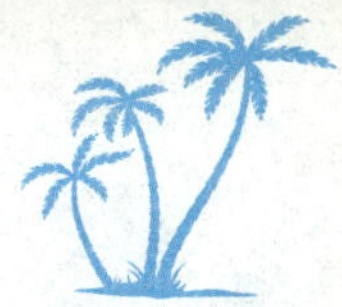

四、中医药和针灸治疗

中医药和针灸治疗精神疾病历史悠久。常用的方法有清热泻火法、调气破瘀法、涤痰开窍法、滋阴降火法及补虚扶正法。针灸百会印堂穴可缓解抑郁、焦虑及改善睡眠。某些中成药能缓解抗精神病药物的副作用，如烦躁、坐立不安、便秘，可服牛黄宁宫片、牛黄解毒片、牛黄清心丸、龙胆泻肝丸等。也可用少许番泻叶泡服，当茶饮通便效果好。乌鸡白凤丸、加味逍遥丸、益母草冲剂对闭经、月经不调有效。阳痿可服金匮肾气丸、济生肾气丸。性欲减退可服肾宝、刺五加片。

（肖爱祥）

练习与思考

目标测试题

男性病人张某，55 岁，诊断为精神分裂症，入院后遵医嘱予抗精神病药物治疗，3 天后，病人出现斜颈、张口困难、双眼上翻，伴烦躁不安、静坐不能，在病房来回踱步。

请思考：

1. 该病人出现什么不良反应？
2. 请针对该病人的情况列出主要护理措施。

笔记

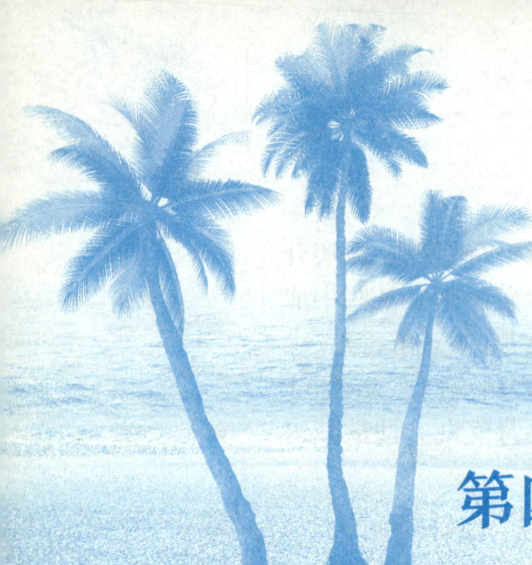

第四章　器质性精神障碍病人的护理

扫一扫，知重点

器质性精神障碍（organic mental disorders）是指各种原因引起的机体器质性病变所致的精神障碍。包括脑器质性精神障碍（brain organic mental disorders）和躯体疾病所致精神障碍（mental disorders due to systematic diseases）。前者是指原发于脑部疾病（脑变性、炎症、外伤、肿瘤、血管病变、癫痫等）引起的精神障碍；后者是指脑以外的各种躯体疾病（感染、脏器病变、营养代谢及内分泌紊乱、血液、结缔组织疾病等）导致的精神障碍，亦称为症状性精神障碍。器质性精神障碍在综合性医院十分常见，其发生率为15%~30%。

第一节　脑器质性精神障碍病人的护理

导学案例与思考

病人，男性，70岁。既往有冠心病、高脂血症史15年。因“视物模糊伴头痛2天”入院。门诊头颅CT示：右侧顶枕叶片状低密度病灶。病人近2天来出现昼夜睡眠、行为紊乱。夜间失眠，喜动，时而兴奋，胡言乱语，不能理解，时而神情紧张，表情恐惧，说看见地板有蛇，并拿自己的鞋子不断拍打地板；白天安静、喜卧床，表情淡漠，不认得家人，对夜间行为难以回忆，生活不能自理，需协助。

请思考：

1. 病人存在哪些精神障碍？
2. 如何护理该病人？

一、概述

【病因及发病机制】

凡是引起脑组织发生病理形态和病理生理改变的原因都可成为脑器质性精神障碍的病因。

1. 脑血管疾病　如脑动脉硬化症、脑梗死、脑出血、蛛网膜下腔出血等。
2. 脑变性疾病　如阿尔茨海默病，帕金森病、匹克病等。
3. 颅内感染　包括急性化脓性脑膜炎、流行性乙型脑炎、结核性脑膜炎、脑囊虫病等。
4. 脑外伤　有脑挫裂伤、硬膜外血肿、硬膜下血肿、脑内血肿、外伤性蛛网膜下腔出

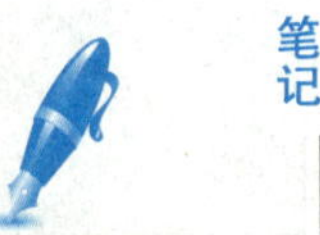
笔记

血等。

5. 脑肿瘤 胶质瘤、脑膜瘤、转移瘤多见。

6. 癫痫 颞叶癫痫多见。

以上各种病因通过不同机制如机械性损伤、占位效应、缺血、缺氧、炎症、变性、坏死等使脑组织发生病理、生理改变从而导致脑功能失调而引起精神障碍。脑器质性精神障碍虽然病因、机制不尽相同,但却具有共同的临床特征,即神经系统检查及实验室检查有阳性发现。

【临床表现】

脑器质性精神障碍的表现多种多样,与下列因素有关:①起病的缓急和病情进展的速度:急性、广泛性脑部病变常引起急性脑病综合征(acute brain syndrome),而慢性进展的广泛性脑部病变则表现为慢性脑病综合征(chronic brain syndrome)。前者主要表现为意识障碍或谵妄症状,后者则主要表现为记忆障碍、人格改变及痴呆综合征;②脑部病变部位、范围及严重程度:颞叶病变引起精神障碍最为多见,可表现为幻觉、人格改变、情绪异常、记忆障碍、精神迟钝、表情淡漠、癫痫发作等。前额叶病变可引起痴呆和人格改变,顶叶损害可引起体象障碍;枕叶病变则可表现为视幻觉、视物变形症。边缘系统病变可引起情绪及记忆障碍、行为异常、幻觉、反应迟钝等精神障碍;③年龄因素:儿童易出现惊厥;中老年人以慢性脑病多见,易出现慢性脑病综合征,60 岁以上老年人易发生痴呆综合征;④心理 - 社会应激及机体的功能状态:如天灾人祸、高热、饥饿等。

(一)谵妄综合征

谵妄综合征(delirium syndrome)是一组以急性、短暂的广泛认知障碍,尤以意识障碍为主要特征的综合征。常见的病因有颅内感染、脑外伤、脑血管疾病、颅内肿瘤、癫痫等,由大脑皮质广泛病变引起。因其起病急、进展快、病程短,故又称为急性脑病综合征或急性可逆性意识障碍。谵妄是综合性医院中最为常见的一种精神障碍,占内科、外科病人的 5%~15%,好发于老年人。

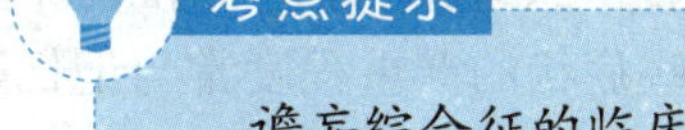

> 考点提示
>
> 谵妄综合征的临床表现

谵妄综合征的临床表现涉及精神活动的各个方面。其临床特点有如下方面。

1. 意识障碍 意识障碍是谵妄综合征区别于其他精神障碍的要点。谵妄病人的意识障碍主要表现为意识清晰度下降,可从意识混浊到昏迷,有昼轻夜重的特点。

2. 认知障碍

(1)感知觉障碍:表现为大量生动而逼真的幻觉或错觉,多为幻视,以看见恐怖性场景多见,因而病人常有紧张害怕情绪。

(2)思维障碍:主要表现为思维不连贯、逻辑推理、判断能力下降及不同程度的语言功能障碍,病人常喃喃自语或语无伦次。可伴有短暂的妄想。

(3)注意障碍:表现为注意力的指向、集中、保持及转移全面功能下降。

(4)记忆障碍:瞬时记忆和近事记忆受损为主,远事记忆相对完好。

(5)定向力障碍:主要表现为时间定向障碍,较严重的病人还可出现地点和人物的定向障碍。

(6)自知力障碍:病人常常表现自知力缺乏。

3. 情感障碍 主要表现为情绪紊乱,易波动,如抑郁、焦虑、恐惧、易激惹、欣快、淡漠或惊奇、困惑等。

4. 行为紊乱 包括精神运动性兴奋和精神运动性抑制。表现为活动增多或减少、语速加快或减慢。常不可预测地从一个极端到另一个极端,惊跳反应增强。

5. 睡眠 - 觉醒周期紊乱 表现为失眠或睡眠 - 觉醒周期不规律,如白天困倦而晚上活跃。

笔记

6. 病情每日波动 总病程不超过6个月。

(二) 痴呆综合征

痴呆综合征(dementia syndrome)是一组以慢性、持久的全面认知功能障碍,尤以智能减退为主要特征的综合征。可伴有不同程度的人格改变、精神病性症状和行为障碍,一般没有意识障碍。因其起病缓慢,病程较长,故又称为慢性脑病综合征。痴呆主要发生于老年人,且年龄愈大,患病率愈高。痴呆最常见的类型是阿尔茨海默病(Alzheimer disease,AD)(旧称老年性痴呆),其次为血管性痴呆(vascular dementia,VD)。余可见于帕金森病和匹克病等。

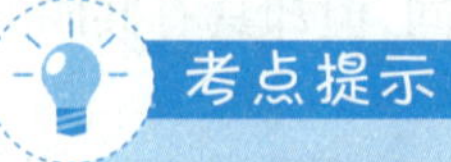

考点提示

痴呆最常见类型

阿尔茨海默病

痴呆大多起病缓慢,其临床表现主要包括认知功能障碍、精神行为异常、社会生活功能减退三个方面。

1. 认知功能障碍

(1) 记忆障碍:是痴呆最早出现的症状,最明显的是近事记忆障碍,病人很难记住新近发生的事情。轻度痴呆病人,以近事记忆障碍为主,远事记忆的缺损不明显,对日常生活虽有影响但不严重。如忘记约会、忘记钥匙及钱包等物品。中度痴呆病人,近事记忆障碍较严重,明显影响日常生活,但可保留片段的远事记忆。如放下物品瞬间即忘,外出不记得回家的路,不知道日期。严重痴呆病人,近事记忆完全丧失,远事记忆障碍也越来越明显,记不起个人重要的生活事件,严重影响日常生活,生活完全不能自理。如病人不认识自己的亲人,忘记结婚日期、自己的出生年月,不知饥饱和大小便等。

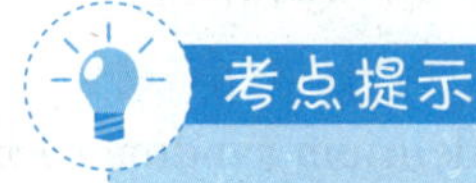

考点提示

痴呆最早出现的症状

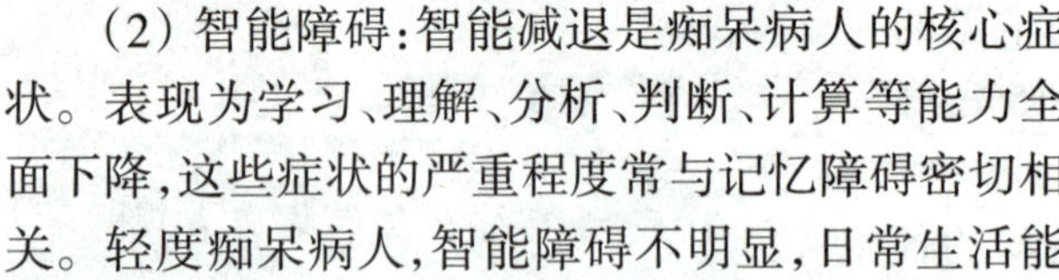

(2) 智能障碍:智能减退是痴呆病人的核心症状。表现为学习、理解、分析、判断、计算等能力全面下降,这些症状的严重程度常与记忆障碍密切相关。轻度痴呆病人,智能障碍不明显,日常生活能力一般无明显损害;中度痴呆病人,只能做简单的家务,其他都需家人督促和照料;重度痴呆病人,其智能障碍严重,生活不能自理。

考点提示

痴呆的核心症状

2. 精神和行为异常 由于记忆、智能减退,可引起暂时的、多变的、片段的妄想观念。如被偷窃、损失、嫉妒和被迫害妄想。也可有片段的幻觉,以幻听多见。由于受幻觉妄想的影响或对周围环境的理解判断力差,可出现冲动攻击性行为,也可有自杀行为。如有些病人外出乱跑,捡拾废物垃圾藏于屋内。部分病人可出现丧失伦理道德的行为或反社会行为。如性犯罪或偷窃等。除幻觉、妄想外,痴呆病人还可出现人格障碍和情感异常。人格障碍出现较早,表现为人格改变或原有人格特征的释放。如变得不爱干净、不修边幅、暴躁易怒、自私多疑等。痴呆早期,由于病人尚有一定的自知力,对自己认知障碍的事实会倍感焦虑、苦恼和沮丧,甚至出现消极观念。而晚期病人则表现情感淡漠、幼稚、愚蠢性欣快和哭笑无常等。

血管性痴呆

3. 社会生活功能减退 痴呆病人的社会生活功能减退程度,与其认知功能缺损严重程度密切相关。痴呆早期,认知功能障碍不明显,其日常生活能力一般无明显损害,但职业能力有明显下降,工作效率下降。如不能胜任目前的工作,难以完成过去容易完成的报表,记不住周围同事的姓名等。对事物缺乏兴趣,容易疲劳,回避复杂的工作和任务。随着痴呆的进展,记忆障碍日益严重,智力进一步衰退可出现定向障碍、大小便失禁、日常生活不能自理等。

考点提示

痴呆严重程度识别

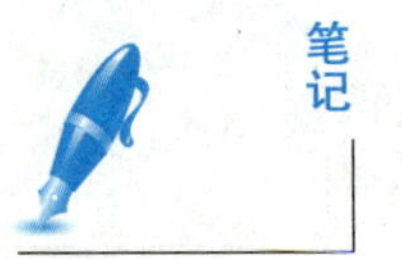

笔记

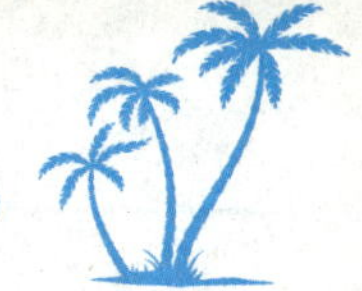

（三）遗忘综合征

遗忘综合征（amnestic syndrome）又称柯萨可夫综合征（Korsakov's syndrome），是由脑器质性病理改变所导致的一种选择性或局灶性认知功能障碍，以近事记忆障碍为主要特征，无意识障碍，智能相对完好。常见病因有脑外伤、脑血管病、第三脑室肿瘤等。主要病变部位为间脑、颞叶、边缘系统结构损害。如乳头体、海马、视丘内背侧核群等。临床表现以近事记忆障碍为主，特别是近期接触过的人名、地名和数字最易遗忘，为了弥补这些记忆缺陷，常产生错构和虚构。病人意识清晰，其他认知功能仍可保持完好，常可伴有情感迟钝和缺乏主动性。严重记忆障碍可出现定向力障碍，主要对时间、地点定向不能辨别，一般无自我定向障碍。病人学习新知识的能力明显下降，亦难以回忆新知识，明显影响社交和职业功能。

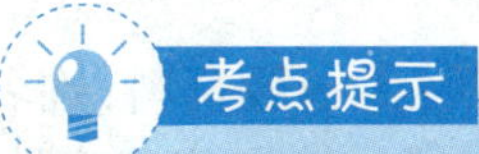

遗忘综合征的主要特征

【诊断】

根据ICD-10的诊断标准，脑器质性精神障碍的诊断要点如下。

1. 有脑器质性疾病证据　精神障碍的发生、发展及病程与脑器质性疾病密切相关。

2. 精神障碍符合下列综合征之一

（1）智能障碍（包括轻度认知障碍和痴呆）。

（2）遗忘综合征。

（3）意识障碍（包括不同程度的意识清晰度下降、谵妄、意识范围缩窄）。

（4）人格改变。

（5）精神病性症状。

（6）情感障碍（包括抑郁、躁狂状态）。

（7）神经症样症状。

（8）以上症状的混合状态或不典型表现。

3. 严重标准至少符合下列条件之一

（1）现实检验能力减退。

（2）社会功能减退。

4. 排除其他原因（如躯体疾病、精神活性物质）引起的精神障碍。

【治疗】

脑器质性精神障碍治疗采用以病因治疗为主，对症治疗为辅的原则。

1. 病因治疗　治疗原发病即各种脑器质性疾病是消除脑器质性精神障碍的关键。针对不同病因采取不同的治疗措施。如脑出血病人脱水降颅压、防治脑水肿、控制血压防出血、促进神经功能恢复治疗；脑梗死病人改善血液循环（溶栓、抗凝、抗血小板聚集、降低纤维蛋白原）、神经保护治疗；颅内感染病人则积极抗感染，防治并发症；外伤、肿瘤的病人必要时外科手术治疗；癫痫病人抗癫痫药物治疗等。避免各种易患因素和诱因。如停止使用可能导致精神症状的药物；祛除环境因素给病人带来的不良刺激，改善周围环境。

2. 支持治疗　纠正水、电解质和酸碱平衡紊乱；注意补充营养，必要时静脉营养，补足水分、能量和维生素等。

3. 对症治疗（控制精神症状）　对脑器质性疾病引起的精神障碍，应慎用抗精神病药物。宜选用安全性能高的药物，根据病人的年龄、原发病的病情、精神障碍的类型、药物的相互作用实施个体化方案。使用时遵循小剂量、逐渐加量、及时减量、短疗程的原则。有幻觉、妄想或冲动、攻击行为的病人，可考虑短期使用抗精神病药物。如氟哌啶醇0.5~1.0mg，口服，2次/日。必要时加用苯二氮䓬类药物，如劳拉西泮，1~2mg，静脉注射。对于有明显抑郁症状的病人可考虑加用抗抑郁药物。严重失眠或焦虑，影响脑器质性疾病治疗的短期小剂量使用抗焦虑药物。记忆障碍、痴呆病人可选用改善认知功能和智能的药物，如乙酰胆碱

笔记

酯酶抑制剂、重酒石酸卡巴拉汀、加兰他敏等，或γ-氨基丁酸（GABA）类促智药、吡拉西坦、茴拉西坦等。

二、脑器质性精神障碍病人的护理

【护理评估】

（一）健康史及生理功能方面

通过问诊、体检、实验室或器械检查等获得病人健康资料，包括主观资料和客观资料，评估其生理功能。

1. 健康史　包括：①一般资料：姓名、性别、年龄、职业、文化程度、婚姻状况等；②现病史：包括病人主诉，脑器质性疾病起病情况、病因与诱因、主要症状特点及伴随症状、疾病的发展和演变过程、诊疗经过、疾病中的一般情况。病程中有无精神症状，精神症状发生、发展与原发病之间的关系。③相关病史：包括与原发病相关的既往史和与精神障碍产生可能有关的个人史及家族史等。既往史主要评估有无高血压病、糖尿病、心脏病、感染、外伤、癫痫等病史；个人史主要评估病人生活经历、工作环境、经济状况及生活方式、是否存在疾病的促发因素等；家族史主要评估家族成员中有无遗传病病史和精神病史。

2. 生理功能　首先评估病人生命体征、食欲、睡眠、大小便、营养、体力、个人卫生、生活自理情况等基本情况；其次评估病人神经系统症状，有无感觉、运动、语言功能障碍，如偏瘫、失语、不自主运动、反射异常、姿势步态异常等。

（二）心理功能方面

通过面谈、观察、量表测定等方法评估病人病前个性心理特征，疾病过程中的认知、情感、意志行为等精神活动及病人面对压力、应激的反应机制等。

1. 个性特征　评估病人病前个性心理特征，性格内向还是外向，遇事是否理智、沉稳或冲动、情绪化，学习工作是否能坚持或半途而废。

2. 精神活动　①认知活动：包括病人的意识状态，有无意识障碍及意识障碍的类型及程度；病人有无感知觉障碍，如错觉、幻觉；思维过程及内容有无改变，如思维贫乏、妄想等；有无注意障碍，如主动接触与被动接触能力等；有无记忆障碍或遗忘等；有无智能减退或痴呆；有无定向力、自知力障碍；②情感活动：有无情感低落、淡漠、高涨或焦虑、恐惧、易激惹等；③意志行为活动：评估病人意志有无减弱或增强；有无行为异常及人格改变等，评估病人穿着仪表是否得体，有无衣着不整、异类服饰及冲动、毁物行为或行为退缩、木僵等。

3. 压力反应　评估病人面对挫折和困难，如对疾病所带来的身心痛苦和经济不足等压力产生的情绪反应和行为反应，是乐观、积极解决问题抑或焦虑、无助甚至有自杀观念等。

（三）社会功能方面

面谈、观察和量表评定亦适用于评估病人社会功能有无损害。

1. 人际关系　评估病人与亲人、同事、朋友及他人的相处方式，关系如何，是否出现角色适应不良、人际关系紧张、社交障碍等。

2. 支持系统　病人是否获得家庭、单位、社会的适宜的支持和照顾。病人家庭成员是否对病人提供经济、心理支持和生活照顾。病人工作有无受影响、工作单位是否予以休假、社会医疗保险种类等。

3. 压力应对　评估病人近期生活是否出现压力或不良事件，病人对事件的应激反应能力和解决的途径、方法及效果。

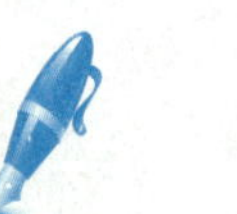
笔记

【主要护理诊断/问题】

1. 急性意识障碍　与各种急性脑器质性疾病所致脑组织损害有关。
2. 有外伤的危险　与意识障碍、感觉障碍、运动障碍有关。

3. 有对他人施行暴力的危险　与精神运动性兴奋、幻觉、妄想等有关。

4. 感知觉紊乱　与器质性脑功能紊乱有关。

【护理目标】

1. 病人意识清醒。

2. 无意外伤害。

3. 无暴力伤人的行为。

4. 感知觉功能恢复正常。

【护理措施】

1. 安全护理

(1) 环境安全：确保病房和周围环境安全，室内避免摆放利器或不安全的家具，如水果刀、开水壶等。病人应有家属或护工陪护，防止病人冲动逃走，发生意外。

(2) 意识障碍病人护理：对有意识障碍的病人应有专人护理，做好基础护理和保证安全。昏迷病人做好口腔、会阴护理，预防感染；定时翻身、拍背、肢体按摩、保持关节功能位，预防压疮和褥疮，防吸入性和坠积性肺炎；注意床边加防护栏，防止坠床摔伤。谵妄病人出现兴奋、躁动甚至出现暴力行为时，应特别注意病人及他人的安全，必要时给予药物控制。

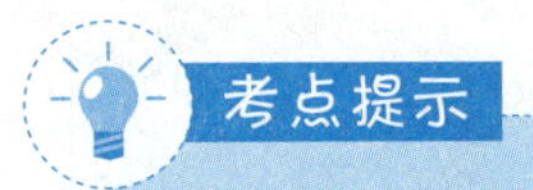

谵妄病人的安全护理

(3) 幻觉、妄想病人护理：对由幻觉、妄想支配的病人，应设法转移其注意力，将其引导到病人感兴趣的事情上来，给予安慰和良性感官刺激；清除房内危险物品，减少不良刺激。对伴有焦虑、易激惹或抑郁情绪的病人，应严密观察病情，全面掌握病人的心理状态和行为特征；对有自杀倾向或暴力行为的病人，应立即采取措施进行防范及处理，必要时实行保护性约束或药物控制。

(4) 痴呆护理：痴呆病人除智能障碍外，尚有认知功能缺损、记忆障碍和定向力障碍，应加强陪护，防止走失。

2. 生活护理

(1) 生活环境护理：病房环境安静，室内干净、清洁、舒适；保持床单、被褥整洁、干燥；提供生活基本设施和日常必需用品。

(2) 日常活动护理：督促病人独立完成日常生活活动，如起床、穿衣、洗漱、进食、如厕、睡眠等，必要时予以协助。做好晨、晚间护理，鼓励并协助病人肢体活动和功能恢复锻炼。

(3) 饮食护理：尊重病人的饮食喜好，提供营养丰富、易消化、清淡食物。

(4) 睡眠护理：制订作息时间表，创造良好的睡眠条件。

3. 心理护理

(1) 尊重病人：尊重病人，一视同仁，不因病人生理或精神上的缺陷而嘲讽或不屑。对病人及其家属要有耐心，加强沟通，建立良好的医患关系，对疾病的诊治和护理均有帮助。

(2) 心理支持，帮助病人重建自信：长期瘫痪、失语的病人，往往因为行动不便、言语障碍、生活不能自理而出现自卑、悲观、绝望的心理反应，护士应主动关心病人，及时予以鼓励和心理疏导，并取得家属配合，最大程度地给予病人精神支持和生理上的照顾，帮助病人树立战胜疾病的信心。智能低下甚至痴呆的病人常因认知功能缺损、理解力和记忆力下降，表述症状有困难或信息提供不全面，需要全面仔细观察病情，与病人交流时宜措词简短、放慢语速、反复重复，不厌其烦。可对其进行日常生活训练，如让病人反复熟悉居住环境，认识亲人，反复强化，以增强记忆。

4. 治疗的配合与护理　创造良好的治疗环境，保证治疗的顺利进行。积极配合医生实施诊疗，遵嘱实施护理措施；密切观察病情变化，及时观察疗效及药物不良反应，为医疗处理提供依据。对病人进行知识宣教，加强病人医从性，配合治疗。协助病人进行身体和心理的

笔记

康复治疗。

5. 健康指导

(1) 向病人及家属介绍疾病相关知识,解释精神障碍发生可能的原因,并嘱家属一旦发现病人病情变化或出现新的精神异常,应及时汇报或就诊。

(2) 向病人及家属强调积极配合治疗脑器质性疾病的重要性,避免遗留神经精神后遗症。指导病人肢体、语言功能恢复的训练方法,应取得家属的支持与配合。

(3) 指导病人合理安排生活,作息规律,饮食营养均衡,适当参加工疗和文娱活动。帮助病人调整心态,争取早日恢复生活自理和工作的能力,回归社会。

【护理评价】

1. 病人意识是否恢复。
2. 病人是否在安全的环境下接受治疗和护理,不发生意外伤害事件。
3. 病人是否无暴力伤人行为。
4. 病人各种精神症状是否改善或消失,感知觉是否恢复。

课堂讨论

病人,女性,65岁,农民,初中文化。因"渐进性智能减退4年"入院。

4年前,家人发现其经常丢三落四,随手放下的扫帚马上就忘,逐渐发展到了出门迷路、找不到干活的地点、不认识村里人、到商店买东西算不清账目。近2年不认识亲人,跟自己的儿子说:"你是谁?为什么吃我的饭?"在屋里东摸西找,找不到自己的房间,分不清上午、下午,孙女问她日期,她掰着指头数了又数,还是不知道,很痛苦的样子,认为自己老了。入院前,病人不愿出门,在床边大小便。

请思考:

1. 根据以上病情,该病人最可能的护理诊断是什么?
2. 目前对该病人主要采取哪些护理措施?

第二节 躯体疾病所致精神障碍病人的护理

一、概述

【病因及发病机制】

1. 躯体感染 是病毒、细菌及其他微生物引起的全身性感染,如流行性感冒、肺炎、伤寒、疟疾、狂犬病、艾滋病等。

2. 内脏器官疾病 包括心、肺、肝、肾等重要脏器的严重疾病。如心脑综合征、肺性脑病、肝性脑病、尿毒症性脑病等。

3. 内分泌疾病 包括甲状腺、垂体、肾上腺、性腺等功能亢进或减退性疾病。如甲亢、甲减、席汗综合征等。

4. 营养代谢疾病 由于营养不良、维生素缺乏、糖代谢紊乱等引起的疾病。如糖尿病、低血糖、烟酸缺乏症等。

5. 血液系统疾病 各种原因引起的贫血性疾病及白血病等。

6. 结缔组织病 如系统性红斑狼疮、硬皮病等。

7. 理化因素所致疾病 包括各种有毒气体和化学物质引起的中毒、中暑、电击等。

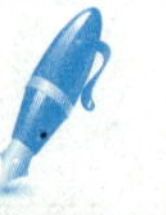
笔记

以上各种躯体疾病导致中枢神经系统功能紊乱而出现精神障碍,与下列因素有关:脑组织缺血、缺氧、代谢障碍;毒性物质的直接作用;水、电解质和酸碱平衡紊乱;神经生化改变

以及各种应激反应等。同时病人个体素质、躯体的功能状态及情绪反应也参与精神障碍的形成。

【临床表现】

躯体疾病所致精神障碍主要表现为意识障碍、认知障碍、人格改变、精神病性症状、情感障碍、神经症样症状或以上症状的混合状态。根据躯体疾病的轻重缓急，精神症状可表现为脑衰弱综合征、急性脑病综合征和慢性脑病综合征，三者间可互相转化，与躯体疾病病情变化有关。

1. 脑衰弱综合征　多见于急性躯体疾病早期、恢复期或慢性躯体疾病的过程中，恢复时间长。主要表现为疲乏无力、思维迟钝、注意力不集中、情绪不稳，常伴有头痛、头晕、感觉过敏和躯体不适等。

2. 急性脑病综合征　多继发于急性躯体疾病或机体处于急性应激状态时。特点是起病较急、症状鲜明、一般症状持续时间短。主要表现为不同程度的意识障碍或谵妄状态。

3. 慢性脑病综合征　多由慢性躯体疾病引起，或发生于严重躯体疾病之后由急性脑综合征迁延而来。其特点是缓慢起病、病程迁延、无意识障碍。主要表现为智能障碍、人格改变、遗忘综合征。

【诊断】

根据ICD-10的诊断标准，躯体疾病所致精神障碍的诊断要点如下。

1. 病史、临床表现和辅助检查有躯体疾病的证据　精神障碍的发生、发展、严重程度及其转归等情况与所患躯体疾病的病程、病情变化相一致。

2. 精神障碍符合下列综合征之一

（1）智能障碍。

（2）遗忘综合征。

（3）意识障碍。

（4）人格改变。

（5）精神病性症状（包括幻觉、妄想、思维过程障碍、行为紊乱、紧张综合征）。

（6）情感障碍（包括抑郁、躁狂状态）。

（7）神经症样症状。

（8）脑衰弱综合征。

3. 严重标准至少符合下列条件之一

（1）现实检验能力减退。

（2）社会功能减退。

4. 排除其他原因（如脑器质性疾病、精神活性物质）引起的精神障碍。

【治疗】

1. 病因治疗　躯体疾病所致精神障碍是躯体疾病临床表现的一部分，积极治疗原发躯体疾病，是消除精神障碍的关键。包括积极控制感染、改善病变脏器功能、纠正水电解质和酸碱平衡紊乱、改善机体缺氧状态、清除毒物等措施。

2. 支持治疗　保证营养，维持水、电解质和酸碱平衡，改善脑循环和代谢，促进脑细胞功能的恢复。

3. 对症治疗　根据精神障碍的类型选择副作用轻的精神药物控制精神症状。治疗从小剂量开始；抗躁狂药控制兴奋躁动；抗抑郁药改善病人抑郁状态；而焦虑的病人则予抗焦虑药物治疗。需注意的是，用药时必须充分考虑到精神药物对原发躯体疾病的影响。

4. 心理治疗　应在上述治疗的基础上同时进行，前提是在急性期缓解后或意识障碍恢复后，病人能配合时进行。根据不同的精神症状采取合适的治疗方案。

笔记

二、躯体疾病所致精神障碍病人的护理

【护理评估】

（一）健康史及生理功能方面

1. 健康史　包括病人的一般资料、现病史（主诉，各种躯体疾病发生、发展、演变及精神症状与疾病关系）、既往史、个人史、家族史等。

2. 生理功能　主要评估病人的生命体征、食欲、睡眠、大小便、营养、体力、生活自理等基本情况和躯体症状，如是否有发热、疼痛、呕吐、便血、呼吸困难、水肿、心悸乏力等表现，是否有重要脏器功能衰竭等。

（二）心理、社会功能方面

包括病人病前个性心理特征的评估，与躯体疾病密切相关的精神症状评估和病人病后应对社会的能力（具体见本章第一节）。

【主要护理诊断/问题】

1. 急性意识障碍　与高热、躯体疾病病情加重导致脑功能紊乱有关。
2. 有外伤的危险　与意识障碍、幻觉有关。
3. 营养失调：低于机体需要量　与慢性躯体疾病消耗、摄入不足有关。
4. 生活自理缺陷　与脏器功能衰竭、意识或精神障碍有关。

【护理目标】

1. 病人意识恢复正常。
2. 无外伤等伤害事件。
3. 保证机体需要量。
4. 生活自理能力恢复。

【护理措施】

1. 安全护理　确保病人的治疗和护理环境安全；住院病人应有家属陪护，重症病人应有专人护理，密切观察病情变化，防止病情加重或精神异常带来的意外伤害事件。昏迷病人做好口腔、会阴护理，定时翻身、拍背，保持呼吸道通畅。保证水、电解质和酸碱平衡，注意床边加防护栏，防止坠床。对于情绪不稳的病人出现自伤或伤人行为时，及时发现并制止，保证病人和他人的安全。

2. 生活护理　协助病人顺利完成日常活动，如穿衣、洗漱、进食、如厕等。改善病人睡眠和食欲，保证充足睡眠和营养。

3. 心理护理　与病人及家属建立良好的医患关系。当病人出现疾病痛苦时，主动关心病人，及时给予安慰和鼓励，帮助病人树立战胜疾病的信心。加强沟通，最大程度地给予病人精神支持和生理上的照顾。

4. 治疗的配合与护理　积极配合医生实施诊疗，遵医嘱实施有关常规护理。如高热病人的降温护理，呼吸困难病人的吸痰、吸氧、呼吸机辅助呼吸等技术的护理，尿潴留或尿失禁病人插尿管导尿的护理等。密切观察病情变化，及时观察疗效及药物不良反应，为医疗处理提供依据。

考点提示

躯体疾病所致精神障碍的护理措施

5. 健康指导　向病人及家属介绍疾病相关知识；指导病人正确用药及副反应观察；避免导致疾病发生或加重的因素；学会观察病情变化，及时就诊。

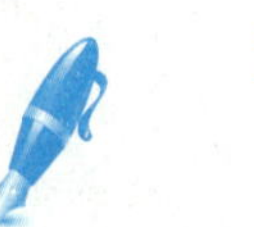

笔记

【护理评价】

1. 病人的意识是否恢复正常。
2. 在治疗期间病人是否安全，不发生意外伤害事件。

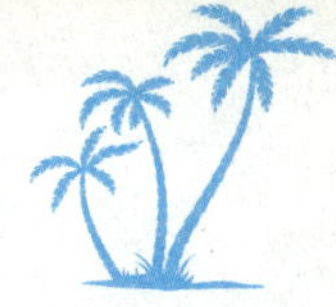

3. 病人营养是否均衡。
4. 病人生活是否能自理。

（林素珍）

练习与思考

目标测试题

1. 谵妄综合征、痴呆综合征、遗忘综合征三者如何鉴别？
2. 器质性精神障碍病人常见的护理诊断有哪些？如何护理？

笔记

第五章　精神活性物质所致精神障碍病人的护理

扫一扫，知重点

导入案例与思考

李某，男，23岁，自己独自在外地上班。一个月前因口出狂言，自称本领很大，不满足工作待遇遂与领导产生冲突而被辞退。回到父母家中一改往日自卑内向，沉默寡言的性格，每天走到大街上，主动与人交流，不断向人要烟，对方不给就对其破口大骂，甚至拿棍子追打。跟家人说自己是中央的特派员，负责为某领导做事，楼下的车全是派来监视他的。睡眠需求变少，并让父母帮买止咳水和感冒药，说自己不舒服，没等父母倒好药水，就一把抢过喝光。某天父母去其出租屋办理退房手续时发现屋子里有200多瓶止咳水的空瓶子。

请思考：

1. 为什么李某会性情大变？
2. 李某父母应该怎么办？
3. 如果这是你负责的病人，护理要点包括哪些？

第一节　概　　述

【概念】

精神活性物质（psychoactive substances）是指来自体外、可影响人类精神活动、并可导致成瘾的物质。其中，具有很强成瘾性，并且法律、法规禁止使用的化学物质称为毒品。精神活性物质所致的精神障碍可表现为认知、情感、行为及人格的改变，其症状因摄入精神活性物质的种类不同而不尽相同。

精神活性物质种类繁多，依据其药理性质，分为以下七大类：

1. 中枢神经抑制剂　酒精、巴比妥类、苯二氮䓬类等。
2. 中枢神经兴奋剂　咖啡因、苯丙胺、可卡因等。
3. 致幻剂　麦角酰二乙胺、仙人掌毒素等。
4. 大麻。
5. 阿片类　吗啡、二醋吗啡（海洛因）、美沙酮等。
6. 挥发性溶剂　丙酮、苯环乙哌啶等。

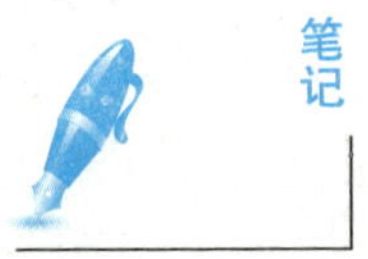

笔记

7. 烟草。

在我国，最常见精神活性物质是酒精和烟草，而对社会造成重大危害的是海洛因、亚甲二氧甲基苯丙胺（摇头丸）、甲基苯丙胺（冰毒）等。

【病因及发病机制】

物质滥用与依赖的病因不能用单一的模式来解释，与社会环境、心理因素和生物学因素关系密切，它们之间相互影响、互为因果。

（一）社会因素

社会因素决定了物质滥用与依赖的发病率。

1. 获得精神活性物质的难易程度与物质依赖的发生率明显相关；社会环境动荡不安也是加剧酗酒及吸毒流行的因素。

2. 社会文化背景决定了某些精神活性物质的可接受性，有的国家或宗教团体认为饮酒是生活需要，是可鼓励的行为，则致使酒精所致精神障碍逐年上升。

3. 社会态度对物质依赖的影响表现出性别差异，如大量饮酒的能力常被视为有男子气概的行为，故酒精滥用男性多于女性。

4. 家庭成员或者同伴的吸烟、饮酒或用药行为都会影响个体滥用物质。

5. 此外，家庭矛盾、单亲家庭、医疗上的使用不当等都是个体物质滥用的危险因素。

（二）心理因素

物质滥用与依赖者常有明显的人格问题，如被动、依赖、自我中心、适应不良、过度敏感、冲动性、反社会性等，好发于青少年期，一方面是由于好奇心理所致，另一方面是因为青少年正处于依赖父母和争取独立的冲突之中，这种冲突使他们产生逆反心理和行为，而物质滥用正是他们反叛行为的表现方式，这种行为又常被某些同龄人认可而被增强。

行为理论认为精神活性物质有明显的强化作用，使用后在不断得到快感的同时暂时摆脱了生活中的不愉快事件，减少了焦虑，因此分别获得了正性和负性两方面的学习强化作用。使用者在形成依赖后必须反复使用精神活性物质才能解除戒断症状，不能自拔，而这也属于一种负性强化作用。最终使依赖行为成为顽固的、难以克服的行为模式。

（三）生物因素

探究"喝酒脸红"的危险

人类和动物形成依赖之后，可在中枢神经系统出现一系列受体、神经递质等方面的变化；大脑边缘系统的犒赏系统可能是药物依赖的神经结构基础；不同的人对精神活性物质的耐受性和依赖性不同，有人吸食使用很快形成依赖，有人则因不能耐受而很少成瘾，这种个体差异与遗传因素有关。如酶的异常乙醛脱氢酶缺乏，可使饮酒后乙醛在体内堆积而造成醉酒反应，反之则易于形成酒精依赖。

【临床表现】

精神活性物质所致精神障碍的临床表现根据精神活性物质的不同而各异，其共同的临床表现是：不适当地反复使用精神活性物质，并导致明显不良后果，称为物质滥用（substance dependence）。为谋求服用精神活性物质后特定的精神效应或者为了避免停用精神活性物质后引起的痛苦（戒断反应）而被迫强制性地长期服用某种物质，称为物质依赖（也称药物依赖或成瘾）。物质依赖又分为精神依赖和躯体依赖：精神依赖（psychological dependence）是指对精神活性物质有强烈的渴求，以期获得服用后的特殊快感。躯体依赖（physical dependence）是指反复使用精神活性物质使机体产生了病理适应性改变，以致需要精神活性物质在体内持续存在，否则机体不能正常工作，表现为耐受性增加和戒断症状。戒断状态（state of withdrawal）是指因减少或停止使用精神活性物质或应用拮抗剂所致的特殊心理生理症状群。长期反复使用某些精神活性物质后其效应逐渐降低，要想获得

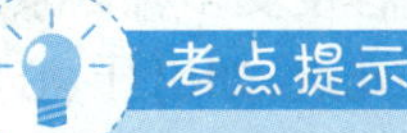

精神活性物质所致精神障碍的临床表现

笔记

最初相同的效应，必须加大剂量，称为耐受性(tolerance)。

（一）酒精所致精神障碍

酒精(乙醇)是世界上应用最为广泛的成瘾物质，酒中毒已成为严重的社会问题和医学问题，引起了全世界的普遍关注。过量饮酒不仅损害身体健康，导致躯体多系统的并发症特别是对消化系统和神经系统的损害更明显，还会导致心理、社会等多方面损害，给家庭、社会带来沉重负担，与饮酒有关的犯罪、交通肇事等问题经常发生。短时间内饮酒量超过了机体代谢酒精的速度，可造成蓄积中毒。如果长期反复大量饮酒，则会引起脑功能减退和各种精神障碍，包括依赖、戒断综合征以及精神病性症状等，甚至导致不可逆的病理改变。酒精所致的精神障碍可分为急性酒精中毒和慢性酒精中毒两大类。

1. 急性酒精中毒

(1) 普通性醉酒：普通性醉酒(common drunkenness)又称单纯性醉酒，是由一次大量饮酒引起的急性酒中毒。临床症状的严重程度与病人血液酒精含量及酒精代谢速度有关。绝大多数醉酒者发生构音不清、共济失调，并伴有心率增快、呼吸急促、血压降低、皮肤血管扩张、呕吐、意识清晰度下降等，但记忆力和定向力多保持完整。在酒醉初期，醉酒者的自我控制能力减退，出现兴奋话多、言行轻佻、不加思考，情绪不稳等类似轻躁狂的兴奋期症状。随后可出现言语零乱、步态不稳、困倦嗜睡等麻痹期症状。若醉酒进一步发展，则出现意识障碍，如意识清晰度下降和(或)意识范围狭窄，甚至出现嗜睡、昏睡甚至昏迷。多数经数小时或睡眠后恢复正常。

(2) 病理性醉酒：病理性醉酒(pathological drunkenness)是个体特异性体质所引起的对酒精的过敏反应。发生于极少数人，表现为一次少量饮酒就出现明显的意识障碍，多伴有片断恐怖性幻觉和被害妄想，表现为极度紧张惊恐。在幻觉妄想支配下，病人常突然发生攻击行为，如毁物、自伤或攻击他人等。病理性醉酒持续时间数分钟到数小时，多以深睡告终，醒后病人对发作过程往往不能回忆。

(3) 复杂性醉酒：复杂性醉酒(complex drunkenness)是介于普通性醉酒与病理性醉酒之间的一种中间状态。一般病人均有脑器质性疾病或躯体疾病，如癫痫、颅脑外伤、脑血管病、肝病等。在此基础上，病人对酒精的耐受力下降，当饮酒量未达到醉酒量时，便发生急性中毒反应。表现与病理性醉酒相似，但醒后病人对事件经过可存在部分记忆，而不是完全遗忘。

2. 慢性酒精中毒

(1) 酒精依赖：酒精依赖(alcohol dependence)俗称"酒瘾"，是由于长期反复饮酒所致的对酒渴求的一种特殊心理状态。这种渴求导致的行为已极大地优先于其他重要活动，其特征有：①对饮酒的渴求、强迫饮酒、无法控制；②固定的饮酒模式，病人必须在固定的时间饮酒而不顾场合，以避免或缓解戒断症状；③饮酒高于一切活动，不顾事业、家庭和社交活动；④对酒精耐受性逐渐增加，饮酒量增多，但酒精依赖后期耐受性会下降，少量饮酒会导致功能失调；⑤反复出现戒断症状，当病人减少饮酒量或延长饮酒间隔，血液酒精浓度下降时，就出现手、足、四肢震颤，以及出汗、恶心、呕吐等戒断症状。若及时饮酒，此戒断症状迅速消失。此现象常发生在清晨，称之为"晨饮"；⑥反复出现戒酒后重新饮酒，并会在较短的时间内再现原来的依赖状态。

(2) 戒断综合征：指长期大量饮酒者停止或减少饮酒后所引起的一系列躯体和精神症状。症状的严重程度受多种因素影响，病人长期大量饮酒后停止或减少饮酒，数小时后可出现自主神经功能亢进，如出汗、心动过速与血压升高，手、舌或眼睑震颤，失眠、厌食、焦虑、头痛、恶心、呕吐等，少数病人可有短暂的视、触、听幻觉或错觉，0.95% 以上的戒断反应为轻到中度，一般在戒酒后 8 小时内出现，24~72 小时达高峰，2 周后明显减轻。

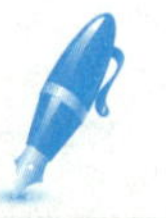

(3) 酒精中毒性脑病：长期(一般多于 5 年)大量饮酒，由于酒精直接作用及 B 族维生素

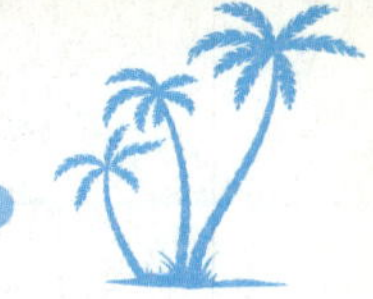

缺乏等可引起脑器质性损害进而出现各种神经精神症状，如幻觉，妄想，记忆、智力障碍等。其中以近记忆缺损、顺行性或逆行性遗忘、虚构和错构等记忆障碍为主要表现者，称为柯萨可夫精神病，也称柯萨可夫综合征，又称遗忘综合征；长期饮酒导致维生素 B_1 缺乏引起以眼肌麻痹、精神异常和共济失调为特征性症状的，称为韦尼克脑病（Wernicke's encephalopathy，WE）；在长期慢性酒精中毒之后缓慢起病，先是记忆障碍、人格改变随后发展为酒精性痴呆。严重者生活不能自理，预后差，多因严重躯体并发症而死亡，称为酒中毒性痴呆。此外，长期大量饮酒者的饮食结构不合理，不能摄入足够的维生素等营养素还可导致酒精性末梢神经炎。

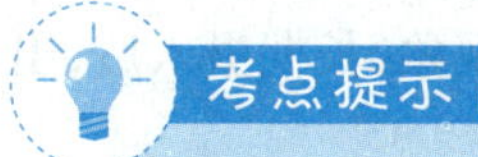

区分急性酒精中毒与慢性酒精中毒

（二）海洛因所致精神障碍

1. 海洛因依赖　海洛因属于阿片类，是目前世界上危害最大的毒品之一，病人摄入海洛因的方式通常有：①夹在香烟中吸入；②把海洛因放在薄锡纸之上，用点燃的打火机在下面烤，使海洛因雾化后用吸管吸入（称追龙）；③通过静脉注射或皮下注射。初次使用海洛因，可出现恶心、呕吐、头昏乏力、视物模糊等不愉快体验。在重复使用数次后，不适感逐渐减轻或消失，欣快感逐渐显露，表现为短时间的强烈快感，接着进入似睡非睡的松弛状态，感到温暖、宁静愉悦、幻想丰富、飘飘欲仙，所有烦恼一扫而光，0.5~2 小时后，进入暂时精神振奋期，表现为精力充沛、自我感觉好等，持续 2~4 小时后，病人的注意力集中到追求再次用药。此时如果得不到毒品或者所处的环境不适宜摄入毒品，病人就会坐立不安，注意力不集中，进而逐渐出现各种戒断反应。随着时间推移，用药次数逐渐增加，快感逐渐减弱或消失，需要剂量不断增大。这时持续用药已经不是追求快感而是避免出现戒断综合征。为了获得海洛因，会丧失自己的人格，不顾亲情、道德和法律，甚至不顾后果、不顾一切地采取任何方式获取海洛因。

2. 急性中毒　为追求强烈药效，病人往往会静脉注射过量的海洛因。由于用量过大，可致中毒甚至死亡。中毒表现为三联征：瞳孔小如针尖、呼吸抑制（频率可减慢至 2~4 次 /min）和昏迷。

3. 戒断综合征　在中断使用海洛因 8~12 小时后出现，主观症状包括恶心、全身广泛性疼痛、腹痛、焦虑不安、食欲差、疲乏无力、发冷发热、情绪恶劣、兴奋躁动、易激惹、甚至攻击他人等；客观体征包括血压升高、心率加速、瞳孔扩大、流泪、流涕、出汗、打哈欠、寒战、呕吐、腹泻、严重失眠等。虽然阿片类物质的戒断症状令病人非常难受，但通常不危及生命。

（三）其他精神活性物质所致的精神障碍

1. 烟草　香烟燃烟中所含的化学物质高达 4000 多种，其中至少有 40 多种已知的一级致癌物。吸烟使呼吸道疾患的发病率大大增加，病人表现为咳嗽、咳痰等，特别是早晨起床后咳痰。吸烟是引起动脉粥样硬化和心脑血管疾病的危险因素，表现为心脑血管疾病相应的临床症状和体征。尼古丁（nicotine）是烟草成瘾的主要成分，依赖者通过改变吸烟量、频度、吸进呼吸道的深度等来维持体内尼古丁水平。当形成依赖后突然戒断时，会出现戒断症状，吸烟者难以摆脱尼古丁的控制。

2. 镇静催眠类药物　如苯二氮䓬类，代表药物是地西泮。苯二氮䓬类药物的主要药理作用是抗焦虑、松弛肌肉、抗癫痫和催眠等。药物安全性好，即使过量，也不会导致生命危险。不同个体对药物的反应差异很大。多数在较长时间服用后并不出现明显的戒断症状，但易感素质者在服用治疗剂量 3 个月后，如果突然停药，可能出现严重的戒断反应。

3. 中枢神经兴奋剂　如苯丙胺类药物，代表药物是甲基苯丙胺（冰毒）和 3，4- 亚甲二氧基甲基安非他明（摇头丸）。此类药物具有极强的精神依赖性。使用此类药物，病人会出现正性体验和负性体验。戒断反应严重，停药后出现抑郁、困倦、疲惫、焦躁不安、行为失控

笔记

等，同时出现强烈的用药渴求，躯体反应相对较弱。

【诊断】

根据ICD-10的诊断标准，精神活性物质所致精神障碍的诊断要点为：有长期多次摄入某种精神活性物质的病史，有对精神活性物质的渴求，明知这种物质对身体有害或社会所不允许却克制不了自己的欲望千方百计索取并摄入，一旦停用会出现各种各样的戒断综合征，可出现耐受现象，长期摄入后，出现各种神经、精神症状。

【治疗】

（一）酒精所致精神障碍

1. 戒酒　根据病情选择戒酒度，轻者可一次性戒酒，重者采用递减戒酒法，也可采用厌恶疗法（如使用戒酒硫），但研究认为远期疗效不好，复发率较高。戒酒过程中密切观察病情变化，尤其在戒酒初期。

2. 对症治疗　对紧张、焦虑与失眠的病人，可用抗焦虑药物如地西泮；对幻觉、妄想、兴奋躁动的病人，给予小剂量抗精神病药如氯丙嗪、氟哌啶醇等；对抑郁病人，可给予抗抑郁药物。

3. 支持治疗　补充各种维生素，尤其是B族维生素；注意维持水、电解质平衡；由于多数病人有神经系统损害，因此还应补充神经营养药。

4. 心理治疗　在戒酒和对症支持治疗的同时，给予病人支持性心理治疗、行为治疗及认知治疗，其对戒酒和预防复发能起很重要的作用。

（二）海洛因所致精神障碍

1. 急性中毒的治疗　在保证足够肺通气的前提下，缓慢静脉推注阿片类物质拮抗剂纳洛酮，疗效迅速而明显。

2. 脱毒治疗

（1）替代疗法：又称美沙酮替代递减疗法，停掉海洛因，用人工合成的长效阿片类镇痛药美沙酮替代，然后递减最后停掉或保持在很少剂量维持治疗。

（2）非替代疗法：又称可乐定脱瘾法，用α_2-受体激动剂（如可乐定）解除阿片类物质戒断综合征所致的自主神经症状和情绪改变。

（3）应用拮抗剂：阿片类物质拮抗剂能阻断阿片类的欣快作用而无成瘾性，常用纳曲酮。

3. 对症治疗、支持疗法和心理治疗　应该强调，在精神活性物质所致精神障碍的治疗中，对症治疗、支持疗法和心理治疗起到至关重要的作用，应给予高度重视。

考点提示

戒酒、急性中毒治疗、脱毒的替代疗法及脱毒治疗应用拮抗剂中的各类药物。

（三）其他精神活性物质所致精神障碍

1. 烟草

（1）尼古丁替代治疗：通过向人体提供尼古丁以替代或部分替代从烟草中获得的尼古丁，从而减轻尼古丁戒断症状。

（2）伐尼克兰：通过乙酰胆碱受体起作用，有助于缓解停止吸烟后对烟草的渴求和各种戒断症状，同时减少吸烟的快感，降低对吸烟的期待，从而减少复吸的可能性。不推荐与尼古丁替代治疗联合使用。

2. 镇静催眠类药物　对长期服用此类药物的病人，一般采取剂量递减法，减少戒断症状出现的频率和程度。

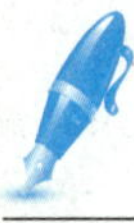

笔记

3. 中枢神经兴奋剂　如果病人出现躯体并发症，可采取对症支持治疗。如果病人并发严重的精神病性症状，可选用氟哌啶醇。

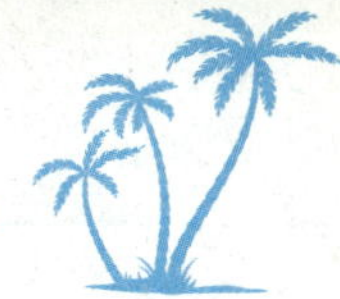

第二节　精神活性物质所致精神障碍病人的护理

【护理评估】

（一）健康史及生理功能方面

1. 物质滥用史　评估病人使用精神活性物质的情况，滥用的药物（海洛因、摇头丸）、滥用的方式、开始使用和成瘾的时间等。

2. 成长史　评估病人的成长、教育环境，了解病人物质成瘾的原因。对阿片类物质依赖者，评估其服用阿片类物质是否因好奇心驱使，评估其服用物质的种类、方式、持续时间、开始剂量及目前剂量；对酒精依赖者，评估其饮料种类、饮酒量、每日饮酒次数、是否为规律性饮酒或无节制性饮酒。

3. 生活史　评估病人的生活习惯是否正常，不服用精神活性物质时的工作、学习效率。

> **考点提示**
>
> 物质滥用史和生理功能方面的护理评估要点

4. 生理功能　评估病人生命体征、营养状况、并发症、神经系统状况（注意腱反射、周围神经损伤等情况）、戒断症状。

（二）心理功能方面

1. 情感状态　评估病人是否焦虑、冲动、易激惹或抑郁。

2. 思维状态　评估病人选择力、判断力、记忆力及思维过程的改变。如病人判断力受损时，其个人卫生及穿着较邋遢。

3. 行为状态　评估病人是否因为服用精神活性物质而放弃原有的娱乐活动。

4. 人格特征　病人有无人格不成熟或缺陷，如经受不住失败和挫折、容易冲动、不考虑便行动、反社会倾向、缺乏自信、内心孤独、退缩、不合群、冷酷、仇恨、缺乏爱心等。

（三）社会功能方面

评估病人的家庭环境、经济状况、受教育情况、工作环境及社会支持系统。评估病人与家庭成员的关系是否存在障碍，家庭成员对病人进行治疗的支持程度，以及病人与同事之间的关系如何等。

【主要护理诊断 / 问题】

1. 有对他人和对自己施行暴力的危险　与难以忍受的戒断症状有关。

> **考点提示**
>
> 精神活性物质所致精神障碍病人的主要护理诊断

2. 焦虑　与吸毒致身体健康受到威胁有关。

3. 营养失调：低于机体需要量　与消化系统功能障碍有关。

【护理目标】

1. 病人有效处理和控制自己的情绪和行为，不发生自伤、伤人和毁物行为。

2. 病人能有效处理和控制觅药或觅酒行为，改善健康状态，缓解焦虑症状。

3. 病人改善消化功能，摄取足够的营养。

【护理措施】

1. 安全护理

（1）提供安全、安静的病室环境：护理人员需严格执行安全管理和医院规章制度，保证病房环境安全。首先要做好探视检查工作，护理人员告知并要求精神活性物质依赖者的家属给予全力配合，不偷带精神活性物质进入病房。

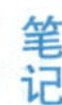
笔记

（2）预防出走行为：病人入院 3~5 天，绝大多数病人戒断反应严重，病人出现难以克服的痛苦，往往要求提前出院或计划并落实出走。因此要密切关注病人的言谈举止，分析掌握其心理活动,保证病区的安全。

(3) 预防暴力及自杀自伤行为:病人受精神症状的影响,可能出现冲动性伤害自己或他人的行为。值班护理人员需加强危险物品的管理工作,积极预防,及时发现,妥善处理。病房内的抢救药品及器材应处于备用状态。

2. 建立良好的护患关系 护理人员需关心、尊重病人,对病人的合理要求,护理人员应尽量落实,但决不迁就病人的觅药或觅酒行为。

3. 生活护理

(1) 饮食护理:精神活性物质依赖者往往营养不良,抵抗力下降。首先,护理人员向病人宣教摄取足够的营养对满足身体需要和保持恢复健康的重要性,争取病人的配合。接着护理人员根据病人的体重,运用体重指数,科学计算,制订计划。然后护理人员在不影响治疗和病情许可的前提下,提供病人喜爱吃的食物,促进食欲,保证营养的摄入。最后护理人员观察病人每餐进食情况,记录病人的营养摄入,必要时给予鼻饲等营养支持,定时测量病人体重。

(2) 睡眠护理:护理人员夜间做好巡视工作,将病人的睡眠情况报告给医生,医生根据病人个体的实际情况,合理用药,每种药物使用时间不宜过长,最好是强弱间断给药,充分发挥药效,减少副作用。并采取有效措施改善病人的睡眠状况,如保证睡眠环境,鼓励病人日间参加自己喜欢的工娱活动,建立规律的作息时间等。

4. 症状护理

(1) 精神活性物质摄入过量的护理:首先确认是哪种物质,再给予对应的处理方法,如拮抗剂。保持呼吸道通畅,密切观察病人的生命体征,保持水、电解质和能量代谢的平衡,并做好口腔护理和皮肤护理,预防并发症。对于中毒症状较重,同时出现中毒性精神障碍的病人,护理人员一定要给予特殊护理,为病人提供安全的医疗环境,并严密注意对生命体征的观察,如果滥用者一次过量用药或过量反应持续存在时,可给予催吐或洗胃,以减轻中毒症状。

(2) 戒断治疗的护理:在戒断治疗初期,病人戒断症状明显,生活不能自理,护理人员应及时给予帮助,加强口腔护理,衣物和被单污染后要及时更换,给病人创造清洁、舒适的治疗环境。在实施递减法时,护理人员要密切观察病情,当病人出现高热、大汗、震颤、谵妄时,需及时报告医生,并遵医嘱处理,如给予地西泮,同时防止病人夸大症状,确定最好的给药时间,减轻病人的痛苦。病人在戒断反应期间应卧床休息,避免剧烈活动,减少体力消耗,改变体位应缓慢,以免体位性低血压导致病人跌倒。

(3) 幻觉妄想的护理:了解病人幻觉妄想的种类和内容,耐心倾听,不与病人争辩,不要过早地指明病态表现,避免病人隐瞒病情或说谎。同时针对不同的幻觉妄想采取相应的护理措施,以避免各种意外的发生。

5. 治疗配合及护理

(1) 用药护理:护理人员严格遵守给药制度,静脉输液时做到一人一针一管,严格无菌操作,防止交叉感染。密切观察药物的不良反应,包括输液的滴速、心率、呼吸、血压、意识、瞳孔等的变化。

(2) 康复护理:护理人员需积极向病人宣传药物滥用对身体健康和家庭社会造成的巨大危害,同时积极争取病人家庭、社会的关心与监督,并杜绝病人与供药者的来往以切断精神活性物质的来源,以巩固疗效。引燃、环境因素和应激都可触发强烈的渴求并引发复吸。引燃(priming)是指再一次接触曾经滥用过的精神活性物质,可激发滥用快速恢复到以前的或更高的水平。复吸(relapse)是指经过一段时间停药后,觅药或用药行为的恢复。当病人再犯时,护理人员不要批评或拒绝病人,因为病人对护理人员的态度非常敏感。护理人员可表达对病人未能保持进步的失望,但重要的是必须重新开始。护理人员与病人探讨再犯的

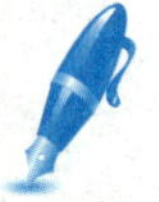

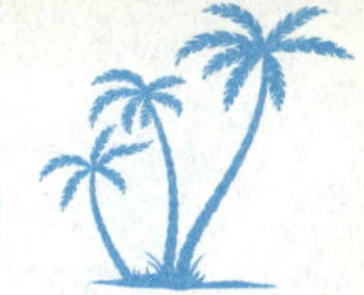

动机，并帮助病人找出减轻这些痛苦的方法，然后利用病人曾经戒除成功的事实或其他成功案例来培养病人对未来乐观的态度。

6. 心理护理

（1）心理治疗：加强认知干预，使病人逐渐重获对生活的控制力，指导病人进行有效的情绪调控（具体方法详见第三章）。

（2）社会支持：家庭提供的支持对物质依赖者的恢复非常重要，但家人往往对病人的行为感到失望。所以必须由有经验的工作人员做家庭咨询，协助其家人适应病人的行为，指导其家人给予病人帮助和支持。同时积极争取社区和社会团体的帮助。促进病人的职业和社会功能的恢复，并引导病人逐步适应工作和社会生活。

7. 健康指导　加强精神活性物质的精神卫生宣传工作，提高群众对成瘾性药物的警惕性；加强药物管理和处方监管，严格掌握这类药物的临床适应证；加强心理咨询，减少生活事件和家庭环境不良影响导致的物质滥用，重点加强对高危人群的宣传和管理。

【护理评价】

1. 病人是否能有效控制自己的情绪和行为，不发生自伤、伤人和毁物行为。
2. 病人戒药、戒酒是否有显著进步，健康状态是否改善，无焦虑症状。
3. 病人营养状况是否改善。

（张彩婵）

思考题

目标测试题

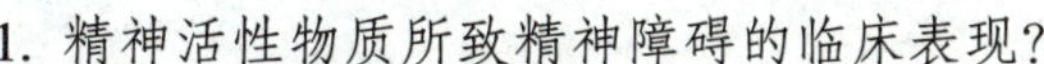

1. 精神活性物质所致精神障碍的临床表现？

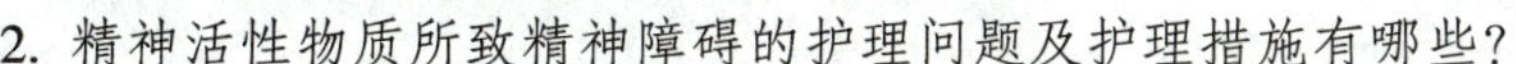

2. 精神活性物质所致精神障碍的护理问题及护理措施有哪些？

笔记

第六章　精神分裂症病人的护理

扫一扫，知重点

导入案例与思考

小李，女性，20岁，因"胡言乱语、打人骂人6个月余"，在妈妈的陪伴下来精神科就诊。小李的母亲述女儿于6个多月前开始出现精神异常，经常侧耳倾听，自称听到有来自天上的人对她品头论足。病人平时沉默寡言，不愿出门，很少与人交往。病人入院时衣衫不整，大喊大叫，称有外星人来到地球，要抓她去做压寨夫人，并称自己没有病，拒绝住院治疗。

请思考：

1. 小李怎么了？生病了吗？生的什么病？
2. 如何对这位女性进行护理？

第一节　概　　述

考点提示

精神分裂症的特征

精神分裂症（schizophrenia）是一组病因未明的精神疾病，具有思维、情感、行为等多方面的障碍，以精神活动不协调为特征，常表现为思维与环境、思维与情感、思维内容之间的不协调。病人通常意识清晰，智能尚好，部分可出现认知功能损害。本病多起病于青壮年，常缓慢起病，病程迁延，有慢性化倾向和衰退的可能。精神分裂症的患病率约为5.5‰，好发于青壮年，男女发病率相当。国内调查发病年龄在16~35岁为最多。

【病因及发病机制】

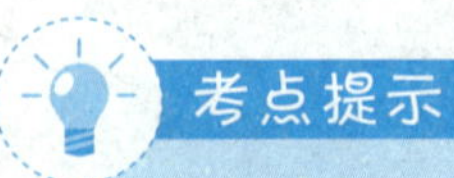

考点提示

精神分裂症的遗传方式

精神分裂症的病因尚未阐明，但多数专家都认为精神分裂症是一种具有遗传基础的疾病，环境中的生物、心理和社会因素对发病具有一定影响。目前认为，精神分裂症的发生与多巴胺（DA）、5-羟色胺（5-HT）、血小板、单胺氧化酶（MAO）等体内介质的代谢异常或活性异常有关，许多治疗精神分裂症的药物都是针对这些体内介质异常的，并且取得了明显的治疗效果。此外，CT和MRI发现，有30%~40%精神分裂症病人有脑室扩大或其他脑结构异常。

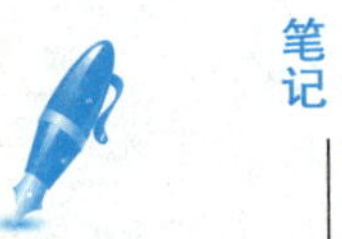

笔记

【临床表现】

(一)感知觉障碍

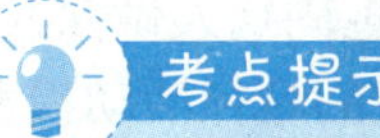

考点提示

精神分裂症的临床表现

精神分裂症最突出的感知觉障碍是幻觉,以幻听最常见。精神分裂症的幻听内容多半是争论性的或评论性的,表现为两个声音议论病人的好坏或不断对病人的所作所为评头论足。如:一位50多岁的女病人出门买菜,声音讲"大破鞋又出门了",病人听到后十分气愤,掉头回家,声音马上又说"装洋蒜"。幻听也可以是命令性的。如:在大夫检查病人时询问病人的姓名,声音告诉病人"别说你的真名",病人就随口编了一个假名。幻听还可以以思维鸣响的方式表现出来,即病人感觉到自己所思考的内容,都被自己的声音读了出来。

其他类型的幻觉虽然少见,但也可在精神分裂症病人身上见到。如:一位病人拒绝进食,因为她看见家里盘子里装有碎玻璃(幻视);一位病人感到有人拿手术刀切割自己的身体,并有电流灼伤口的感觉(幻触)等。

精神分裂症的幻觉体验可以非常具体、生动,也可以是朦胧模糊,但多会给病人的思维、行动带来显著的影响,病人会在幻觉的支配下做出违背本性、不合常理的举动。如:有的病人在幻听的影响下辱骂甚至殴打亲人,有的病人为了躲避幻听的"骚扰"而频频上访,要求有关部门拆除安装在自己脑子里的"播音器"。

(二)思维障碍

1. 妄想　妄想的荒谬性往往显而易见。在疾病的初期,病人对自己的某些明显不合常理的想法还持将信将疑的态度,但随着病情的进展,病人逐渐与病态的信念融为一体。精神分裂症最常见的妄想是被害妄想与关系妄想。他人的一颦一笑、一举一动都暗有所指,寒暄问候、家常聊天都别有深意,是针对自己、是害自己的。严重者甚至连报纸杂志、广播电视的内容都认为与自己有关。妄想涉及的对象从最初与病人有过矛盾的某个人渐渐扩展到同事、朋友、亲人,直至陌生人(妄想泛化)。妄想的内容与病人的生活经历、教育背景有一定程度的联系。如:一位在化工行业工作的工程师认为自己喝水的杯子被人做了手脚,每天都会释放出定量的毒药,造成自己慢性中毒;一位老护士认为自己在上次住院时被人注射了艾滋病病毒;一位没有文化的家庭妇女称自己丢了一块价值"5万元"的罗马表,是让邻居偷走送给了国家领导人。

2. 被动体验　正常人对自己的精神和躯体活动有着充分的自主性,即能够自由支配自己的思维和运动,并在整个过程中时刻体验到这种主观上的支配感。但在精神分裂症病人中,常常会出现精神与躯体活动自主性方面的问题。病人丧失了支配感,而感到自己的躯体运动、思维运动、情感运动、冲动都是受人控制的,有一种被强加的被动体验,常常描述思考和行动身不由己。被动体验常常会与被害妄想联系起来。病人对这种完全陌生的被动体验赋予种种妄想性的解释,如"受到某种射线影响"、"被骗服了某种药物"、"身上被安装了先进仪器"等。如:一位病人这样描述自己的被动体验:"我觉得自己变成了一个木偶,一举一动都受人操纵。想什么事、说什么话、做什么表情,都是被安排好了的。最让人难受的是,我说的话、我做的事,跟我平常没什么两样,外人根本看不出来我有什么变化。只有我自己知道我已经不是我,是完全受人摆布的。"此病人表现的本质实为被控制妄想。

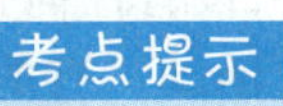

考点提示

精神分裂症最具特征性的症状

3. 思维联想障碍　思维联想过程缺乏连贯性和逻辑,是精神分裂症最具特征性的症状。病人表现思维破裂、中断,在言语书信中,语句之间、概念之间、上下文之间缺乏意义上的联系,而失去中心思想和现实意义。有经验的精神科医生通过与病人的一般性交谈,仅凭直觉就可以作出倾向精神分裂症的判断。这种直觉具体说来就是同精神分裂症病人交谈"费劲"。确实,同精神分裂症病人交谈,即使为了搜集一般资料,也需要较多的耐心和较高

笔记

的技巧，而要想同病人做深入的交谈，往往会十分困难。病人书写的文字材料，往往不知所云。由于原发的精神活动损害，精神分裂症病人在交谈中忽视常规的修辞、逻辑法则，在言语的流畅性和叙事的完整性方面往往出现问题。

病人在交谈时经常游移于主题之外，尤其是在回答医生的问题时，句句说不到点子上，但句句似乎又都沾点儿边，令听者抓不住要点（思维散漫）。病情严重者言语支离破碎，根本无法交谈（思维破裂）。有的病人说话绕圈子，不正面回答问题，或者对事物作一些不必要的、过度具体化的描述，令人费解，明明可以用一个大家都懂的通俗的名称，却偏偏不必要地使用具体概念加以解释。如：病人在被问到“做什么工作”时，答“我在单位做数数的工作”，实际上病人在单位做会计工作。与上述情况相反，有的病人不恰当地使用符号、公式、自造的字（语词新作）、示意图表达十分简单的含义。如：一位女病人画了一大张图，有不相交的曲线、带泪珠的英文“Love”等，只为了表示“男朋友与我分手了”。病人言谈令人难以理解的另一个原因是逻辑关系混乱。如：一位女病人说：“我脑子里乱哄哄的，都是因为我太聪明了。我的血液里全是聪明，又浓又稠。我必须生个孩子，把我的聪明分给他一半，我才能好。要不然我就得喝汽水，把我的聪明冲淡一点，我想喝汽水。”这里也有概念含义上的混乱，如病人把抽象的“聪明”视为可被“汽水稀释”的具体物质。

4. 思维贫乏　根据病人言语的量和言语的内容加以判断。语量贫乏，缺乏主动言语，在回答问题时异常简短，多为“是”、“否”，很少加以发挥。同时病人在每次应答问题时总要延迟很长时间。即使病人在回答问题时语量足够，内容却含糊、过于概括，传达的信息量十分有限。

（三）情感障碍

> **考点提示**
>
> 精神分裂症病人情感障碍的主要表现

主要表现为情感迟钝或平淡。情感平淡并不仅仅以表情呆板、缺乏变化为表现，病人同时还有自发动作减少、缺乏体态语言，在谈话中很少或几乎根本不使用任何辅助表达思想的手势和肢体姿势，讲话语调很单调、缺乏抑扬顿挫，同人交谈时很少与对方有眼神接触，多茫然凝视前方；病人丧失了幽默感及对幽默的反应，检查者的诙谐很难引起病人会心的微笑；病人对亲人感情冷淡，亲人的伤病痛苦对病人来说无关痛痒。如：一位住院的女性精神分裂症病人，每到探视日，只关心七旬老母给自己带来什么零食。一次老母在来院的途中跌了一跤，待老母到后，病人接过零食便大吃起来，对母亲脸上、身上的伤痕不闻不问。此外有的病人可出现情感反应在本质上的倒错（情感倒错），如：病人流着泪唱愉快的歌，笑着叙述自己的不幸和痛苦。有的出现对同一人、事、物等产生两种对立的情感，称为矛盾情感。

（四）意志与行为障碍

1. 意志减退　病人在坚持工作、完成学业、料理家务方面有很大困难，往往对自己的前途毫不关心，没有任何打算，或者虽有计划，却从不施行。活动减少，可以连坐几个小时而没有任何自发活动。有的病人自称“我就喜欢在床上躺着”。病人忽视自己的仪表，不知料理个人卫生。如：一位青年男性病人连续3年从来没有换过衣服。另外，有的病人还吃一些不能吃的东西，如肥皂、昆虫、草木等，称之为意向倒错。

2. 紧张综合征　以病人全身肌张力增高而得名，包括紧张性木僵和紧张性兴奋两种状态，两者可交替出现，是精神分裂症紧张型的典型表现。木僵时以缄默、随意运动减少或缺失以及精神运动无反应为特征。严重时病人保持一个固定姿势，不语不动、不进饮食、不主动排便，对任何刺激均不起反应。在木僵病人中，可出现蜡样屈曲和“空气枕头”。木僵病人有时可以突然出现冲动行为，即紧张性兴奋，表现为突然发生的运动性兴奋，病人冲动、不可理解、言语单调刻板。如：病人突然起床砸东西、伤人，无目的地徘徊、动作古怪、作态等，言

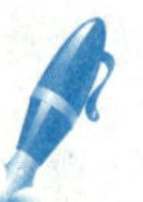

笔记

语联想障碍、内容离奇。

上述思维、情感和意志行为的障碍使病人精神活动与环境脱离、行为离奇、孤僻离群，加之大多不愿意暴露其病态想法，沉醉在自己的病态体验中，自乐自笑，自言自语，周围人无法了解其内心的喜怒哀乐，称之为自闭现象。

（五）临床分型

本病可根据精神分裂症的临床特征将其划分为几个亚型。这种划分的依据偏重于精神病理学，类型与起病和病程经过以及治疗反应、预后有一定关系。常见类型如下。

1. 偏执型　是精神分裂症最常见的一个类型。一般起病缓，多为中年起病。以偏执性妄想为主，常伴幻觉，而情感、意志和言语障碍及紧张症状不突出。病程较稳定，可持续数年，而病人人格、工作能力变化不大，但幻觉妄想症状长期保留。此型自行缓解者少，治疗效果较好。

2. 青春型　多在青春期急性或亚急性起病。病情进展快，多在2周内达到高峰。临床表现为言语量增多、内容荒诞离奇，想入非非，思维零乱甚至破裂；情感喜怒无常、变化莫测，表情做作，好扮鬼脸；行为幼稚、愚蠢、奇特，常有兴奋冲动；病人的本能活动（性欲、食欲）亢进，也可有意向倒错，如：吃脏东西、吃痰、吃大小便等；病人幻觉生动，妄想片断、零乱不固定，内容荒诞与病人的愚蠢行为一致；有时可出现象征性思维。病程发展快，虽可自行缓解，但不持久，易反复。如及时治疗，效果较好。

3. 紧张型　起病较急，大多数起病于青年和中年，病程呈发作性。有明显的精神运动障碍，如紧张性木僵和紧张性兴奋（见临床表现中的紧张综合征），两者单独或交替出现。本型可自行缓解，疗效较其他类型好。目前紧张型在临床上有减少的趋势。

4. 单纯型　占住院精神分裂症病人的1%~4%，青少年起病，起病缓慢、持续进行，表现为日益加重的孤僻、被动、活动减少、生活懒散，情感逐渐淡漠，对生活学习兴趣愈来愈少，对亲友冷淡、行为退缩和日益脱离现实生活。临床主要是逐渐发展的人格衰退，一般无幻觉和妄想，若有也多为一过性。此型早期一般不易被发现，甚至病人会被误认为“不求上进”、“性格不够开朗”或“受到打击后意志消沉”等，较严重时才被发现。此型自动缓解少，治疗效果和预后差。

5. 未分化型　又称混合型。病人有明显的精神症状，如妄想、幻觉、破裂性思维、严重的行为紊乱等，但常存在不止一个类型的精神症状，难以以某个类型为主要临床相，因此是不宜归入以上四型的一种类型。

【诊断】

根据ICD-10的诊断标准，精神分裂症的诊断必须具备以下四条标准。

1. 症状标准　确定无疑有下述症状中至少两项，且并非继发于意识障碍、智能障碍以及情感高涨或低落。

（1）联想散漫或破裂性思维，或逻辑倒错，或病理性象征性思维。

（2）原发性妄想（如妄想知觉、妄想心境），或毫无联系的两个或多个妄想，或妄想内容自相矛盾、荒谬离奇，不需核实即可肯定病理性。

（3）情感倒错或情感不协调。

（4）评论性（或争议性、命令性）幻听，或思维化声，或持续1个月以上、反复出现的言语性幻听或假性幻听。

（5）紧张症状群或怪异愚蠢行为。

（6）意志减退，较以往显著的孤僻、懒散，或思维贫乏，或情感淡漠。

（7）有被动体验，或被控制体验，或被洞悉感，或思维被播散体验。

（8）思维被插入，或被撤走，或思维中断，或强制思维。

笔记

2. 严重程度标准　自知力丧失或不完整，且至少有下述情况之一。

(1) 社会功能明显受损。

(2) 现实检验能力受损。

(3) 无法与病人进行有效的交谈。

3. 病程标准 精神障碍的病期至少持续3个月。

4. 排除标准

(1) 上述症状可肯定排除因脑器质性精神障碍、躯体疾病所致精神障碍及精神活性物质和非依赖性物质所致精神障碍所引起。

(2) 若同时符合精神分裂症与情感性精神障碍的诊断标准,分裂性症状的病程至少长于情感性精神障碍的病程2周以上,方可诊断为精神分裂症。

5. 单纯型精神分裂症诊断依据

(1) 符合精神分裂症诊断标准的第六项症状标准,以思维贫乏、情感淡漠、意志缺乏、社会性退缩等阴性症状为主要临床相。

(2) 起病隐匿,发展缓慢,病程至少2年,渐趋向精神衰退。

(3) 无明显的阳性精神病性症状。

【治疗】

针对精神分裂症的症状,目前多采用药物治疗。支持性心理治疗以及改善心理-社会环境、减少环境中的不良应激,改善人们的心境亦具有重要意义,一般均与药物治疗相结合进行。急性期,以药物治疗为主;慢性期,在用药减量的同时,加强社会心理康复措施。

精神分裂症的首选治疗方法

1. 抗精神病药物治疗 抗精神病药物按作用机制可分为经典药物与非经典药物两类。

(1) 经典药物:又称神经阻滞剂,主要通过阻断D_2受体起到抗幻觉妄想的作用,按临床特点分为高效价和低效价两类。前者以氯丙嗪为代表,镇静作用强,抗胆碱能作用明显,对心血管和肝功能影响较大,锥体外系副作用较小,治疗剂量比较大;后者以氟哌啶醇为代表,抗幻觉妄想作用突出,镇静作用很弱,心血管及肝脏毒性小,但锥体外系副作用较大。这两种药对精神分裂症的阳性症状疗效肯定,但副作用也较多,使用中存在着病人对药物的耐受性和依从性问题。

(2) 非经典抗精神病药物:通过平衡阻滞5-HT与D_2受体,起到治疗作用,不但对幻觉妄想等阳性症状有效,对情感平淡、意志减退等阴性症状也有一定疗效。代表药物有利培酮、奥氮平、氯氮平等。从总体来看,这类药物对精神分裂症的疗效不亚于甚至优于传统药物,最大的特点是副作用小,现已作为治疗精神分裂症的首选药物。

(3) 用药原则:首发或复发病人抗精神病药物治疗力求系统而规范,强调早期、足量、足疗程。一旦明确诊断应及早开始用药,以获得良好的临床缓解。药物应达到治疗剂量,一般急性期治疗应维持2~6个月。有些病人、家属甚至医生过分担心药物不良反应,往往采取低剂量用药,症状长期得不到控制,达不到应有的治疗效果。治疗应从低剂量开始,逐渐加量,高剂量时密切注意不良反应,门诊病人用药剂量通常低于住院病人,一般情况下不能突然停药。

维持治疗对于减少复发或再住院具有肯定的作用。第一次发作维持治疗1~2年,第二次或多次复发者维持治疗时间应更长一些,甚至是终生服药。对于经典抗精神病药物,急性期治疗3~6个月后要逐渐减量。维持治疗的剂量应个体化,一般为急性治疗期剂量的1/2~2/3。

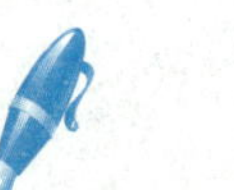

不管是急性期还是维持治疗,原则上单一用药,作用机制相似的药物原则上不宜合用。对于出现抑郁情绪、躁狂状态、睡眠障碍的病人可酌情选用抗抑郁剂、心境稳定剂、镇静催眠药,有锥体外系反应可合用盐酸苯海索(安坦)。

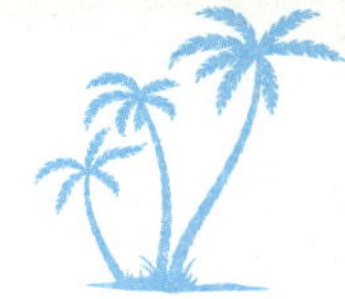

2. 无抽搐电痉挛治疗　运用于木僵、兴奋躁动、有自杀倾向、冲动的病人，效果迅速显著。

3. 心理治疗　心理治疗必须成为精神分裂症治疗的一部分。心理治疗不但可以改善病人精神症状、提高自知力、增强治疗的依从性，也可改善家庭成员间的关系，促进病人与社会的接触。

行为治疗有助于纠正病人的某些功能缺陷，提高人际交往技巧。家庭治疗使家庭成员发现存在已久的沟通方面的问题，有助于宣泄不良情绪，简化交流。

4. 环境和社会心理康复　仅仅让病人消除精神症状是不够的。临床症状消失、自知力恢复，仅达到了临床痊愈的标准。理想状态是，病人恢复了由于疾病所致的精力与体力下降，达到并保持良好的健康状态，恢复原有的工作或学习能力，重建恰当稳定的人际关系。这样才算达到全面的社会康复。

对于临床痊愈的病人，应当给予支持性心理治疗，并协助病人解决家庭和工作环境中的不良心理应激，鼓励其参加社会活动和从事力所能及的工作。对慢性精神分裂症有社会退缩表现的病人，可进行日常生活能力、人际交往技能的训练和职业劳动训练，使病人尽可能保留一部分社会生活功能，减轻残疾程度。

第二节　精神分裂症病人的护理

课堂讨论

【护理评估】

准确而全面的护理评估是护理的前提。由于精神分裂症的主要临床表现是精神活动不协调，而精神活动又不为我们直接所见，所以评估资料一方面要通过向病人亲朋好友询问，更重要的是通过病人的言语、表情、行为获得，还可以从病人的书信、日记、作品中了解。护理评估应该从接触病人即开始，而且应贯穿护理过程的始终。护士在评估过程中不但要努力发现各种精神症状，而且要分析这些症状对病人的影响。如：护士如果在与病人交谈中发现了评论性幻听，就必须进一步了解病人对幻听的感受，以便判断病人可能会采取什么行动，从而制定相应的护理计划，防止各种意外的发生。

（一）健康史及生理功能方面

健康史评估包括现病史、既往史、个人史、家族史。生理功能评估包括生命体征、饮食状况、营养状况、睡眠状况、大小便情况、个人卫生、生活自理情况等方面（具体内容见精神科基础护理章节）。需要注意的是：①精神分裂症病人就诊时通常都是自知力缺乏，住院期间没有家人陪伴，因此，需要在入院时向家属了解；②病人发病时的所有变化都是护士需要关注并设法纠正的内容；③详细了解病前的基本情况和家庭情况有助于心理护理的顺利进行。因此要求护士给予足够的重视。

（二）心理功能方面

1. 病前个性特点　评估病人病前性格特征，是内向还是外向；兴趣爱好；学习、工作、生活能力。

2. 应对方式　评估病人入院前应对挫折和压力的方式、方法。

3. 对住院的态度　是否主动住院，治疗依从性如何。

4. 言谈　包括：①言谈内容是否有语词新作、思维破裂、答非所问、音联、意联、多话、语言贫乏等问题；②言谈速度是否有意念飞跃、思维中断、说话急迫的情形，③言谈组织是否说话绕圈、语无伦次、联想松弛，有无逻辑性或有无离奇荒谬的想法等。

5. 感知觉　评估病人有无感知觉障碍，重点评估有无幻觉，尤其是命令性幻听，幻听出现的时间、频率、内容如何，病人对幻听内容的感受如何，将采取什么反应。

笔记

6. 思维　病人有无思维形式障碍，如思维破裂、思维散漫、思维贫乏、语词新作、逻辑倒错性思维等；有无思维内容障碍，如妄想等。如果病人存在妄想，需要评估妄想的种类、内容、性质、出现时间，涉及范围是否固定，有无泛化的趋势，对病人行为的影响。

7. 情感 可通过病人的客观表现——面部表情、姿势、动作、音调、面色等自主神经反应来判断，也可以通过病人诉说主观体验来判定病人的情感反应，评估病人情感反应与周围环境是否相符、思维是否与情感一致，有无情感淡漠、倒错；如果病人出现情绪低落、悲观，或因精神症状影响出现自杀自伤念头或行为，还需要评估病人的自杀危险。

8. 意志行为 病人意志行为是否减退，行为是否被动、退缩；有无异常行为，如有无违拗、"空气枕头"等现象，有无攻击、自杀、伤人等行为，病人对未来打算如何。

9. 自知力 病人是否承认自己有病及是否配合治疗。

（三）社会功能方面

1. 人际关系 病人人际关系如何，和亲属、朋友、同事、同学或其他人员相处情况等。病人病前对于社会活动是否积极、退缩、回避。

2. 支持系统 家庭成员对病人的关心程度、照顾方式，婚姻状况有无改变，家属对病人治疗的态度如何，是积极寻求治疗还是顺其自然，是过度关注还是无人问津，患病后同事、同学、亲属与病人的关系有无改变，病人家庭经济状况如何等。

3. 生活压力事件及病人的应对情况 评估病人近期生活中是否有考试、结婚、离婚、丧偶、怀孕，工作生活上与人摩擦等压力事件发生。病人采用了什么调适机制或采用了什么方式来应对这些压力，有无滥用酒精或药物的情况。

> **考点提示**
> 精神分裂症的常见护理诊断

【主要护理诊断/问题】

1. 有对他人和对自己施行暴力的危险 与幻觉、妄想、恐慌状态、愤怒反应、精神运动性兴奋等有关。

2. 有自伤、自杀的危险 与罪恶妄想、被控制妄想、命令性幻听、焦虑或抑郁状态等有关。

3. 不合作 与幻觉、妄想、自知力障碍以及药物不良反应有关。

4. 语言沟通障碍 与思维过程改变、紧张性木僵、缄默、对护士不信任等有关。

【护理目标】

1. 病人在住院期间不发生针对自己或他人的暴力行为。

2. 病人不发生自伤和自杀的行为。

3. 病人自知力恢复，依从性得到改善。

4. 病人能学会使用恰当的方式表示自己的意愿，能与他人进行有效的沟通。

> **考点提示**
> 精神分裂症的护理措施

【护理措施】

（一）安全护理

1. 基本要求 保证病人的健康和安全是精神分裂症病人的护理重点，因此必须注意抓好以下几点：①提供安全的诊疗环境；②严格安全管理与检查制度；③准确评估影响病人安全的危险因素（环境的、病人自身的）；④消除和减少危险因素对病人的影响，为病人提供及时的支持和帮助（如心理支持、现实导向等）；⑤帮助病人正确认识自己和周围环境；⑥减少混乱和不安全感，以避免危险的出现或让病人顺利度过危机。

2. 病房的安全管理 做好安全检查工作，保证病人安全，禁止将危险物品带入病房，以防意外发生。危险物品包括：玻璃制品、绳索物品（鞋带、腰带、购物袋等）、皮带、皮鞋、发夹、各种刀具、火柴打火机等。对于危险物品的检查应在病人入院、外出活动返回、探视返回时进行，并在此前向病人家属做好宣教工作。在每日晨间护理时，再次检查床头桌、床下、床垫下、衣物内有无危险物品。病人的碗筷、洗漱用具、换洗衣物等都要集中保管。严格执行安

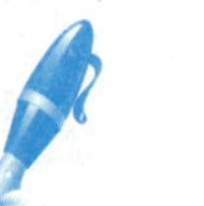
笔记

全检查制度，如病房门窗、锁、桌椅等物品损坏时，及时进行维修。对于护士办公室、病人活动室等地，人走锁门，防止医疗器械成为危险物品、成为病人实施针对他人的暴力行为以及自伤、自杀行为的工具。

3. 严密观察、掌握病情　在日常生活中，护理人员要对每位病人的病情、诊断、护理要点做到心中有数，对于高护理风险的病人做到合理到位地评估。严格遵守分级护理制度，每15~30分钟巡视病房一次。护理过程中加强重点病人、关键环节、特殊时段的护理：做好特护及危重、兴奋等高意外风险病人的安全评估及护理，对于重点病人要做到心中有数，24小时不离视线；同时护理过程中注重探视、急救、医嘱执行及高危药品管理等关键环节；加强晨晚间护理、午间及夜间护士稀少时间段的巡视，确保病人安全，防范病人实施针对他人的暴力行为以及自伤、自杀行为。

4. 护士自身安全　掌握每一个病人的病情，特别是具有伤人倾向的病人情况，进入病房必须两人以上同时进入，尽可能不要背向病人，尽量避免使用刺激病人的言语，避免病人出现攻击行为。

知识拓展

精神疾病病人屡屡上演伤害事件，我国法律将如何处置？

提示：《中华人民共和国刑法》第18条“精神病人在不能辨认或者不能控制自己行为的时候造成危害结果，经法定程序鉴定确认的，不负刑事责任，但是应当责令他的家属或者监护人严加看管和医疗；在必要的时候，由政府强制医疗。间歇性的精神病人在精神正常的时候犯罪，应当负刑事责任。尚未完全丧失辨认或者控制自己行为能力的精神病人犯罪的，应当负刑事责任，但是可以从轻或者减轻处罚。”

来源：覃远生．精神疾病护理学．北京：人民卫生出版社，2013.

（二）生活护理

精神分裂症病人常常沉浸于自己的症状世界里，不知料理生活，个人卫生差，进食不规律，有的病人还会存在睡眠障碍。如果对以上情况不加以重视，不仅病人的需求得不到满足，也会影响到治疗效果。因此，做好精神分裂症病人的基础护理是非常必要的，也是治疗疾病的前提条件（具体内容见第三章第一节精神科基础护理）。

（三）心理护理

精神分裂症病人通常意识清楚、智能完整，取得病人的信任，才能深入了解病情。因此，护士要与病人建立信任关系，提供心理支持，帮助病人认识心理 - 社会因素对疾病的影响，共同探讨解决问题的方法；指导病人学习适应性行为，鼓励病人参加集体活动，增加社会交往，建立正性的人际关系。

1. 与病人建立良好的关系　这是一个难以适当把握的内容，一方面，由于幻觉、妄想及其他异常思维的存在，病人戒备心强，一般的关心难以取得病人的信任；而另一方面，稍微掌握不当，病人又会过度依赖护士甚至把护士当作妄想的对象（钟情妄想），还可能把护士的关心视为另有所图（被害妄想）。因此，要求护士在工作中不断学习，逐渐掌握。在与病人接触时，要注意方式方法，从关心病人的日常生活入手。病人入院后，护士应该主动接待病人，介绍病房环境、生活制度，主动询问病人起居，经常与其交谈，态度诚恳耐心，使病人感到被关心、被重视。

2. 尊重病人的人格，体谅病人的病态行为　对病人的精神症状予以理解接纳，不能嘲笑、歧视病人，在病人的自知力尚未恢复、病态思维尚未动摇之前，对其观点及想法不要批判，理解病人的真实感受。

笔记

3. 恰当地应用沟通技巧　护理人员应耐心倾听病人的诉说，鼓励其用语言表达内心感受而非冲动行为，并作出行为约定。同时，护理人员也应教会病人使用一些语言沟通技巧，正确表达自己的意愿，并能与其他人进行有效沟通。在倾听时不要随意打断病人的谈话，对病人的谈话内容要有反应，适当的时候运用共情，才能更好地理解、帮助病人。当与病人谈话结束时，用简短的话语反馈其所要表达的意思，并给予简单的分析指导，不要说教、指责、否定。

4. 恢复期病人的心理护理 当病人处于恢复期时，病人的自知力逐渐恢复，病态思维开始动摇，此时既是心理护理的很好时机，也可能是病人产生自卑、悔恨、自责情绪并出现自杀、自伤危险行为的关键时间点。此时应该多关心、耐心安慰病人，向病人讲解疾病的相关知识，对其病态思维和行为进行适当的指导分析，但注意不要操之过急，一旦发现病人出现抵触情绪，应立即终止。教导病人出院后要遵照医嘱按时服药，防止复发。帮助病人思考回归家庭、回归社会的相关问题，如工作、学习、婚姻、经济等。

（四）特殊症状的护理

1. 自伤、自杀

（1）自杀危险的评估：评估内容包括病人是否有自杀、自伤行为史、入院前有无重大应激事件、病人的精神症状是否可能导致自杀、自伤行为，如有罪恶妄想的病人，认为自己罪大恶极，只有一死方可谢罪；有的病人在命令性幻听的支配下采取自杀行为；有被害妄想的病人也可能采取自杀行为，以避免受到残酷的“迫害”；严重焦虑病人为了摆脱痛苦而自杀；严重抑郁状态的病人认为活着毫无意义，从而采取自杀行为；恢复期的病人回想发病期间的荒唐言行，羞愧无比也可能自杀、自伤。

（2）密切观察病情：对存在幻觉、妄想的病人，要对其症状类型、内容、频度等做到心中有数，密切观察病人的言语、情绪及行为表现。对有自杀病史、消极言行、情绪低落、自罪自责以及有藏药史的病人，特别是病人的言行突然发生不合常理的变化，如病人突然变得异常安静或异常配合时，更要时刻掌握其行动，给予重点监护，应保证病人 24 小时不离开护士的视线。

（3）适时讨论自杀问题：根据病人的病情和具体情况，有时可与病人讨论自杀问题（如时间、地点、方式、如何获得自杀的工具、自杀的痛苦、自杀对亲人的伤害等），并讨论面对挫折和表达愤怒的方式，这种坦率的交谈可大大降低病人自杀的危险性。

2. 幻觉、妄想状态的护理 幻觉、妄想不仅影响病人的思维和情感，而且有时可以支配病人的意志和行为，干扰日常生活，甚至发生自伤、自杀、出走、伤人、毁物等危险行为，因此护理上要高度重视。

（1）密切观察病情：首先护士要加强护患交流，建立相互信任，了解病人言语、情绪及行为表现和变化，以掌握幻觉、妄想的类型和内容，并评估幻觉妄想对病人行为的影响。

（2）接触技巧：在护理过程中要注意使用恰当的方法，不要轻易否定病人的幻觉妄想，鼓励病人说出幻觉妄想的内容，还应注意不要强化病人的幻觉和妄想。要告诉病人“我相信你听到了这些内容，尽管我没有听到，但我理解你”，“我理解你所说的这些内容，尽管我没有这种感受，但我理解你”。

（3）设法诱导、缓解症状：有的病人会因幻觉妄想而焦虑不安，此时护士应主动询问，适时帮助。根据不同的幻觉妄想内容，设法诱导，缓解症状。如有的病人听到病房门外有人叫他的名字，常在病房门口徘徊，此时可带其出去证实有无声音存在；采用集体进餐或示范进餐的方法，对因幻嗅、幻味而不愿进食的病人会有帮助。在病人幻觉中断期和妄想动摇期，护理人员可以有针对性的向病人讲解关于幻觉妄想的基本知识，并指导病人学会应对幻觉妄想的方法，如寻求护士帮助、看电视、大声阅读、散步、做手工、睡觉等。

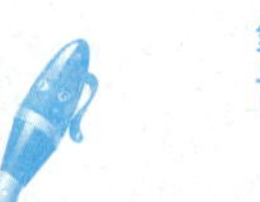
笔记

3. 兴奋状态的护理

（1）病情评估：掌握病人兴奋状态的行为特点、规律和发生极端行为的可能性，评估病

人冲动行为发生的原因、诱发因素、持续时间等。掌握病人出现极端行为前的言行特征，如：言语挑衅、拳头紧握、来回踱步、激动不安等。

（2）有效控制：对于情绪波动较大、冲动行为明显的病人，应安置于重病室，病室保持安静，减少周围的不良刺激；将病人与其他兴奋状态的病人分开安置，以免互相影响。护士在与病人接触时首先要稳定自己情绪，不受病人情绪感染，应和颜悦色、耐心指导，尽量满足病人的合理需求。当病人出现对自己、他人或环境有伤害冲动行为时，护士应沉着、冷静、机智、敏捷，有效地控制病人行为，可以让护士在病人前面分散其注意力，另外的护士从病人后面或侧面给予有效的控制，并及时做好保护性约束。

（3）心理护理：病人的危险行为停止后，要加强对病人的心理疏导，帮助其正确认识自身的疾病症状。指导病人学会正确表达自己的感情和想法，学会控制自己，鼓励病人在控制不了自己时寻求护士的帮助。

4. 木僵状态的护理

（1）安全隔离：为了防止来自其他病人的伤害或者木僵病人突然冲动伤害他人，应将其单独安置，最好安置在单间内，与其他病人隔离开来，室内环境应舒适、整洁、安静。

（2）加强基础护理：做好晨晚间护理，保持皮肤清洁干燥、无破溃，对病人进行口腔护理，及时清理口腔内的积存唾液，防止吸入性肺炎。必要时可遵医嘱给予鼻饲饮食或静脉输液，以保证机体需要。同时注意病人的冷暖，盖适宜的被子，防止躯体并发症的发生。

（3）适当的沟通：木僵状态的病人多意识清楚，对外界事物能正确感知，木僵缓解后可回忆。因此，护理人员在护理病人时，应与病人进行适当的言语交流，传达关怀，为今后的心理护理打下基础。同时在护理工程中，还应注意保护性医疗制度，不可在病人面前谈论不该让病人知道的内容。

（4）密切观察病情：木僵状态的病人，有时会突然出现短暂的紧张冲动、伤人等行为，因此应注意观察病情变化，及时采取措施，保证安全，同时还应防止木僵病人被其他病人伤害。

（五）治疗的配合与护理

创造良好的治疗环境，保证治疗的顺利进行，促进病人遵从医嘱完成药物治疗。严密观察病情和治疗反应，为医疗处理提供依据。另外，配合医生完成对病人的心理治疗、行为治疗等，帮助病人学习健康的适应性行为方式，促进病人成长。

（六）健康指导

精神分裂症是一种用药时间长、复发率很高的疾病，正确的健康指导对于防止复发、回归社会十分重要，必须认真对待。

1. 向病人及家属提供有关精神分裂症疾病和治疗的知识，让其明白治疗和维持治疗的重要性，积极配合治疗。
2. 教会病人和家属认识相应药物的作用、副作用、使用方法、保管方法。
3. 教会病人识别疾病复发的先兆症状和怎样预防复发。
4. 教会病人及家属应对各种危机（如自杀、冲动）的方法及精神病人的家庭护理。
5. 指导病人进行回归家庭、回归社会的各种心理 - 社会康复训练。
6. 指导家属正确认识、正确对待病人。

【护理评价】

1. 病人是否有意外事件和并发症的发生。
2. 病人是否能够控制自己的情绪和行为，能否用恰当的方式控制和表达自己的情绪。
3. 病人自知力是否恢复，依从性是否改善。
4. 病人的生活技能和社会交往技巧的恢复情况如何。

（樊惠颖）

笔记

目标测试题

练习与思考

1. 精神分裂症的临床表现?
2. 精神分裂症的护理诊断和护理措施有哪些?

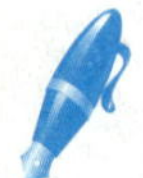

笔记

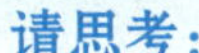

第七章　心境障碍病人的护理

扫一扫，知重点

导入案例与思考

一女性，28岁，已婚，公务员，中专文化。4年前无明显诱因逐渐出现话多、活动增多、言语夸大。业余时间不顾父母的反对参加了英语学习班，声称自己要上大专、本科、研究生，并打算出国。上班期间，置自己的工作于不顾，跟着领导一起检查工作。广交朋友，热心助人，情绪高涨，常对同事讲"终于看到了生命的阳光"。怀孕生子后因担心孩子奶水不足逐渐出现心情不好、自责、自卑，认为能力不如人，不能照顾自己的孩子，活得没意思，不如吃药死了好。生活上懒散、被动，终日以泪洗面，不料理个人卫生，睡眠差，早醒，醒后难以入眠，食欲明显减退。

请思考：

1. 她怎么了？生病了吗？生的什么病？
2. 如何对这位女性进行护理？

第一节　概　　述

心境障碍（mood disorders），又称情感障碍（affective disorders），是以心境（情感）明显而持久的改变（高涨或低落）为主要临床特征，并伴有相应的思维与行为异常改变的一组精神障碍。此类精神障碍有反复发作的倾向，间歇期精神基本正常，许多心境障碍病人同时存在其他精神和躯体障碍。鉴于正常的情感状态位于两种截然不同的极端情感（抑郁和躁狂）之间，而抑郁 - 正常 - 躁狂状态之间并无绝对的界限，因此心境障碍可分为单相和双相（兼有抑郁发作和躁狂发作）两种。心境障碍已成为我国患病率最高的精神病之一。首次发病年龄多在16~30岁之间，15岁以前和60岁以后初发者少见。心境障碍的患病率女性比男性高2~3倍，但双相障碍的男女患病率几乎相等。

【病因和发病机制】

心境障碍的病因学理论大多集中在遗传学、生化学和心理社会学等几个领域。

1. 遗传因素　家系研究揭示，心境障碍病人有家族史者为30%~41%，双相心境障碍的遗传倾向比单相更明显。同卵双生比异卵双生的患病率高。上海精神卫生中心的资料表明，病人有精神疾病家族史者高达41.8%，病人一级亲属中患本病的占5.8%。国外有研究证

笔记

实心境障碍病人的一级亲属中患本病的概率平均为14%,二级亲属为4.8%。遗传因素占很重比例,但遗传方式尚不清楚。

2. 生化因素 目前大量科研资料提示中枢单胺神经递质的变化和相应受体功能的改变及神经内分泌功能失调者,可能与心境障碍的发生有关。心境障碍研究者提出了以下学说:5-羟色胺(5-HT)学说、去甲肾上腺素(NE)学说、多巴胺(DA)学说及γ-氨基酸(GABA)学说。许多研究发现,心境障碍病人有下丘脑-垂体-肾上腺轴、下丘脑-垂体-甲状腺轴、下丘脑-垂体-生长素轴等激素异常改变。

3. 心理社会因素 心理社会因素与心境障碍尤其是抑郁症关系密切,92%的抑郁症病人发病前有诱发的生活事件。英国剑桥大学Paykel发现人们在经历一些可能危及生命的生活事件后6个月内,抑郁症发病危险系数增加6倍,提出负性事件,如丧偶、离婚、失业等均可导致抑郁症的发生。经济状况差、社会阶层低下者、女性更易患本病。

4. 人格障碍和认知偏见 心境恶劣病人常有人格障碍,常过分依赖他人的赞扬和承诺来肯定自己,当这种过分涉及他人的人际关系萎缩或终止时,病人即产生抑郁。此外病人常有从早年发展起来的基本认知框架障碍或思维功能障碍,这也是导致病人产生抑郁的重要原因。

【临床表现】

考点提示

心境障碍的临床类型和临床表现

(一)躁狂发作

躁狂发作(manic episode)病人一般存在所谓的“三高”症状,即思维奔逸、情感高涨和精神运动性兴奋。

1. 思维奔逸 思维奔逸是一种兴奋性的思维联想障碍。病人思维联想速度明显加快,言语增多,语速加快,大脑反应快捷,口若悬河,高谈阔论,但讲话内容肤浅,凌乱无意义,可出现音联或意联,话题常随境转移。如:医生问病人:“你姓什么?”病人答:“我姓张,张口结舌真难看,看看仔细,洗澡睡觉……”病人问医生:“你姓什么?”医生答:“粟。”病人说:“西米,西米,东西南北,东风压倒西风,帝国主义和一切反动派都是纸老虎。”

2. 情感高涨 情感高涨是躁狂症的主要原发症状。如:病人刘某,某日去晨练,直到下午才回家,表现异常兴奋,话多,滔滔不绝,说看上一位饭店老板,要嫁给他。病人表现为喜悦、乐观、热情、兴高采烈、洋洋自得、感到生活绚丽多彩,讲话时眉飞色舞,表情生动,具有一定的感染力,常引起周围人的共鸣,这是躁狂症的典型症状。但是,这种情感的高涨不一定是很稳定的,病人也可能转向为易激惹。如:病人刘某结交了一位男友,和男友相处几天后,无故大发脾气,说男朋友不会说话,不会照顾她,将其骂走。

3. 精神运动性兴奋 精神运动性兴奋表现为病人精力异常旺盛,整日忙碌不停,爱管闲事,好打抱不平,为人热情,对素不相识者一见如故,好开玩笑,说俏皮话,做事虎头蛇尾,有始无终,行为轻率,有时任意挥霍钱财,购买东西送给陌生人。病人活动增多,睡眠减少,但精力充沛,不觉得疲倦。

4. 躯体症状和其他症状

(1)躯体症状:病人自知力受损,自我感觉良好,极少述说身体不适,但仔细观察可发现病人常面色红润、双目有神,且有心率加快、瞳孔轻度放大等交感神经功能兴奋症状。另外,病人体力消耗过度,多有体重降、。睡眠需要减少、入睡困难。

(2)其他症状:躁狂发作极为严重时,病人呈明显兴奋状态,表现为活动紊乱而毫无目的或方向性,常伴有攻击行为。也可出现意识障碍、错觉或幻觉及思维不连贯症状,临床上称为谵妄性狂躁(delirious mania)。

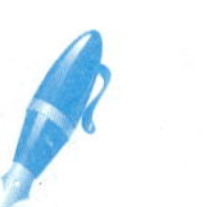

笔记

(二)抑郁发作

抑郁发作(depressive episode)病人的主要特征是抑郁心境或兴趣丧失,或缺乏愉快体

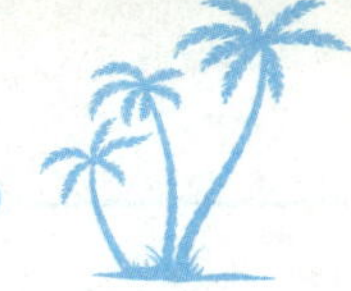

验，其典型症状是"三低"症状，即思维迟缓、情感低落和精神运动性抑制。

1. 思维迟缓　思维迟缓是一种抑制性的思维联想障碍。病人的思维联想过程受到抑制，联想困难、反应迟钝、自觉脑子不好使、主动性话语少、思考问题吃力、语速减慢、在回答问题时反应缓慢或不愿意回答。病人有强烈的"脑袋变迟钝了"的感觉，并感觉苦恼。

2. 情感低落　超过90%的抑郁发作病人有此表现，是特征性症状。病人王某，其丈夫反映她2个月前有心事、闷闷不乐，做事没精打采，说话反应慢，近1个月来，除了做饭就在床上躺着，也不看电视，还说活着没意思。今早回来拿忘带的东西，发现她正在系绳子准备上吊。抑郁发作病人感到情绪低落，悲伤，无望，郁闷，兴趣丧失，度日如年，痛苦难熬，说自己心情不好、高兴不起来、活着没意思。自杀观念和行为是抑郁症病人最严重而危险的症状，也是其主要死亡原因，要尤为引起注意。

知识拓展

导致自杀最主要的原因是什么？

是失恋、破产、家庭不幸吗？不是，答案是抑郁症。抑郁自杀构成所有自杀的1/2~2/3，是抑郁症最危险的症状。全世界每年至少有50万人死于自杀。在自杀者中10%~40%患有精神疾病，其余大多是在精神困扰下发生。与精神障碍相关的自杀死亡者中，50%~70%患有抑郁性疾病，而自杀死亡率可达12%~60%。在国外，自杀前患有各种精神障碍者高达90.1%，其中以抑郁症自杀最常见，比一般人群高33.4倍。近年来国内抑郁症自杀发生率为31.6%~51.1%。

来源：覃远生．精神疾病护理学．北京：人民卫生出版社，2013.

3. 精神运动性抑制　精神运动性抑制一般指意志活动量明显减少。抑郁发作病人表现出兴趣丧失和精力缺乏。主动性活动明显减少，生活被动，不愿参加外界活动，回避社交场所。病人有明显的精力缺乏，感到疲乏无力，不愿工作甚至活动，病情严重者生活也懒于料理，再发展则不语不动，可达木僵程度。

4. 躯体症状和其他症状

(1) 躯体症状：睡眠紊乱、食欲紊乱、性功能减退、精力丧失，有非特异性躯体症状如疼痛、周身不适、自主神经功能紊乱等。

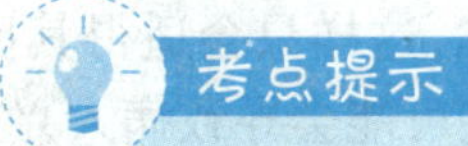

抑郁发作病人情绪低落的规律

老年抑郁症症状

(2) 其他症状：大部分抑郁症病人有睡眠障碍，早醒和夜间易醒最为突出，较平时早2~3小时。部分病人表现为入睡困难或睡眠增多。病人的情绪可能会陷入晨重暮轻（即情绪在晨间加重。病人清晨一睁眼，就在为新的一天担忧，不能自已，在下午和晚间有所减轻）的循环。

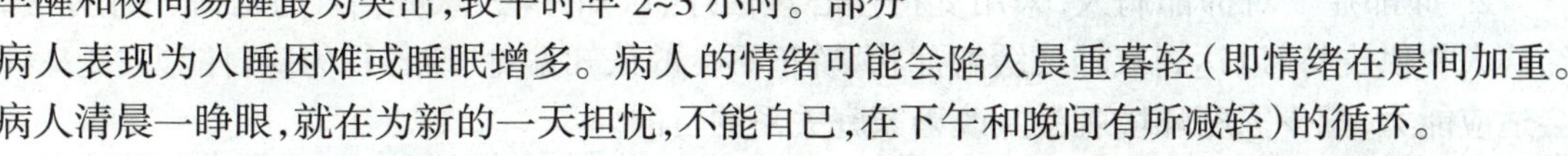

（三）双相心境障碍

双相心境障碍（bipolar disorder）指发病以来，既有躁狂或轻躁狂发作、又有抑郁发作的一种心境障碍。典型的表现是病人的心境在极端高涨（躁狂症或轻躁狂）和极端低落（抑郁症）之间交替或循环出现，也可以混合方式同时出现。一般呈发作性病程，每次发作后进入精神状态正常的间歇缓解期，大多数病人有反复发作倾向，部分可有残留症状或转为慢性。

典型发作表现为发作性病程，间歇期正常。躁狂发作时，情感高涨，言语增多，活动增多，即协调性精神运动性兴奋；抑郁发作时，情绪低落，思维迟缓，活动减少等，即协调性精神运动性抑制。如：英国首相丘吉尔就曾受到双相障碍（躁郁症）的困扰。

笔记

【诊断】

心境障碍的诊断主要根据临床表现及病程特点，目前尚无可靠的实验室诊断指标。国内外制定的诊断标准如ICD-10、DSM-IV、CCMD-3等，目前被普遍采用。此外，为了便于观察和比较，临床上常使用一些评定量表作为辅助手段，如暴力危险因素筛查评估表、Bech-Rafaelsen躁狂量表(BRMS)、Hamilton抑郁量表(HAMD)等。

病人如有三高三低症状即可考虑为心境障碍。如有三高症状，则为躁狂症，如有三低症状则为抑郁症，如出现三高三低交替症状，则为双相障碍。

1. 症状标准

(1) 情感高涨或易激惹：对个体来讲已达到肯定异常的程度。

(2) 思维奔逸：言语增多、语速增快、言语急促、联想加快或意念飘忽的体验。

(3) 意志增强：精力充沛、不感疲乏、活动增多、难以安静，或不断改变计划和活动。

(4) 情感低落：情绪低落、兴趣丧失、无愉快感。

(5) 思维迟缓：联想困难或自觉思考能力下降。

(6) 意志减退：精力减退或疲乏感，精神运动性迟滞。

前三条用于诊断躁狂症，后三条用于诊断抑郁症。

2. 严重标准

(1) 严重损害社会功能，或给别人造成危险或不良后果，适用于躁狂症。

(2) 严重影响生活，给本人造成痛苦或不良后果，有自杀倾向，适用于抑郁症。

3. 病程标准　符合症状标准至少已持续1周或严重到直接入院。

4. 排除标准　此种发作不是由于使用精神活性物质或任何器质性精神障碍所致。

【治疗】

心境障碍目前还无法根治，但通过各种治疗可以减轻或缓解症状，减少并发症及病死率，逐渐恢复其社会功能。对心境障碍的病人应该识别其素质性和触发性因素，提倡早发现早治疗。主要治疗包括心理治疗、药物治疗和电痉挛治疗。

(一) 心理治疗

1. 躁狂症　对躁狂症病人不可直接告诉其患有此症，由于病人本人往往有很强的易激怒性，一旦别人说话不当，他就会更加狂躁不安。当他在说话时，表现出兴奋或滔滔不绝时，要慢慢引开话题，绕过壁垒，让他心平气静。最好不要试图说服病人端正态度、让他明白自己想法的不正确，这样只会适得其反。因此，要抓住病人的心理，从自身出发，留意言语，杜绝或者更换那些可能会导致病人兴奋的言辞。此外，这类病人由于神经过度亢进，经常会无故地兴奋，睡眠时间少，精力旺盛，因此可以安排一些合理、有意义的活动，引导病人把过盛的精力运用到正性活动中去。

2. 抑郁症　对抑郁病人，采用支持性心理治疗、认知疗法、家庭治疗等心理治疗方法，给病人提供支持，以达到减轻或缓解症状、矫正不良的认知偏见、改善行为应付能力、提高社会适应能力、减少家庭环境刺激及改善家庭关系的目的。

(二) 药物治疗

1. 锂盐或丙戊酸钠　锂盐是治疗狂躁症的首选药物。锂盐的有效率达80%左右，起始剂量为250mg，2~3次/日，以后逐渐增加剂量至常用治疗量，通常为1~2g/d，此时血锂浓度为0.8~1.2mmol/L。由于锂盐见效较慢，对于急性期病人兴奋期冲动明显者，常需合用抗精神药物如氯氮平、氯丙嗪、利培酮等，以迅速控制症状，待兴奋症状控制后，即可减量以至停用抗精神病药。当急性狂躁发作控制后，应继续服用锂盐6~12个月，以维持治疗，维持量约为有效治疗量的一半，为500~1200mg/d，分次口服，血锂浓度维持在0.4~0.8mmol/L为宜。丙戊酸钠(美国使用肠溶性缓释剂双丙戊酸)，在锂盐治疗无效、对锂盐过敏或不能耐受锂盐的副作用，可选用丙戊酸钠或卡马西平。

考点提示

抗抑郁药物的起效时间

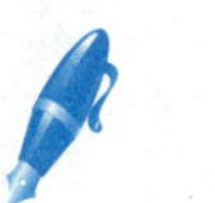

笔记

2. 5-羟色胺再摄取抑制剂（SSRI）　新一代抗抑郁药，不良反应少且轻微，病人耐受性好，使用方便和安全，由于SSRI的半衰期都较长，大多在18~26小时，每日只需服药一次。维持治疗量可采用急性期治疗量，维持治疗时间至少为2~3年。几乎所有抗抑郁药需治疗2~3周才开始起效，如用药6~8周无效时，应考虑换药，三环类抗抑郁药与单胺氧化酶抑制剂副作用较明显已很少使用。多次复发者主张长期维持治疗。对双相障碍抑郁发作的病人，抗抑郁药不能防止病人从抑郁转向狂躁发作，甚至有可能促发狂躁发作，故对此类病人宜用心境稳定剂即抗躁狂药物作为预防复发的药物。

3. 提高病人对药物治疗的依从性　在心境障碍治疗的最初一年中，超过50%的病人不能遵医嘱服药。针对不遵医嘱服药的病人，心理健康教育和干预能提高心境障碍病人的治疗依从性，改善临床症状及社会功能。

（三）无抽搐电痉挛治疗

对于严重兴奋躁动或重性抑郁伴妄想、自杀、拒食的病人，或药物治疗不佳时，可选择无抽搐电痉挛治疗。无抽搐电痉挛治疗的作用机制可能与药物相同，即纠正中枢神经递质的代谢异常。在有严密监控措施的情况下可单独应用或合并药物治疗，一般隔日一次，4~12次为一个疗程。若合并药物治疗，应减少给药剂量。

第二节　心境障碍病人的护理

一、躁狂发作病人的护理

【护理评估】

（一）健康史及生理功能方面

1. 家族史　评估病人家属是否患有此病。

2. 成长史　评估病人是否有触发患病的事件，如患有疾病、升学、就业等。

3. 生活史　评估病人的生活习惯是否异常，如忙碌程度、特殊嗜好、生活自理状况等。

4. 生理功能　评估病人是否有交感神经亢进的症状，如食欲增加、性欲亢进、睡眠需求减少等。

（二）心理功能方面

1. 情感状态　病人是否表现为不同程度的病态喜悦，自我感觉良好，情感高涨。

2. 思维状态　病人是否表现为联想过程加快，话语增多，表达内容丰富多彩，但主题极易随境转移。

3. 行为状态　病人是否表现为活动明显增多，整日忙碌，但常常有始无终，虎头蛇尾。

（三）社会功能方面

评估病人的家庭环境、经济状况、受教育情况、工作环境及社会支持系统。病人的社交能力、应对方式、与家人的关系及家属配合情况等。病人是否有社交活动明显增多、爱管闲事、做事随心所欲、不顾后果的情况。

【主要护理诊断/问题】

1. 有对他人和对自己施行暴力的危险　与失去正常的控制能力、易激惹有关。

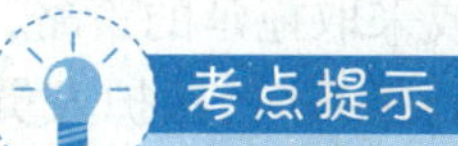

躁狂发作病人的护理问题

2. 营养失调：低于机体需要量　与精神运动性兴奋及体力过度消耗有关。

3. 睡眠型态紊乱　与精神运动性兴奋有关。

【护理目标】

1. 病人不发生自伤、伤人毁物行为。

笔记

2. 病人保证足够的营养。

3. 病人的睡眠质量得到改善。

【护理措施】

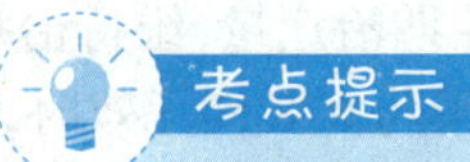

躁狂发作病人的护理措施

1. 安全护理

（1）提供安全、安静的病室环境：避免拥挤、嘈杂及强光刺激，清除所有危险品，病房内家具宜少而实用，避免病人用其当作攻击性武器。

（2）预防和处理病人的暴力行为：密切观察，及时发现病人暴力行为的先兆，如紧握拳头、表情紧张、敌视、急躁、言语威胁、来回走动等，应予以积极的干预，如将病人带到一个安静的房间，清除所有的危险品，鼓励病人用言语表达、发泄其愤怒，或以适当的方式发泄其情绪，如拍打枕头、沙袋等。当病人的行为无法控制时，要以坚定的语气制止病人的行为，如仍无效，应采取身体约束的方式协助病人控制自己，如穿约束衣或将病人的四肢约束于床上，注意约束带的松紧度，不能伤及病人的四肢。在约束时，病人常有反抗，护理人员应坦诚、温和、耐心地与病人交谈，告之其约束的目的。必要时遵医嘱给予病人抗精神药物以迅速控制其症状。

2. 建立良好的护患关系　护理人员应尊重、关心病人，对病人态度和蔼，不用刺激性语言激惹病人，以诚恳、稳重的态度接纳病人。

3. 生活护理

（1）饮食护理：病人由于精神运动性兴奋，忙碌不停，体力消耗大，又无暇用餐，因此容易造成营养物质及水分的摄入不足。护理人员应为病人选择高热量、富含维生素、容易消化的食物，督促病人进食及饮水。对极度兴奋躁动、不能安静进食者，应注意预防噎食的发生。

（2）睡眠护理：病人精力异常旺盛，活动明显增多，睡眠需要减少，体力消耗较大，故应保证病人充分的睡眠。应该指导病人避免在睡前喝浓茶或咖啡、不宜进行长时间谈话、可热水沐浴或遵医嘱给予安眠药物。

（3）加强个人卫生护理：督促、引导病人保持个人卫生，注意仪表整洁。

4. 治疗的配合与护理

（1）用药护理：病人常由于自知力缺乏而拒绝服药，护理人员应在病情允许的情况下对病人进行健康教育，告诉其遵医嘱服药的重要性，督促病人按时服药，并密切观察病人用药后的反应，如出现副作用，应立即通知医生。

（2）鼓励病人参加集体活动：安排和鼓励病人参加适宜的集体活动，将过盛的精力以可接受的方式发泄出来，在活动中给予病人适当的鼓励和肯定。

（3）帮助病人管理好财物：病人由于精神运动性兴奋、夸大观念的影响，常在经济上表现为慷慨大方，随意购物或将物品馈赠他人，护理人员应帮助病人管理好财物，以免造成其权益损失。

5. 心理护理　护理病人时应充满爱心、耐心、宽容心和诚心。注意说话的语气应温和，不要责备和羞辱病人。对病人的过激言行不争辩，但也不轻易地迁就病人。不能参与病人的高谈阔论，以免加重病情。对于病人的挑剔、好提意见及要求多，应分析其合理性，对不合理要求给予适当限制，或采取拖延的策略，对合理要求给予满足或部分满足。当病人在工作人员之间搬弄是非，进行挑拨时，医护人员应团结一致、冷静处理。逐渐教会病人克服急躁情绪及处理压力的方法，鼓励病人在无法控制其行为时积极寻求医护人员的帮助。

6. 健康指导　很多躁狂症病人对所患疾病缺乏了解，有些病情好转出院后即不再坚持服药。疾病知识的缺乏是影响疾病康复、巩固治疗和预防复发的不利因素。因此，做好病人及其家属的健康指导尤为重要。护理人员应使用通俗的语言耐心讲解躁狂发作的病因、临床特征、治疗方法、用药不良反应的观察、复发先兆症状的识别等方面的知识，讲解保持健康

笔记

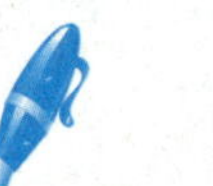

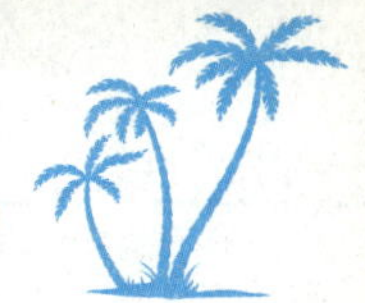

稳定的情绪、合理的营养、充足的睡眠对疾病恢复的作用，使病人真正获得对自己健康的主动权，并鼓励家属做好监督和协助。

【护理评价】

在执行护理措施后，评价每个护理目标是否实现。对部分实现或未实现的原因进行探讨，找出问题所在，重新修订护理计划或护理措施。

1. 病人是否能控制自己的情绪，不发生自伤、伤人毁物的行为。
2. 病人营养状况是否改善。
3. 病人是否能维持正常睡眠。

二、抑郁发作病人的护理

【护理评估】

（一）健康史及生理功能方面

1. 家族史　评估病人家属是否患有此病。
2. 成长史　评估病人是否有触发患病的事件，如家庭学校教育、就业、结婚、生育等。
3. 生活史　评估病人是否处在易感生理阶段（老年、女性更年期），病人生活自理程度如何。
4. 生理功能　评估病人的生理功能是否表现为抑制，如疲乏无力、心悸、胸闷、食欲减退、体重下降、性欲减退等。

（二）心理功能方面

1. 情感状态　评估病人是否兴趣减退或丧失，有无愁眉不展、唉声叹气、悲观绝望、哭泣流泪、自罪感、负罪感等。
2. 思维状态　评估病人是否有反应迟钝、主动性言语减少、思考问题困难。
3. 行为状态　评估病人是否有不愿参加平素感兴趣的活动，有无懒于生活料理及不顾个人卫生，有无自杀的消极企图、自杀自伤的行为。

（三）社会功能方面

评估病人的家庭环境、经济状况、受教育情况、工作环境及社会支持系统。病人的社交能力、应对方式、与家人的关系及家属配合情况等。病人是否有不愿与人交往、学习工作效率下降的情况。

【主要护理诊断／问题】

1. 有自伤、自杀的危险　与自责自罪、消极的自我信念有关。
2. 营养失调：低于机体需要量　与食欲缺乏有关。
3. 睡眠型态紊乱　与严重抑郁有关。

考点提示

抑郁发作病人的护理问题

【护理目标】

1. 病人无自杀、自伤行为，在出现自杀念头时能主动向医护人员寻求帮助。
2. 保证病人得到足够的营养摄入。
3. 病人的睡眠质量得到改善。

【护理措施】

1. 安全护理

（1）提供安全的环境：病房光线应充足、明亮，减少噪音的干扰，家具应简洁、固定，遵守安全管理的相关规定，定期清查危险物品，防范自杀事件的发生。

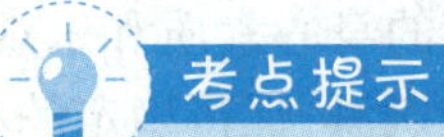

考点提示

抑郁发作病人的护理措施

笔记

（2）密切地观察病情，及早发现自杀先兆：应将有自杀企图的病人安排在便于观察的病室内，不能单独居住。密切观察病人表现，其活动范围应在护理人员的视线范围内，加强巡视，认真交接班，做好危险品的管理，及时发现自杀先兆，如病人流露出自杀意图、将物品送人、书写遗嘱、情绪突然转好等。此类病人必要时应专人陪护。鼓励病人在出现自杀意念时立即向工作人员寻求帮助。

2. 建立良好的护患关系 护理人员应尊重、理解和支持病人，鼓励病人诉说自己的想法和感受，护理人员应耐心地倾听，不随意打断病人，也可用沉默的方式来陪伴病人，以增加病人的安全感。

3. 生活护理

（1）饮食护理：病人常有自责、自罪、食欲减退，故常有拒食现象，护理人员应了解其拒食原因，想方设法劝其进餐。如病人认为其不配进食或只能吃剩饭时，可将饭菜混合，看似剩饭，全部吃下。对坚决拒食者，必要时可鼻饲流质饮食。

（2）睡眠护理：为使病人夜间睡眠，白天应鼓励其下床活动，尽量不卧床。临睡前禁饮浓茶、咖啡，可进食少许点心或热牛奶，热水沐浴。对于失眠的病人可遵医嘱给予安眠药物。

（3）协助病人完成个人照料：护理人员应耐心地督促或协助病人完成个人照料，如按时洗脸、洗脚，定期沐浴、理发、更衣、整理被褥，女性病人月经期的卫生料理等。护理中应尽力督促病人自己完成，以免其形成依赖。对病人的进步，应及时给予表扬和鼓励。

4. 治疗的配合与护理

（1）药物护理：督促病人按时服药，严防囤积药物用以自杀。密切观察疗效及不良反应，出现副作用应立即通知医生。

（2）无抽搐电痉挛治疗：如病人需进行无抽搐电痉挛治疗时，应做好治疗前的准备及心理护理，消除病人的紧张、恐惧情绪。治疗中与医生密切配合，保持呼吸道通畅等。治疗后密切观察病人情况，注意病人安全，及时做好记录。

（3）鼓励病人参加集体活动：初期适宜参加简单、易完成、有趣味性的活动。最终能主动参与到集体活动中来，帮助病人在集体活动中与病友友好交往，引导病人关注周围及外界事物，转移病人的注意力，使其逐渐获得自尊、自信与成就感，恢复其社会功能。

5. 心理护理 在良好的护患关系基础上，鼓励病人诉说其想法和感受，帮助病人理解目前存在的问题是由于负性认识导致了情绪抑郁和焦虑，从而出现了负性行为，三者互相加强，形成了恶性循环。要想改善抑郁情绪，必须纠正负性认识及负性的自我评价，帮助病人理性地看待自己。教会病人运用正确的应对方式来处理压力，合乎现实的期望能使病人发现自己的潜力，改善思考能力，减少疲劳感，增强自信并获得正性认识。

6. 健康指导 抑郁症病人病情好转后，非常渴望获得疾病的相关知识，病人家属也希望了解照顾和帮助病人的有关知识。因此，护理人员应耐心做好病人和家属的健康指导工作。

（1）使用通俗易懂的语言，向病人及其家属讲解抑郁症的发生、发展、治疗、预后等相关知识，使其对抑郁症有更全面的认识。

（2）由于抗抑郁药的副作用较大，且出现在药效前，使很多病人不愿服药，因此有必要使病人了解坚持药物治疗的重要性，讲解常见的药物不良反应和处理的方法。

（3）向病人及家属讲解抑郁症复发时可能出现的先兆表现，如睡眠不佳、情绪不稳、烦躁、疲乏无力等，教会其尽早识别复发症状，及时就医，并嘱病人即使病情稳定，也要定时门诊复查，在医生的监护和指导下服药，巩固疗效，不可擅自加药、减药或停药。

（4）注意培养健康的身心素质和乐观积极的生活态度，生活要有规律，积极参加社会文化、娱乐活动，避免精神刺激，保持稳定的心境。

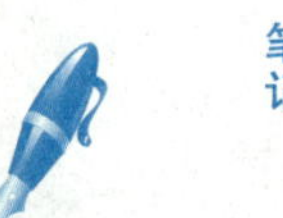
笔记

【护理评价】

1. 病人消极情绪是否得以改善，无自伤、自杀行为。

2. 病人营养状况是否得到改善。
3. 病人是否能维持正常睡眠。

三、双相障碍病人的护理

对于双相障碍的病人，护士应根据病人当时所处的是躁狂状态还是抑郁状态来进行护理。须注意的是，双相障碍、混合状态的病人有可能从某一相迅速转为另一相，护士应密切观察病情变化，一旦出现躁狂相和抑郁相交替，及时调整护理（具体详见前两节）。

（樊惠颖）

练习与思考

目标测试题

1. 心境障碍的临床表现是什么？
2. 心境障碍的护理问题及护理措施有哪些？

笔记

第八章　神经症病人的护理

扫一扫，知重点

导学案例与思考

病人，女性，55 岁，某医院退休护士长。平时酷爱清洁。在得知自己的儿媳妇患了甲型肝炎后出现反复洗手现象，病人总感觉手脏，每次洗手历时数十分钟，直到感觉干净为止。可是每隔几分钟至数十分钟，又感觉手脏，不得不再次洗手。后发展到家里的窗户、地板亦必须天天反复擦洗，要是不擦洗，即感到浑身不自在。病人明知自己的这些行为没有必要，却又不能控制，为此痛苦、苦恼而求医。

请思考：

1. 该病人的行为正常吗？
2. 就病人的行为采取哪些护理措施？

神经症（neuroses），旧称神经官能症，是一组以焦虑、恐惧、强迫、疑病或神经衰弱症状等为主要表现的精神障碍的总称。神经症是国内外公认的一组高发疾病，据国外统计，神经症的患病率约为 5%，我国（1982 年，12 个地区）精神疾病流行病学调查统计，神经症的总患病率为 22.21‰。本病多见于女性。

根据 ICD-10 的分类标准，神经症包括：恐惧症、焦虑症、强迫症、分离（转换）性障碍、躯体形式障碍、神经衰弱等。

虽然临床上各类神经症的主导症状、发病机制、病程转归、治疗方法不尽相同，但它们却具有下列共同特征：①病人病前多有一定的素质和人格基础；②起病多与心理 - 社会因素有关；③症状没有相应的器质性病变基础；④无精神病性症状，如幻觉、妄想等；⑤自知力完整，主动求医；⑥社会功能相对完好；⑦病情多迁延，可反复发作。

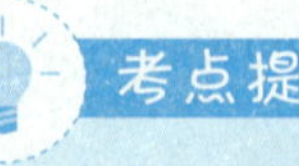

神经症的共同特征

第一节　恐惧症病人的护理

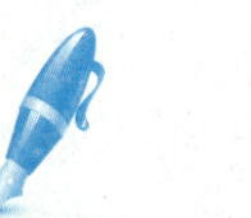

笔记

一、概述

恐惧症（phobia）是一种以过分和不合理地惧怕某种客观事物、情境或与人交往时产生

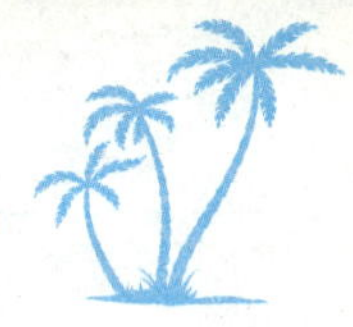

异乎寻常的恐惧和紧张为主要表现的焦虑障碍，常伴有明显的自主神经症状。根据 1982 年我国精神疾病流行病学调查，在 15~59 岁居民中恐惧症的患病率为 0.59‰，占神经症的 2.7%；1988 年 Regier 在美国 5 个医疗规划区调查显示，恐惧症的终身患病率为 12.5%。女性较男性多见。

【病因及发病机制】

目前恐惧症的病因尚未明了，有研究表明，恐惧症可能与下列因素有关。

1. 遗传因素　Crowe（1983 年）等的家系调查结果及 Torgersen 等双生子研究结果表明，广场恐惧症具有家族遗传倾向，某些特定的恐惧症亦有明显遗传倾向，如血液恐惧症、注射恐惧症等。

2. 生化因素　Tancer 的研究发现约 50% 的社交恐惧症病人，在出现恐惧反应的同时有血浆肾上腺素含量升高，提示本症可能与去甲肾上腺素功能失调有关，而惊恐发作则无此现象。

3. 心理 - 社会因素　19 世纪初，美国著名心理学家和行为主义理论创始人 Watson 用条件反射理论解释了恐惧症的发生机制，认为某些无害事物或情境与令病人害怕的刺激反复同时出现形成条件反射，成为病人恐惧的对象而引起焦虑情绪反应。为减轻这种焦虑情绪，病人采取某种行为加以回避，而正是这种回避行为加强恐怖反应条件化。精神分析理论则认为，某种特定的恐惧来源于病人内心对某种攻击性或侵犯性意向的禁止和恐惧，通过运用代替的防御机制，使内心的恐惧转向某些外界事物，以缓解内心的冲突。此外，本症与病人病前的素质和个性基础有关，恐惧症病人病前性格多为胆小、害羞、被动、依赖、容易紧张和焦虑等。

【临床表现】

1. 场所恐惧症　场所恐惧症（agoraphobia）又称广场恐惧症、旷野恐惧症、幽室恐惧症等，是恐惧症中最常见的一种，约占 60%。主要表现为对某种特定环境如高空、广场、拥挤的公共环境或密闭的场所等的恐惧。如：病人害怕离家或独行，害怕进进入商场、剧院、车站，害怕乘坐公共交通工具等。病人担心进入这些场所后出现严重焦虑，得不到帮助，无法逃避，因而竭力回避这些场所，甚至根本不敢出门，完全困于家中。恐怖发作时常伴有心悸、冒汗、发抖等自主神经症状和抑郁、强迫、人格解体等症状。场所恐惧症多见于女性，多于 25 岁左右发病，35 岁达高峰，若不做有效治疗，常转为慢性。

2. 社交恐惧症　社交恐惧症（social phobia）主要表现为对社交场合感到惧怕和紧张并有极力回避行为。如：病人害怕当众说话或表演、不敢当众进食、害怕上公共厕所、不敢与人对视、不敢面对异性或陌生人。恐惧发作时常伴有脸红、手抖、冒汗、恶心、尿急等自主神经症状。社交恐惧症病人常常缺乏自信，自我评价过低和害怕批评。社交恐惧症多在 17~30 岁期间发病，女性多见。

3. 单一恐惧症　单一恐惧症（simple phobia）又称特殊恐惧症，指病人对某一具体的物件或动物有不合理的恐惧。如：对锐器恐惧，如刀、针、剪等；对动物恐怖，如蛇、鼠、猫、狗、毛毛虫等；或者害怕某种特殊情景，如闪电、雷雨、黑暗等。病人往往不仅害怕这些物体或情景本身，而且担心接触之后所带来的可怕后果。单一恐惧症的症状恒定，多只限于某一特殊对象，既不改变，也不泛化。此症常始于童年，以女性多见。如果不加以治疗，可以持续数十年。

【诊断】

根据 ICD-10 的诊断标准，恐惧症的诊断要点如下：

1. 至少对下列情形之一表现出持续的恐惧和回避　①某种特定的环境或情境（人群、公共场所、离家外出、独自外出）；②社交场合；③某一具体物件或动物。

2. 症状仅限于处于或想起恐怖情境时。

笔记

3. 焦虑症状或回避行为给病人带来明显痛苦，病人知道焦虑和回避行为过分和不合理。

4. 至少伴有以下任一项自主神经症状 ①心悸或心跳加速；②出汗；③震颤或发抖；④口干。

5. 至少伴有以下任何一项症状 ①呼吸困难；②窒息感；③胸痛或不适；④恶心；⑤头昏、站立不稳或头重脚轻；⑥人格解体；⑦害怕失控或晕倒；⑧害怕死亡；⑨燥热潮红或寒战；⑩针刺、麻木感。

6. 恐惧心理和自主神经症状是原发症状，而非其他精神症状（如幻觉、妄想）所致。

【治疗】

恐惧症的治疗以心理治疗为主，药物治疗为辅。

1. 心理治疗 恐惧症心理治疗的基本原则：一是消除恐惧对象与恐惧性焦虑反应的条件性联系；二是对抗回避反应。

首选认知行为疗法（cognitive behavioral therapies，CBT），认知行为疗法是一组通过改变思维或信念和行为的方法来改变不良认知，达到消除不良情绪和行为的短程心理治疗方法。CBT治疗的核心是在调整病人不合理的认知基础上调整病人的行为，因此CBT在治疗过程中既采用各种认知矫正技术，又采用行为治疗技术。

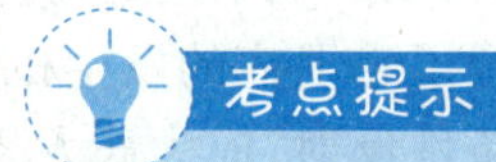

恐惧症首选治疗方法

其次传统的行为疗法如系统脱敏疗法、暴露（冲击）疗法等亦广泛应用于恐惧症的治疗，疗效肯定。另外，支持性心理治疗和社交技能训练方法亦可选用，前者通过保证和支持减轻病人的预期性焦虑，鼓励病人敢于面对恐惧的情境；后者通过模拟演练等提高社交技能，适用于社交恐惧症的病人。

2. 药物治疗 主要针对病人的抑郁和焦虑症状分别选用抗抑郁药和抗焦虑药对症治疗。选择性5-羟色胺再摄取抑制剂（selective serotonin reuptake inhibitors，SSRIs）是治疗恐惧症的一线药物，既能控制症状，减轻抑郁和焦虑情绪，且副作用小，适合维持治疗。常用药物有帕罗西汀、氟伏沙明、氟西汀、舍曲林、西酞普兰等。

由于SSRIs作用缓慢，其起效时间常需2周左右，故在治疗初期常合并使用苯二氮䓬类药物，以快速控制和缓解焦虑症状，常用药物有阿普唑仑、罗拉西泮、氯硝西泮等。缺点是持续使用这些药物容易产生药物依赖。

β肾上腺素能受体阻滞剂普萘洛尔或美托洛尔等对躯体性焦虑如心悸、震颤突出者可临时使用。

二、恐惧症病人的护理

【护理评估】

（一）健康史及生理功能方面

1. 健康史 重点评估病人性别、年龄、民族、文化；现病史（主诉、起病情况、主要症状特点、伴随症状、病情发展与演变、诊疗经过等）、既往相关病史、工作及生活经历等。

2. 生理功能 评估病人的呼吸、脉搏、血压；食欲、睡眠、大小便、生活自理等情况和自主神经症状，如是否有胸痛、心悸、气促、窒息感、头昏、发抖、出汗、口干、血压升高、皮肤潮红或苍白、恶心、尿频等。

（二）心理功能方面

可通过90项症状自评量表（SCL-90）或MARKS恐怖强迫量表（MSCPOR）对疾病进行连续评估，了解病人的病情特点；重点评估病人有无恐惧、焦虑情绪及恐惧的具体内容和严重程度，有无回避行为等；评估病人病前个性心理特征，了解有无易患因素。

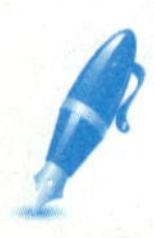

笔记

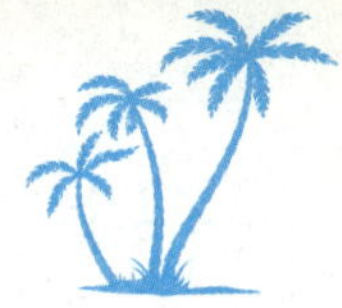

（三）社会功能方面

评估：病人的文化、信仰背景；病人对患病的自我感受如何，自我评价如何；病人的人际关系，是否出现角色适应不良；是否由于回避行为影响工作、学习和生活；病人的家庭、工作环境，是否存在让病人恐惧、焦虑的场景或情境；病人对生活及压力事件的应对能力。

【主要护理诊断/问题】

1. 恐惧　与恐惧发作及预期恐惧有关。
2. 焦虑　与预期危险得不到帮助有关。
3. 社会交往障碍　与恐惧情绪及回避行为有关。
4. 个人应对无效　与没信心、无助感有关。

【护理目标】

1. 病人恐惧症状消失。
2. 病人焦虑的情绪减轻或消失。
3. 病人恢复正常社交功能，无回避行为。
4. 病人自信心增强，个人应对能力提高。

【护理措施】

1. 安全护理　确保病人的治疗和护理环境安全；密切观察病情变化，保证病人恐惧发作时的人身安全；伴有抑郁情绪的病人，避免独处，防止自伤行为。

2. 生活护理　协助和帮助病人合理安排日常活动；保证充足的睡眠；提供营养丰富、易消化食物；协助做好个人卫生。

3. 心理护理　与病人建立良好的医患关系，通过面谈或问卷方式深入了解病人恐惧的具体对象和回避的场景，有针对性地提供心理支持和帮助。告诉病人，解决恐惧最好的办法就是面对恐惧，回避行为虽然能暂时缓解恐怖和焦虑情绪，但焦虑的消除会强化病人的回避行为，最终引起社会功能受损，如不敢出门等。为病人提供控制焦虑症状的训练策略，如呼吸控制训练、放松训练等，鼓励病人经常练习这些技能。鼓励病人努力克服因恐惧、焦虑而采取的回避行为，勇于进入社交场合，克服紧张害怕心理，逐步提高个人应对问题的能力。

4. 治疗的配合与护理　积极配合医生实施诊疗。包括：心理治疗时的配合和护理；抗焦虑、抗抑郁药物用药护理和疗效观察，注意药物不良反应；密切观察病情，为医疗处理提供依据。

5. 健康指导　向病人及家属介绍疾病相关知识，帮助病人充分了解自己的个性特征，指导病人平时注意心理素质的训练、矫正易患人格。指导病人改善社交技巧，勇于进入社交场合；指导病人一旦出现紧张、焦虑时，学会自我放松方法，逐渐消除社交障碍。

【护理评价】

1. 病人恐惧症状是否消失。
2. 病人焦虑情绪是否改善或消失。
3. 病人社交功能是否恢复，无回避行为。
4. 病人的应对能力是否提高。

第二节　焦虑症病人的护理

一、概述

焦虑症（anxiety）是一种以发作性或持续性情绪焦虑和紧张为主要表现的神经症。包括广泛性焦虑障碍（generalized anxiety disorder）及惊恐发作（panic disorder）两种形式，常伴有自主神经紊乱、肌肉紧张与运动性不安等躯体症状。病人紧张不安或惊恐并非由实际威胁

笔记

所致，或其程度与现实情况不相符。1982 年我国精神疾病流行病学调查，焦虑症的患病率为 0.148‰，男女比例为 1：2。

【病因及发病机制】

焦虑症病因未明，可能与遗传、生化（乳酸盐增高、肾上腺素能神经活动增加、5-HT 功能异常）及心理 - 社会因素等有关。焦虑症病人的病前性格有自卑、自信心不足、胆小怕事、谨小慎微、易紧张和焦虑、不安全感、过分依赖等特点。

【临床表现】

（一）广泛性焦虑障碍

广泛性焦虑障碍又称慢性焦虑症，是焦虑症最常见的表现形式。起病缓慢，以广泛而持久的焦虑症状为主要特征。病人长期感到莫名的紧张和不安，并非由于客观的现实的威胁所致。如：病人做事总是心烦意乱、没有耐心；与人交往时急切、不沉稳；遇到突发事件时惊慌失措，六神无主；休息时亦感坐卧不安，担心飞来横祸。

慢性焦虑症病人常伴自主神经功能紊乱和运动性不安症状。前者表现为心悸、胸闷、气急、出汗、口干、腹泻、尿频、尿急等；后者则表现为搓手顿足、坐立不安，肌肉震颤或肢体发抖，肌肉紧张性疼痛等。

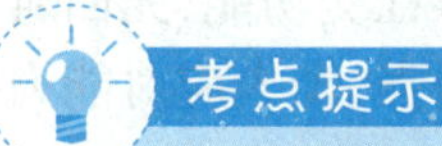

慢性焦虑症的临床表现

（二）惊恐障碍

惊恐障碍又称急性焦虑症。实质为严重焦虑的急性发作，常常骤然发生，突然停止，历时 5~20 分钟，很少超过 1 小时。主要表现为病人突然感到一种突如其来的惊恐体验，伴濒死感或失控感以及严重的自主神经功能紊乱症状。自主神经功能紊乱表现为：①心脏症状：胸痛、心动过速、心跳不规则；②呼吸系统症状：呼吸困难，严重时有窒息感；③神经系统症状：头痛、头晕、眩晕、晕厥和感觉异常。④其他：出汗、腹痛、全身发抖或全身瘫软等症状。惊恐障碍可随时随地发生，具有不可预测性。发作间期病人除有害怕再次发作的期待性焦虑外，一般状态良好。

【诊断】

根据 ICD-10 的诊断标准，焦虑症的分类诊断要点如下：

（一）广泛性焦虑障碍

1. 广泛焦虑症状持续时间至少半年以上。
2. 伴自主神经症状。
3. 伴运动性不安症状。
4. 症状给病人带来痛苦体验。
5. 排除器质性疾病、精神活性物质、其他神经症性障碍引起的焦虑症状。

（二）惊恐发作

1. 1 个月内经历数次惊恐发作。
2. 伴自主神经症状。
3. 伴运动性不安症状。
4. 症状给病人带来痛苦体验。
5. 排除器质性疾病、精神活性物质、其他神经症性障碍引起的焦虑症状。

【治疗】

（一）心理治疗

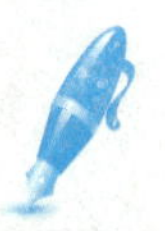

目前焦虑症常用的心理治疗方法有认知疗法、行为疗法或认知 - 行为疗法等。病人病前个性特征常表现出现实与理想的矛盾：病人对人生的期望过高，而对现实又不满意。加之病人对疾病的知识缺乏，凡事易往坏处想，总担心结局不好，长期处于一种高度警觉状态，势

必会产生一些歪曲的认知，这是造成疾病迁延不愈的根源之一。同时，由于过分焦虑，病人常伴有肌肉紧张、自主神经功能紊乱等躯体症状。因此，可通过认知治疗改变病人对疾病性质的不合理和歪曲的认知；通过行为治疗如放松训练、系统脱敏等处理焦虑引起的躯体症状；或两者相结合往往可收到事半功倍之效。

（二）药物治疗

苯二氮䓬类是最常用的抗焦虑药，常用药物有阿普唑仑、劳拉西泮、氯硝西泮等。抗焦虑作用强，且见效快。提倡短期使用，以免形成依赖。

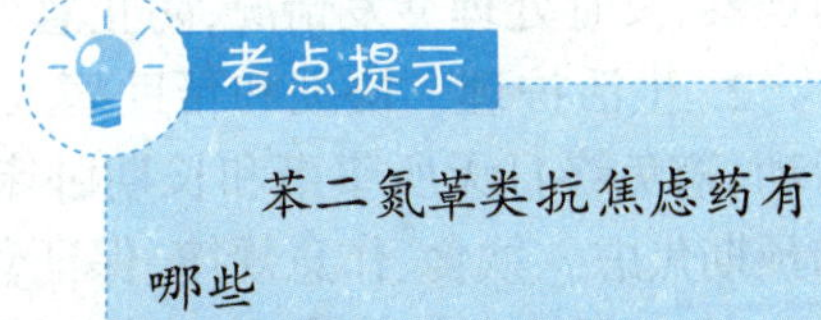

考点提示

苯二氮䓬类抗焦虑药有哪些

新型抗抑郁药亦有明显的抗焦虑作用，选择性5-HT再摄取抑制剂（selective serotonin reuptake inhibitors，SSRIs）目前被推荐为焦虑症的一线药物。常用药物有帕罗西汀、氟西汀、舍曲林、氟伏沙明和西酞普兰等。

5-羟色胺和去甲肾上腺素再摄取抑制剂（serotonin and noradrenergic reuptake inhibitors，SNRIs）对5-羟色胺和去甲肾上腺素受体具有双重作用，对广泛性焦虑症和惊恐障碍均有良好疗效，其中文拉法辛已成为治疗广泛性焦虑的一线药物。

β肾上腺素能受体阻滞剂如普萘洛尔也常被用于减轻焦虑症病人自主神经功能亢进所致的躯体症状，如心悸、心动过速、震颤、多汗、气促或窒息感等。

二、焦虑症病人的护理

【护理评估】

（一）健康史及生理功能方面

1. 健康史　评估病人的性别、年龄、职业、文化等一般情况；重点评估现病史（主诉，起病情况、主要症状特点、伴随症状、病情发展与演变、诊疗经过等）、既往相关病史、工作及生活经历等。

2. 生理功能　评估病人的呼吸、脉搏、血压；食欲、大小便、生活自理等情况和自主神经症状，如是否胸痛、心悸、气促、窒息感、头昏、发抖、出汗、口干、血压升高、皮肤潮红或苍白、恶心、尿频等。评估病人是否伴随运动不安表现。

（二）心理功能方面

可通过90项症状自评量表、汉密尔顿焦虑量表（Hamilton anxiety scale，HAMA）、焦虑自评量表（SAS）等评定病人是否存在焦虑情绪及焦虑的程度。评估焦虑发生的诱因、好发时间、持续时间；焦虑发生时有无伴随其他情绪和精神症状；病人的表情、语言、动作是否与周围环境相协调，病人自知力如何，是否有求医欲望，是否为焦虑情绪而烦恼等。评估病人病前个性心理特征及与焦虑发生的关系。

（三）社会功能方面

评估病人人际关系，是否出现角色适应不良；焦虑情绪是否影响病人的生活、工作和学习；社会功能是否良好；评估家庭、工作环境是否存在不利疾病恢复的因素；评估病人生活及压力事件应对的能力。

【主要护理诊断/问题】

1. 焦虑　与焦虑发作、预期焦虑有关。
2. 恐惧　与惊恐发作有关。
3. 睡眠型态紊乱　与长期焦虑情绪有关。
4. 生活自理缺陷　与慢性焦虑症状有关。

【护理目标】

1. 病人的焦虑症状缓解或消失。

笔记

2. 病人无惊恐发作，恐惧情绪消失。

3. 病人睡眠质量提高。

4. 病人生活自理能力恢复。

【护理措施】

1. 安全护理　确保病人的治疗和护理环境安全；密切观察病情变化，尤其是惊恐发作的观察，及时处理突发情况，防止意外发生；避免情绪易激惹病人的伤人行为。

2. 生活护理　协助和帮助病人合理安排工作、学习和生活；鼓励病人多参加感兴趣的活动，避免终日无所事事和长期卧床，以转移病人注意力，降低病人对症状过分的自我关注和预期焦虑。饮食、作息规律，保证营养和充足的睡眠。

3. 心理护理　与病人建立良好的医患关系，通过深入的交谈及量表的评定，判断病人焦虑的类型和程度，针对性地提供心理支持和帮助。鼓励病人倾诉焦虑情感体验，对病人描述的痛苦体验和感受应表示理解和认可，这样使病人不良情感得以释放。指导病人使用肌肉放松的方法来对抗焦虑情绪的发生；指导病人在发作时不必惊慌，在原地做缓而深的呼吸可以缓解发作。

4. 治疗的配合与护理　积极配合医生实施诊疗。包括心理治疗时的配合和护理；抗焦虑、抗抑郁药物用药护理和疗效观察，注意药物的增减原则及不良反应。

5. 健康指导　向病人及家属介绍疾病相关知识，向病人解释其焦虑症状是功能性的而非器质性的，是可以治愈的；指导病人在接受治疗期间从事正常工作、学习和生活的重要性，指导病人培养生活乐趣和兴趣，养成良好的生活方式，提高生活自理能力。

【护理评价】

1. 病人焦虑情绪是否改善或消失。

2. 病人是否无惊恐发作，恐惧症状是否消失。

3. 病人睡眠质量是否改善。

4. 病人生活自理能力是否恢复。

第三节　强迫症病人的护理

一、概述

强迫症(obsessive-compulsive neurosis)，是一种以强迫观念和强迫行为为主要表现的神经症性障碍。特点是有意识的自我强迫与反强迫同时存在，两者的尖锐冲突使病人焦虑和痛苦。本病通常在青少年期发病，起病缓慢。病程迁延者可表现为仪式动作为主而精神痛苦减轻，但社会功能明显受损。

【病因及发病机制】

病因不明，与遗传、生化、心理-社会因素有关。1/3强迫症病人病前具有一定程度的强迫人格，表现为过分认真、仔细、注重细节、追求完美而又犹豫、固执、过于刻板和缺乏灵活性等。

【临床表现】

(一)强迫观念

强迫观念即强迫思维，指某一概念或想法在病人脑内反复出现，难以控制。

1. 强迫怀疑　病人对自己言行的正确性反复产生怀疑；明知毫无必要，但又不能摆脱。如：怀疑门窗是否锁好、煤气是否关闭。常继发强迫检查，需反复查对才能放心。

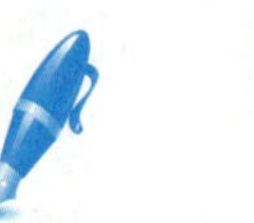
笔记

2. 强迫回忆　曾经经历的往事反复出现在病人脑海中，挥之不去，明知没有必要，无法摆脱，感到苦恼。

3. 强迫性穷思竭虑　病人对日常生活中的一些问题或自然现象寻根究底、反复思索，明知缺乏现实意义，没有必要，但又不能自我控制。如：病人反复思索“血液为什么是红的，不是白的”、“是先有鸡还是先有蛋”等，追根刨底，欲罢不能。

4. 强迫性对立思维　两种相反意义的词句或概念反复在脑中相继出现，感到苦恼。如：想到“快乐”即出现“悲伤”，说到“东”即出现“西”等相反的概念。

5. 强迫意向　感觉到内心有要做某件事情的强烈冲动，虽明知做某事不合理，也不会去做，但冲动反复出现，使病人感到异常紧张和害怕。如：一见到异性就有想拥抱的冲动，一到高楼就有想跳下去的冲动等。

（二）强迫行为

常常继发于强迫观念。某种行为或动作反复重复，明知没有必要，但不能控制。

1. 强迫检查　多为减轻强迫怀疑引起的焦虑而采取的措施。如：反复检查锁好的门窗、反复核对已对好的账单等。

2. 强迫洗涤　多源于怕受污染、怕脏这一强迫观念而表现反复洗手、清洗衣物、擦抹门窗地板、消毒家具等。

3. 强迫计数　指病人不由自主地反复清点、计算某事物，如清点不清或反复核实则焦虑不安。如：某病人一遇到楼梯即反复计算楼梯数；一遇到高楼的窗户即反复数窗户个数。

4. 强迫性仪式动作　病人经常重复某些动作，久而久之程序化。如：某同学进寝室时要在门口站一下，再走进去。某次因与同学们相拥而入，没来得及站立一下，遂焦虑不安，直到后来借故出来，在门口站立一下之后，方才平静下来。

> **考点提示**
>
> 强迫症的临床表现

强迫症病人常伴有焦虑、抑郁情绪，系继发于强迫症状所致；有些病人对触发强迫观念和强迫行为的各种情景有回避行为。

【诊断】

根据ICD-10的诊断标准，强迫症的诊断要点如下：

1. 至少连续2周中的大多数日子里存在强迫症状（强迫观念或/和强迫动作）。

2. 强迫症状应具备以下特点：来源于自我，自觉毫无意义，但症状反复出现，难以控制，令人痛苦。

3. 社会功能受损。

4. 排除躯体疾病或其他精神障碍所致强迫症状。

【治疗】

（一）心理治疗

主要包括行为疗法、认知疗法、精神分析治疗等。系统脱敏疗法可逐渐减少病人重复行为的次数和时间。如：在治疗一名强迫性洗手病人时，规定第1周每次洗手不超过20分钟，每天不超过5次；第2周每次不超过15分钟，每天不超过3次；以后依次递减。若有焦虑不安时，便全身放松。每次递减洗手时间，起初病人有焦虑不安表现，除了教会病人放松肌肉外，还可配用地西泮和普萘洛尔以减轻焦虑。

（二）药物治疗

严重强迫症病人往往伴有严重焦虑和抑郁症状，这时药物治疗应为首选。三环类抗抑郁药物中以氯米帕明效果最好，最为常用。SSRIs类的氟伏沙明、舍曲林、帕罗西汀、氟西汀等也常用于治疗强迫症，效果与三环类抗抑郁药相似，但副作用较少。此外，对强迫症伴有严重焦虑情绪者可合用苯二氮䓬类药物，如氯硝西泮；对难治性强迫症，可合用卡马西平或丙戊酸钠等心境稳定剂，可能会取得一定疗效。

笔记

二、强迫症病人的护理

【护理评估】

（一）健康史及生理功能方面

1. 健康史　评估病人性别、年龄、职业、文化等；重点评估现病史（主诉、起病情况、主要症状特点、伴随症状、病情发展与演变、诊疗经过等）、既往相关病史、个人史、家族史等。

2. 生理功能　评估病人的一般情况如睡眠、食欲、大小便、生活自理等及躯体症状。

（二）心理功能方面

可通过90项症状自评量表、Yake-Brown强迫量表（Y-BOCS）等评估强迫症状轻重程度；强迫症状发生时有无相应的背景因素，强迫行为持续的时间，焦虑、抑郁情绪反应与强迫症状的关系等。评估病人的自知力，对强迫症状发生的态度和求医欲望；评估病人病前个性心理特征及与强迫症状发生的关系。

（三）社会功能方面

重点评估病人的人际关系，是否受强迫观念或强迫行为影响。工作、学习、社会功能是否良好；评估家庭、工作环境是否存在触发疾病发生的因素。

【主要护理诊断/问题】

1. 精神困扰　与强迫症状使活动方式改变有关。
2. 社会交往障碍　与强迫症状所致活动受限有关。
3. 生活自理缺陷　与强迫行为有关。
4. 有皮肤完整性受损的危险　与强迫性洗涤有关。

【护理目标】

1. 病人强迫症状改善，精神困扰消失。
2. 病人强迫行为消失，无社会交往障碍。
3. 病人生活自理能力提高。
4. 病人无皮肤完整性受损。

【护理措施】

1. 安全护理　确保病人的治疗和护理环境安全；伴有抑郁病人注意观察病情，避免自伤事件。

2. 生活护理　提供日常所需用品；协助病人制定作息制度和活动时间表；保证营养和睡眠，做好个人卫生，有强迫洗涤行为的病人，除通过认知、行为等疗法减少洗涤次数和程度之外，同时注意皮肤的保护、避免皮肤受损和继发感染。

3. 心理护理　与病人建立良好的医患关系，根据病人的强迫观念和强迫行为，有针对性地提供心理支持和帮助。耐心倾听病人内心感受和体验，帮助病人认清疾病本质，结合心理治疗的知识，教会病人应对的方法，改善强迫症状，减少精神困扰。鼓励病人增强战胜疾病的信心，克服强迫行为，积极参与社交活动，改善人际关系。在生活中注意培养兴趣，改变过分追求完美的个性，提高生活自理能力。

4. 治疗的配合与护理　积极配合医生实施诊疗。包括心理治疗时的配合和护理；抗焦虑、抗抑郁药物用药护理和疗效观察，注意药物的增减原则及不良反应。

5. 健康指导　向病人及家属介绍疾病相关知识，向病人解释强迫症状是功能性的而非器质性的，是可以治愈的；指导病人在接受治疗期间从事正常工作、学习和生活的重要性，指导病人培养生活乐趣和兴趣，养成良好的生活方式。

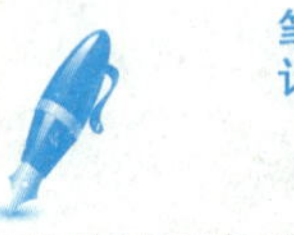

【护理评价】

1. 病人强迫症状是否改善，精神困扰是否消失。
2. 病人正常社会交往功能是否恢复。

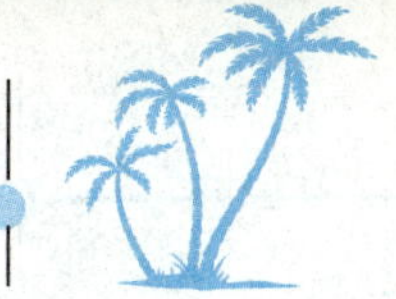

3. 病人生活自理能力是否提高。

4. 病人皮肤完整性是否良好。

第四节　分离（转换）性障碍病人的护理

一、概述

分离（转换）性障碍[dissociative（conversion）disorders]旧称癔症，指一种以分离症状和转换症状为主要表现的精神障碍。

根据有关报告，国外本病的患病率约为5%，国内患病率略低。主要见于女性，发病年龄多为35岁之前。

【病因及发病机制】

分离（转换）性障碍病因不明，目前观点认为主要与心理-社会因素有关。分离（转换）性障碍的病人多有一定的人格基础，其中表演型人格的病人易患本病。表演型人格主要表现为情感丰富、富于幻想、夸张做作、幼稚肤浅、急躁任性、自我中心、暗示性高。当遇到困难或出现冲突引起不愉快心境时，易受他人暗示或自我暗示而发病。另外，社会文化因素如风俗习惯、宗教信仰、生活习惯、文化背景等，对本病的发生、发作形式及症状表现等也有一定影响。

> **考点提示**
> 癔症病人的性格特征

【临床表现】

（一）分离性障碍

是指病人部分或完全丧失对自我身份的识别和对过去经历的记忆。起病与精神因素有关，主要表现为发作性意识范围缩小、具有发泄性质的情感爆发、选择性遗忘或自我身份识别障碍等。

1. 情感爆发　常在与人争吵、情绪激动时突然爆发，表现为突然嚎啕大哭、捶胸顿足、大吵大闹、声嘶力竭、撞头打滚等，具有情感发泄特点，围观的人越多，表现愈剧烈。

2. 分离性遗忘　亦称选择性遗忘，表现为病人对过去某一时间段的经历遗忘，遗忘的内容多为引起心理创伤性体验的内容。分离性遗忘其实是病人潜意识里的一种心理防御表现。

3. 分离性漫游　又称神游症，是在意识觉醒状态下，病人出现意识范围缩小、个体身份的遗忘和突然离家出走或非计划内的旅行。漫游期间，病人可以另一身份出现，基本的生活能力（如饮食起居）和简单的社交接触（如乘车、购物、问路等）依然保留。历时数十分钟或几天不等，清醒后对病中经过不能回忆。

4. 分离性身份障碍　又称双重人格或多重人格。主要特征为存在两个或两个以上的独立人格状态，每种身份均有自己独有的记忆、观点和社会关系。病人可以突然失去原有身份的体验，而以另一种身份进行日常活动。常见形式为鬼神或亡灵附体。

（二）转换性障碍

转换性障碍是指当病人遭遇到无法解决的问题或出现内心冲突时产生的不愉快情绪，以转化成躯体症状的方式出现。主要表现为感觉障碍和运动障碍。前者表现为感觉过敏、感觉缺失、感觉异常、失明、失聪等；后者表现为瘫痪、抽搐、木僵、失音等。亦可表现为各种躯体化症状，症状涉及呼吸、循环、消化、泌尿生殖、内分泌等系统。以上症状均没有可证实的器质性病变基础，与心理因素有关，多由暗示诱发，亦可由暗示终止。

笔记

【诊断】

根据ICD-10的诊断标准，分离（转换）性障碍的诊断要点如下：

1. 具有分离（转换）性障碍中各种障碍的临床特征。

2. 无用来解释症状的躯体病变的证据。

3. 有心理致病证据，表现在时间上与应激性事件有明确的联系。

【治疗】

（一）心理治疗

心理治疗是治疗分离（转换）性障碍的主要方法。包括支持性心理治疗、暗示疗法、催眠疗法、行为疗法等。

1. 支持性心理治疗　通过解释和说明，使病人认识疾病的起因和性质，帮助病人分析性格缺陷，指导学习理性的应对技巧，鼓励病人疏泄不良情绪。

2. 暗示疗法　暗示疗法是利用言语、动作或其他方式，也可以结合其他治疗方法，使被治疗者在不知不觉中受到积极暗示的影响，从而不加主观意志地接受心理医生的某种观点、信念、态度或指令，以解除其心理上的压力和负担，实现消除疾病症状或加强某种治疗方法效果的目的。暗示疗法是治疗本病的经典方法，尤适用于转换性障碍病人。利用病人易受暗示的特点和医生的权威性，通过语言和非语言的方式使病人的症状迅速缓解。

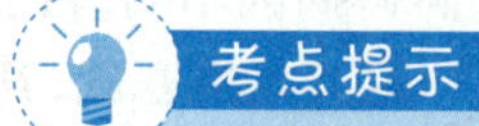

治疗癔症的经典方法

3. 催眠疗法　指用催眠的方法使求治者的意识范围变得极度狭窄，借助暗示性语言，以消除病理心理和躯体障碍的一种心理治疗方法。适用于分离性遗忘、多重人格等。

4. 行为疗法　常用系统脱敏疗法，适用于暗示治疗无效、有肢体或言语功能障碍的慢性病例。

（二）药物治疗

根据病人的症状选用药物对症治疗。明显焦虑伴抑郁的病人，可以选用抗焦虑药和抗抑郁药，改善病人心境，使其更好地接受心理治疗。对伴有精神病性症状或兴奋躁动的病人可予抗精神病药物或镇静催眠药治疗，病人往往入睡醒后上述症状可消失。如癔症性抽搐可选用地西泮10~20mg，静脉缓慢注射，可终止发作。

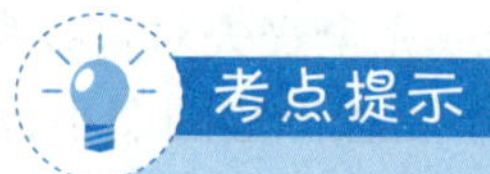

癔症性抽搐的治疗

二、分离（转换）性障碍病人的护理

【护理评估】

（一）健康史及生理功能方面

1. 健康史　评估病人的民族、文化特征、职业特点；现病史（主诉、起病情况、主要症状特点、伴随症状、病情发展与演变、诊疗经过等）、既往相关病史、工作及生活经历等。

2. 生理功能　评估病人的生命体征、食欲、睡眠、大小便、营养、体力、生活自理等基本情况和感觉、运动功能及躯体内脏功能等，评估各种相关实验室和辅助检查结果，有无器质性病变阳性发现。

（二）心理功能方面

重点评估病人精神症状，分离或转换症状的具体表现形式，包括意识、思维、情感、意志、行为特点等。评估病人病前个性心理特征，了解有无易患基础。

（三）社会功能方面

评估病人人际关系，是否出现角色适应不良；评估家庭、工作环境，有无应激性事件发生，对疾病发生、发展的影响。评估病人生活、学习、工作及社会功能是否受损。

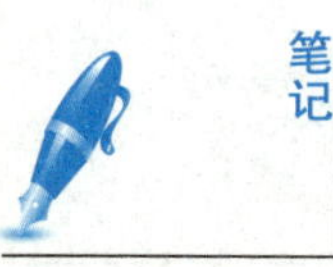

【主要护理诊断/问题】

1. 有对他人和对自己施行暴力的危险　与情感爆发有关。

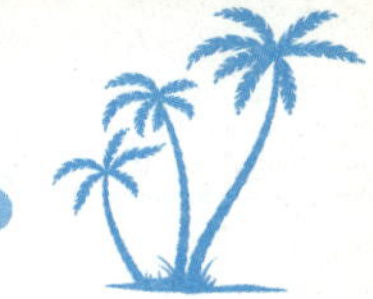

2. 有外伤的危险　与转换性瘫痪、抽搐、木僵有关。

3. 躯体活动障碍　与转换性瘫痪和木僵有关。

4. 自我认同紊乱　与人格转换有关。

【护理目标】

1. 病人负性情感体验得以适当的释放，无伤人和自伤的行为。

2. 病人抽搐发作得以及时有效控制，无外伤等意外伤害。

3. 病人转换性瘫痪和木僵症状消失，躯体活动功能恢复。

4. 病人分离性身份障碍症状改善，恢复正常人格。

【护理措施】

1. 安全护理　确保病人的治疗和护理环境安全，减少外界无关人员的探视，避免消极暗示的影响；对情感爆发的病人安排专人护理，避免发生自伤或伤人事件；对漫游病人加强看护，防止走失。瘫痪、抽搐、木僵病人防止摔伤。

2. 生活护理　督促病人遵守作息制度，保证病人正常的休息和睡眠。对瘫痪、木僵等缺乏主动摄食的病人，注意补充必要的水分和营养，必要时给予静脉营养。有转换性感觉和运动障碍的病人，注意口腔和皮肤的清洁，定期翻身，防止压疮。

3. 心理护理　与病人建立良好的医患关系，提供心理支持和帮助，但避免强化病人获取继发性好处的心理。在护理过程中，鼓励病人表达、释放和发泄其压抑的负性情绪，耐心倾听。对恢复期病人，指导其认识自身性格特点，提供改善的途径和方法；指导病人正确看待和评价应激事件，改变病人对环境和自身的不正确认知；鼓励病人的交往行为，合理安排工作和学习，转移其关注症状的注意力，减少自我暗示的影响。

4. 治疗的配合与护理　积极配合医生实施治疗。最重要为心理治疗时的配合和护理，通过有效的心理治疗和护理，病人各种分离性精神症状和转换性躯体症状得以消失，身心健康恢复。其次为抗焦虑、抗抑郁药物治疗的护理和观察。治疗中，注意观察病情变化，为医疗处理提供依据。

5. 健康指导　向病人及家属介绍分离（转换）性障碍的病因、治疗方法和预后；向病人及家属解释疾病的发生与应激事件或心理因素有关，而非器质性病变引起，消除病人及家属不必要的恐慌和担心。指导病人学会情感释放的方法，注意劳逸结合，多参加社会活动，合理安排工作和生活。

【护理评价】

1. 病人负性情感是否得以适当释放，无伤人和自伤行为。

2. 病人瘫痪、抽搐、木僵症状改善，无外伤事件。

3. 病人躯体活动功能是否恢复。

4. 病人人格是否恢复正常。

第五节　躯体形式障碍病人的护理

一、概述

躯体形式障碍（somatoform disorders）是一类以持久地担心或相信各种躯体症状的优势观念为特征的神经症性障碍。尽管病人症状的发生、发展与负性生活事件、艰难处境或心理冲突密切相关，但病人常否认心理因素的存在。病程多为慢性波动性。

【病因及发病机制】

病因不明。目前研究结果显示与遗传、个性特征、神经生理变化及社会文化因素有关。躯体形式障碍病人病前多具有敏感多疑、固执、对身体健康过分关心的神经质个性特征。

笔记

【临床表现】

躯体形式障碍主要包括躯体化障碍、躯体形式自主神经紊乱和躯体形式疼痛障碍、疑病症(hypochondriasis)。其共同特点为:①符合神经症性障碍的共同特点;②以躯体症状为主,并且表现为对躯体症状的过分担心;③反复求医、检查,无阳性发现。阴性结果及医生解释不能打消病人疑虑;④社会功能受损;⑤上述症状不足以诊断为其他神经症性障碍、抑郁症、精神分裂症、偏执性精神病等。

【诊断】

根据ICD-10诊断标准,各类躯体形式障碍的诊断要点如下。

(一)躯体化障碍

1. 各种多变的躯体症状持续至少2年,且无合理的躯体病变可解释。

2. 病人反复求医,拒绝阴性结果及多名医生关于其症状没有躯体障碍基础的忠告和解释。

3. 家庭及社会功能受损。

(二)躯体形式自主神经紊乱

1. 持续存在自主神经兴奋症状(心悸、出汗、颤抖、脸红等)令人烦恼。

2. 以某特定器官或系统(心血管、胃肠道、泌尿生殖等)的症状为主观主诉。

3. 存在上述器官可能患严重障碍的先占观念和由此产生的痛苦,医生的反复保证和解释无济于事。

4. 所述器官的结构和功能并无明显紊乱的证据。

(三)躯体形式疼痛障碍

1. 以持续的躯体形式疼痛为主要特征,无器质性基础。

2. 病人反复求医,拒绝阴性结果及多名医生关于其症状没有躯体障碍基础的忠告和解释。

3. 家庭及社会功能受损。

(四)疑病症

1. 长期相信所表现的症状隐含着至少一种严重的躯体疾病,经反复检查找不到躯体解释;或持续的先占观念,认为自己某些部位畸形或变形。

2. 病人反复求医,拒绝阴性结果及多名医生关于其症状没有躯体障碍基础的忠告和解释。

【治疗】

(一)心理治疗

首选认知行为疗法,躯体形式障碍与心理社会应激有关,通过改变病人的认知,从而改变病人的行为。另精神分析疗法亦常用。

(二)药物治疗

主要选用苯二氮䓬类抗焦虑药和三环类或SSRIs抗抑郁药物对症治疗。

二、躯体形式障碍病人的护理

【护理评估】

(一)健康史及生理功能方面

1. 健康史　重点评估现病史(主诉、起病情况、主要症状特点、伴随症状、病情发展与演变、诊疗经过等)、既往相关病史、个人史等。

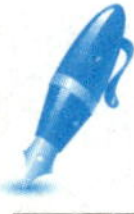
笔记

2. 生理功能　评估病人的生命体征、食欲、睡眠、大小便、营养、体力、生活自理等基本情况和各种躯体症状等,评估各种相关实验室和辅助检查结果,有无器质性病变阳性发现。

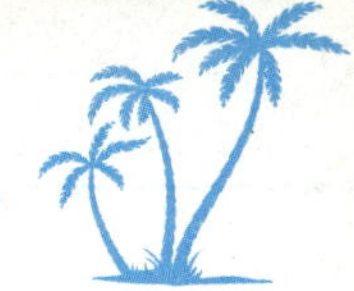

（二）心理功能方面

重点评估病人有无精神障碍，思维、语言、表情、行为是否协调，对疾病的态度，评估病人病前个性心理特征，了解有无易患基础。

（三）社会功能方面

评估病人人际关系，是否出现角色适应不良；评估家庭、工作环境，有无应激性事件发生，对疾病发生、发展的影响。评估病人生活、学习、工作及社会功能是否受损。

【主要护理诊断 / 问题】

1. 焦虑　与长期躯体不适、疑病障碍有关。
2. 舒适度减弱　与各种躯体不适有关。
3. 悲伤　与健康丧失感有关。
4. 知识缺乏：缺乏疾病的相关知识。

【护理目标】

1. 病人焦虑症状改善。
2. 病人各种躯体不适症状缓解，舒适度得到改善。
3. 病人悲伤情绪缓解，增强治疗疾病的信心。
4. 病人了解疾病的相关知识。

【护理措施】

1. 安全护理　确保病人的治疗和护理环境安全，注意悲伤病人的情绪变化，防止自伤、自杀行为。

2. 生活护理　协助病人合理安排日常活动，保证休息和睡眠；合理饮食，保证营养的供给，润肠通便，做好个人卫生。

3. 心理护理　与病人建立良好的医患关系，提供心理支持和帮助，由于病人会出现各种变化多端的躯体不适症状，此时，护士应该耐心倾听，对其内心痛苦体验表示接受和理解。结合有关阴性检查结果，运用医学理论知识合理肯定地向病人说明，病人各种躯体形式障碍并非器质性病变引起，打消病人疑虑，减轻心理压力，改善焦虑症状。鼓励病人，积极配合治疗，增强疾病治疗的信心。

4. 治疗的配合与护理　积极配合医生实施心理治疗和药物治疗，改善各种躯体不适症状，提高病人舒适度。注意抗焦虑、抗抑郁药物用药护理和疗效观察，注意药物不良反应。观察病情，为医疗处理提供依据。

5. 健康指导　向病人及家属介绍疾病相关知识；向病人及家属解释疾病的发生与应激事件或心理因素有关，而非器质性病变引起，消除病人及家属不必要的恐慌和担心。指导病人学会情感释放的方法，注意劳逸结合，多参加社会活动，合理安排工作和生活。

【护理评价】

1. 病人焦虑症状是否改善。
2. 病人各种躯体不适症状是否得以缓解，舒适度是否提高。
3. 病人自我认知是否改善，对治愈疾病是否有信心。
4. 病人知识缺乏是否改善。

第六节　神经衰弱病人的护理

一、概述

笔记

神经衰弱（neurasthenia）是一种以精神易兴奋又易疲劳为特征的神经症，常伴有情绪紧张、易激惹和躯体生理功能紊乱症状如紧张性疼痛和睡眠障碍等。根据 1982 年我国 12 个地区精神障碍流行病学调查，在15~59岁居民中，神经衰弱患病率为13.03‰，在各类神经症中位居首位，女性明显多于男性。1995年，Sartorius等作的WHO多中心流行病学报告，本病的患病率为5.4%，在各种精神障碍中位居首位。

【病因及发病机制】

神经衰弱的病因及发病机制至今尚无定论。多数学者认为，神经衰弱是在一定的易感素质基础上，由生物、心理、社会因素共同作用的结果。

神经衰弱病人病前个性敏感、多疑、胆怯、主观、好强、自制力差，容易出现心理冲突而又不善于适应现实。各种压力事件如升学、就业、家庭变故、婚恋纠纷、过度劳作、人际关系紧张等，均可成为病人的应激源而引起焦虑、痛苦等负面情绪，促使神经衰弱的发生。此外，各种躯体功能下降和生活、睡眠不规律，均可成为本病的诱因。

【临床表现】

1. 脑功能衰弱症状　是神经衰弱的主要症状，由于大脑功能调节紊乱所致。主要表现为精神易兴奋、精神易疲劳和体力易疲劳。精神易兴奋，表现为回忆和联想增多且杂乱而不能控制，伴有不愉快感，但没有言语和动作增多。兴奋症状往往在睡前较明显，病人入睡前常常浮想联翩，自觉无益又难以控制，因此无比苦恼。精神易疲劳是神经衰弱的核心症状，主要表现为反应迟钝、注意力不集中、记忆力障碍、工作效率下降。常伴体力易疲乏，在轻微体力劳动后即感虚弱和疲乏，伴肌肉疼痛和不能放松，经充分休息后亦难以恢复。

2. 情绪症状　主要为易激惹、易烦恼、易紧张。易激惹表现为负面情绪较易发动，如容易愤慨、易伤感、易后悔和易委屈等。易烦恼表现为对周围的人和事处处充满弥散性敌意，总觉得“人人不顺眼，事事不顺心”。易紧张则表现为对无关紧要的事过分的担心和忧虑，病人常感觉处于百忙之中，有形势逼人之感。可伴有轻度的焦虑和抑郁。

3. 心理、生理症状　神经衰弱病人常伴有大量的躯体不适症状，经各种检查未找到病理改变的证据，主要与病人心理因素有关。最常见的有睡眠障碍和紧张性疼痛。神经衰弱的睡眠障碍多表现为入睡困难和易惊醒，醒后感到不解乏、头脑不清醒。紧张性疼痛主要表现为紧张性头痛和肌肉疼痛。可伴有头昏、心悸、胸闷、气急、消化不良、恶心、腹胀、便秘、腹泻、尿频、阳痿、早泄、月经不调等自主神经功能紊乱症状。

> **考点提示**
>
> 神经衰弱的临床表现

【诊断】

根据ICD-10的诊断标准，神经衰弱的诊断要点如下：

1. 以脑功能衰弱为主导症状，有用脑后倍感疲倦或轻度用力后身体虚弱、极度疲倦的持续而痛苦的主诉。

2. 至少具备以下两条：①紧张性头痛；②头昏；③肌肉疼痛感；④不能放松；⑤睡眠障碍；⑥易激惹；⑦消化不良。

3. 任何并存的自主神经症状或抑郁症状在严重程度和持续时间方面不足以符合本分类系统中更为特定障碍的标准。

【治疗】

目前尚无神经衰弱的特效疗法。治疗原则宜采用心理治疗和药物治疗相结合的综合治疗方法。

（一）心理治疗

1. 认知疗法　神经衰弱病人多有心理冲突因素，而心理冲突的产生除与外界因素有关外，也与病人的易感素质有关。因此，通过改变病人的认知，帮助病人调整对生活的期望，从而缓解病人现实生活中的精神压力。

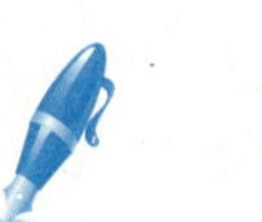
笔记

2. 放松疗法　神经衰弱的病人大多有紧张的情绪，且常有紧张性头痛、失眠等症状。

各种放松训练，包括气功、瑜伽冥想、坐禅等，均可使病人缓解紧张情绪，放松肌肉，促使身心健康。最简单可行的方法就是缓而慢的深呼吸，每次 10~15 分钟。

3. 森田疗法　针对个性多疑而又有多种躯体不适症状的病人，森田疗法重点把病人的注意点从自身引向外界，以消除病人对自身感觉的过分关注，往往对消除症状有一定效果。

放松音乐

此外，支持性心理治疗、催眠疗法等亦有效。

（二）药物治疗

根据病人不同的症状选用药物对症治疗作为神经衰弱病人的辅助治疗。

1. 抗焦虑药　适用于明显焦虑伴睡眠障碍和紧张性疼痛的病人，主要有苯二氮䓬类抗焦虑药。抗焦虑药可改善病人紧张、忧虑的情绪，减轻激惹的水平；同时也具有镇静催眠的作用；也可使紧张的肌肉放松，消除躯体不适症状。如佳静安定 0.4~0.8mg 或舒乐安定 1~2mg，3 次 /d。严重睡眠障碍则可选用氯硝安定 2~4mg，睡前口服。

2. 抗抑郁药　适用于伴有轻度抑郁和焦虑病人。可选用三环类抗抑郁药和选择性 5- 羟色胺再摄取抑制剂（SSRIs）。如阿米替林 25~50mg，1 次 / 日，睡前口服；或西酞普兰 10~20mg，1 次 / 日，早餐后口服。

3. 兴奋剂及改善脑代谢药物　适用于脑力和体力易疲劳的病人。如适量的咖啡因、刺五加片或喝浓茶、咖啡等。病人往往白天易疲劳，晚上易兴奋，因而白天用兴奋剂，晚上则辅予镇静剂以调节其紊乱的生物节律。

（三）其他

体育锻炼、工娱疗法、旅游等对放松身心亦有益。

课堂讨论

病人，男性，40 岁，半年来由于工作压力过大，担心失职，总是胡思乱想，不能自控，以至于夜间难以入眠。白天工作时总是“力不从心”，没有精神。眼睛虽盯着业务书，但脑子却不好使，反应迟钝，半天看不了一页书。整天昏昏沉沉，动则疲乏无力。一想到工作效率那么差，情绪不由地变得烦躁、易怒。因而苦不堪言。

请思考：

1. 该病人最可能的临床诊断是什么？
2. 该如何进行护理？

二、神经衰弱病人的护理

【护理评估】

（一）健康史及生理功能方面

1. 健康史　重点评估病人的职业特点、现病史（主诉、起病情况、主要症状特点、伴随症状、病情发展与演变、诊疗经过等）、既往相关病史、工作及生活经历等。

2. 生理功能　评估病人的生命体征、食欲、睡眠、大小便、营养、体力、生活自理等基本情况和躯体症状，如是否胸闷、心悸、气急、食欲缺乏、消化不良、尿频、头晕、头痛、肌肉疼痛、乏力、性功能障碍等。

（二）心理功能方面

重点评估病人精神症状，有无精神易兴奋和易疲劳表现，情绪有无易激惹、紧张和烦恼等；评估病人病前个性心理特征，了解有无易患基础。

（三）社会功能方面

评估病人人际关系，是否出现角色适应不良；评估家庭、工作环境，是否出现生活、工作能力下降；评估病人生活及压力事件应对的能力。

笔记

【主要护理诊断/问题】

1. 睡眠型态紊乱 与精神易兴奋、焦虑、紧张性头痛等有关。
2. 疲乏 与体力易疲劳有关。
3. 情境性低自尊 与精神易疲劳导致的工作效率低、能力下降有关。
4. 个人应对无效 与脑功能衰弱及情绪障碍有关。

【护理目标】

1. 病人的精神、心理生理症状改善,睡眠质量提高。
2. 病人疲乏无力症状改善。
3. 病人工作效率和能力有所提高,无情境性低自尊。
4. 病人生活、工作的应对能力提高。

【护理措施】

1. 安全护理 确保病人的治疗和护理环境安全;情绪不稳病人,注意观察病情变化,避免情绪易激惹的病人出现冲动伤人行为。

2. 生活护理 神经衰弱病人一般生活能自理。生活护理的重点是保证良好的睡眠环境,如病房安静、温馨,灯光柔和,睡眠时间避免探视和行治疗、护理操作。食欲缺乏、消化不良病人,根据病人饮食习惯提供营养丰富、易消化的食物。紧张性疼痛、乏力病人应注意休息,可给予播放休闲音乐,使身心放松。

3. 心理护理 与病人建立良好的医患关系,提供心理支持和帮助。与病人面谈时,态度和蔼,耐心倾听,适时予以解释和心理疏导,让病人的烦恼、不良情绪得以宣泄;帮助病人调整生活工作目标,不要好高骛远,要量力而行,大目标往往是在实现小目标的基础上完成的,减轻心理压力;帮助病人调整价值观,树立宽容、感恩心态,正确客观评价事件,减轻心理冲突,同时指导病人调整应对策略,改善应对技巧,提高生活应对的能力;多安慰和鼓励病人,帮助病人树立战胜疾病的信心。

4. 治疗的配合与护理 积极配合医生实施诊疗。包括心理治疗时的配合和护理;抗焦虑、抗抑郁药物用药护理和疗效观察,注意药物不良反应。观察病情,为医疗处理提供依据。

5. 健康指导 向病人及家属介绍疾病相关知识,包括病因、治疗方法和预后;指导病人学会自我放松方法,注意劳逸结合,合理安排工作和生活。向病人解释良好的作息制度对疾病恢复的重要性。

【护理评价】

1. 病人睡眠质量是否改善。
2. 病人疲乏无力症状是否改善。
3. 病人工作效率和能力是否提高,无情境性低自尊。
4. 病人生活、工作应对的能力是否得到提高。

(林素珍)

练习与思考

目标测试题

1. 神经症的共同临床特征?
2. 焦虑症病人的护理措施有哪些?

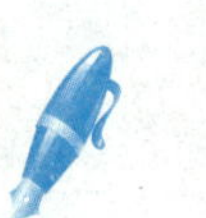
笔记

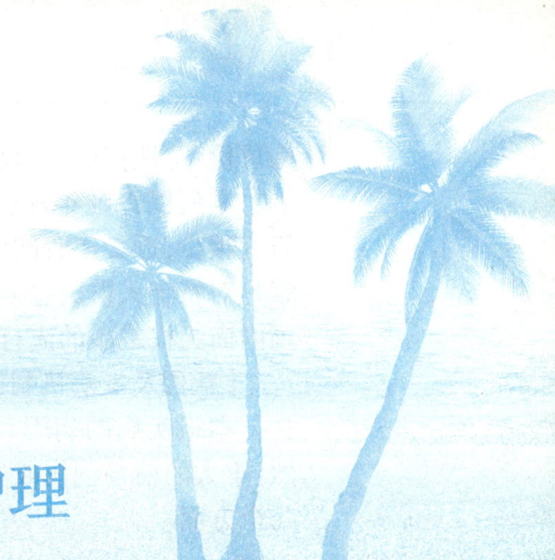

第九章　应激相关障碍病人的护理

扫一扫,知重点

导入案例与思考

吴女士,26岁,教师。有一弟弟,平时姐弟关系非常融洽。1个月前弟弟因车祸意外身亡。得知噩耗后,吴女士立即赶到现场,看到惨烈的车祸现场,浑身发抖,痛不欲生,几近晕厥。近1个月以来,吴女士整日以泪洗面,家人感觉她整个人变得比较麻木。她告诉护士,自己常常会不自觉地回想起车祸的现场,很痛苦,现在很害怕路上的车辆,不敢单独外出。晚上难以入睡,入睡后又经常被噩梦惊醒。

请思考:

1. 作为吴女士的主管护士,你应该重点评估哪些内容?
2. 吴女士现存的主要护理诊断有哪些?
3. 请针对护理诊断提出相应的护理措施。

第一节　概　　述

当今社会,人们面临诸多的挑战与竞争,各种应激事件日趋增多。当应激事件作用于个体,达到一定强度,超出个体的自我调节能力即可造成强烈的情感冲突,产生一系列精神症状。

【概念】

(一)应激与应激源

应激(stress)是指有生命的个体对外界刺激(包括精神刺激、理化刺激等)所作出的生理和心理两方面改变的适应和应对的过程。应激源是作用于个体,使其产生应激反应的刺激物,主要分为家庭因素、工作或学习因素以及社会因素三大类。遭遇应激源是否出现应激相关障碍以及障碍的表现形式和严重程度,除了与应激源的性质、强度和持续时间有关外,更重要的是与个体对事件的认知评价、主观体验和应对方式有关。

(二)应激相关障碍

应激相关障碍(stress related disorders)是一组主要由心理、社会因素引起异常心理反应所导致的精神障碍,也称心因性精神障碍或反应性精神障碍,包括急性应激障碍、创伤后应激障碍以及适应性障碍。其症状表现与心理-社会刺激密切相关,同时与个体对刺激的认

笔记

知评价、个性特征、受教育程度等因素有关。

本病以青壮年发病多见，男女性别无显著性差异。目前有关急性应激障碍的流行病学研究很少，近2年我国已有文献对普通人群创伤后应激障碍的流行病学进行研究，但更多文献是对特定人群的患病率的研究报道，高危人群的患病率高达3%~58%。而对于适应障碍，国内尚无权威性的流行病学资料。

【病因及发病机制】

本组疾病的病因和具体机制还不十分清楚，是多种因素复杂作用的结果，其发生与剧烈、重大的精神创伤或生活事件、或持续存在的困难、处境等因素直接相关，一般常见于以下几个方面。

（一）遗传因素

文献报告显示单卵双生者应激障碍的同病率为29.5%，明显高于双卵双生者的发病率，提示遗传因素在本病的发生中起一定的作用。

（二）社会文化因素

1. 自然灾害　突发的地震、特大洪水、泥石流、飓风等自然灾害，不仅严重威胁人的生命和财产安全，而且幸存者在灾后容易出现精神障碍。

2. 严重生活事件　包括灾难性事件和悲痛性事件，如：严重车祸、被强暴、被劫持、婚姻破裂、失业等。如果这类事件所造成的刺激超过了个体的承受能力，容易导致个体出现精神障碍。

3. 战争场面　亲历战争的残酷场面、被俘、遭受酷刑、虐待等的人群容易发生创伤后应激障碍。

4. 隔绝状态　长期处于被隔离状态者、长期与人类社会生活环境隔离者、由于移民而发生文化语言隔离者，在解除隔离后，会出现一系列的心因性反应。

（三）易感因素

1. 个体的内在因素　如遗传特征、年龄（老年和儿童更易患病）、性别、精神障碍的家族史或既往史、生物学因素以及个体对应激源的认知评价、应对方式等。

2. 个体的外在因素　如社会支持系统不良、创伤前后其他负性生活事件的叠加、以前的创伤经历等。

【临床表现】

> 考点提示
>
> 急性应激障碍的临床表现

ICD-10将应激相关障碍分为三类：急性应激障碍、创伤后应激障碍和适应障碍。

（一）急性应激障碍

急性应激障碍（acute stress disorder）又称急性应激反应（acute stress reaction），是指个体在遭受突然、急剧、严重的精神刺激后数分钟至数小时出现精神症状，症状持续时间较短，可在几天至一周内恢复，一般不超过一个月，预后良好，临床表现有较大的变异性。

1. 意识障碍　多数病人首发症状表现为“麻木”或“茫然”状态，可有不同程度的意识障碍，意识障碍可见意识范围缩小、意识范围狭窄等。少数病人恢复后可出现遗忘现象，事后不能全部回忆。

2. 精神运动障碍　表现为精神运动性兴奋或精神运动性抑制。精神运动性兴奋不具有协调性，如激越、躁动不安、情感暴发，行为较盲目等。少部分病人表现为精神运动性抑制，如情绪低落、退缩、沉默少语，甚至麻木、发呆，长时间呆坐或卧床，甚至表现为木僵，严重时有自杀行为。

3. 感知觉迟钝　病人对痛觉刺激敏感性降低。

4. 自主神经症状　病人一般都伴有自主神经功能紊乱，可出现心动过速、震颤、出汗、面部潮红、呼吸急促等。

笔记

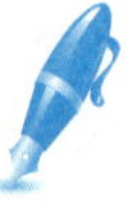

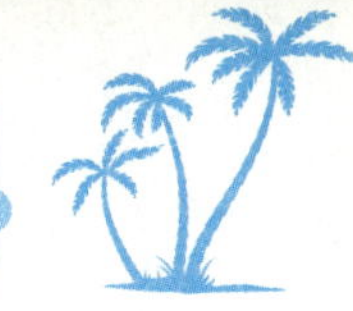

5. 其他症状　病人常伴有失眠、易激惹、警觉性增高等症状。另有一些病人可出现“急性应激性精神病”，以妄想、严重情感障碍为主，症状内容与精神刺激密切相关，而与个人素质因素关系较小。急性应激障碍出现与否以及其严重程度与个体的心理素质、应对方式等密切相关。

（二）创伤后应激障碍

创伤后应激障碍（posttraumatic stress disorder，PTSD）又称延迟性心因性反应，是由于遭受超乎寻常的威胁性或灾难性心理创伤，如战争、地震、被强暴等，导致延迟出现和长期持续的精神障碍，是临床症状最严重、预后最差、可能有脑功能损害的一类应激障碍。起病较缓慢，多数病人在遭受创伤到出现精神症状有潜伏期，一般为数周到数个月，但症状可持续数年，其临床表现如下：

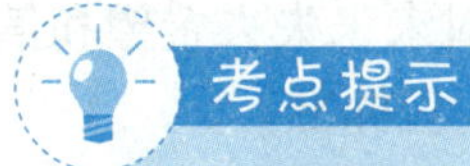

> 考点提示
>
> 创伤后应激障碍的临床表现

1. 闯入性再体验　在重大创伤性事件发生后，病人有各种形式的、反复发生的、闯入性的重新体验，常以联想、闪回、强制回忆、错觉、幻觉、梦魇等方式非常清晰地、极端痛苦地进行“重复体验”。当面临或接触与创伤性事件有关联或类似的事件、情景等时极易被触发，出现强烈的心理痛苦与生理反应。创伤性体验的反复重现是PTSD最常见也是最具特征性的症状。

2. 回避　在创伤性事件后，病人对与创伤有关的事物采取回避的态度。极力控制自己不想与创伤有关的人或事，回避可能勾起痛苦回忆的场景、想法、话题及相关的人物等，甚至对创伤性经历出现相关的选择性遗忘，有些病人表现为完全想不起创伤经历，对创伤期间发生的人和事有视旧如新感。

3. 警觉性增高　表现为过度警觉，惊跳反应增强，极易兴奋、睡眠障碍、易发怒、无法集中注意力等。

此外，部分病人可出现“情感麻痹”的现象，从外观上看，病人表现木然、淡漠，与外界疏远，甚至格格不入。对前途与未来缺乏思考和规划，少数病人有抑郁情绪、自杀观念与行为。

（三）适应障碍

适应障碍（adjustment disorder）是指具有一定人格缺陷的个体对于某一明显的处境变化或应激性生活事件而产生反应性情绪障碍或适应不良行为和生理功能障碍，并导致个体社会功能受损，但并不出现精神病性症状。通常在应激性生活事件发生后的1~3个月内起病，一旦应激源消除，症状持续一般不超过6个月。本病的临床症状变化较大，主要表现为：

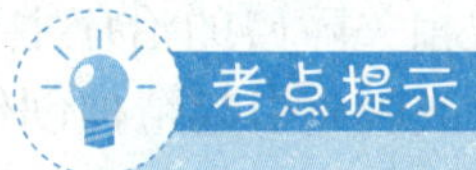

> 考点提示
>
> 适应障碍的临床表现

1. 情感障碍　成年人多见抑郁症状，可表现为明显的抑郁心境，如情绪低落、无望感、沮丧等症状，但比重度抑郁轻。焦虑症状不多见，主要以紧张不安、心烦、心悸等为主要症状。

2. 行为障碍　可表现为退缩、离群、不参加活动、不注意卫生、生活无规律等，部分病人可出现斗殴、盗窃、逃学、破坏公物等品行障碍，多见于青少年。

3. 躯体功能障碍　表现为头痛、疲乏、胃肠道不适、睡眠障碍等症状。

【诊断】

（一）急性应激障碍及创伤后应激障碍

根据ICD-10的诊断标准，急性应激障碍及创伤后应激障碍诊断要点如下：

1. 遭受异乎寻常的、重大的创伤性事件或处境。

2. 症状标准

（1）急性应激障碍：表现为强烈恐惧体验的精神运动性兴奋，行为有一定的盲目性；或有精神运动性抑制，可有意识模糊。

笔记

（2）创伤后应激障碍：①反复重现创伤性体验，可表现为不由自主地回想受打击的经历；反复出现有创伤性内容的噩梦；反复发生错觉、幻觉或反复发生触景生情的精神痛苦。②持续的警觉性增高，可出现入睡困难或睡眠不深，易激惹，注意力集中困难，过分地担惊受怕。③对与刺激相似或有关的情境回避，表现为极力避免思考或接触与创伤经历有关的人和事；避免参加能引起痛苦回忆的活动，或避免去能引起痛苦回忆的地方；不愿与人交往，对亲人变得冷淡；兴趣爱好范围变窄，但对与创伤性经历无关的某些活动仍有兴趣；选择性遗忘，甚至对未来失去希望和信心。

3. 病程标准

（1）急性应激障碍：在遭受刺激后若干分钟至若干小时发病，病程短暂，一般持续数小时至1周，通常在1个月内缓解。

（2）创伤后应激障碍：在遭受创伤数日至数月后发生，罕见延迟到半年以上，符合症状标准至少已3个月。

4. 严重标准 社会功能受损

5. 排除标准

（1）急性应激障碍：排除癔症、器质性精神障碍、非成瘾物质所致精神障碍及抑郁症。

（2）创伤后应激障碍：排除情感性精神障碍、其他应激障碍、神经症、躯体形式障碍。

（二）适应障碍

根据ICD-10的诊断标准，适应障碍的诊断要点如下：

1. 有明确应激源的存在作为发病的诱因，精神障碍出现在应激源出现的3个月之内。
2. 临床表现以情绪障碍为主，可伴有适应不良行为和躯体症状，并导致社会功能受损。
3. 病程至少1个月，一般不超过6个月。

必须清楚确定上述第三个因素的存在，并应有强有力的证据，如果没有应激就不会出现障碍。如果应激源较弱，或者不能证实时间上的联系（不到2个月），则应根据呈现的特征在他处归类。

【治疗】

应激相关障碍的治疗主要以心理治疗和药物治疗相结合，治疗的关键在于尽可能去除精神因素或脱离引起精神创伤的环境，转移或消除应激源。

（一）心理治疗

心理治疗是本病首要的根本性的治疗手段。

1. 心理治疗的原则 帮助病人脱离应激源、消除心理应激反应、调整有缺陷的个性系统，同时提供支持，帮助病人提高心理应对技能，表达和宣泄相关的情感。

知识拓展

创伤后应激障碍的认知行为治疗

创伤后应激障碍的认知行为治疗包括：什么是正常的应激反应的教育，焦虑处理训练，对病理信念的认知治疗，对创伤事件的想象和情境暴露以及复发的预防。TSD认知行为治疗中的核心是暴露疗法，让病人面对触景生情类的创伤情境，唤起病人的创伤记忆，然后治疗这些记忆的病理成分。

来源：郝伟，于欣．精神病学．第7版．北京：人民卫生出版社，2013.

2. 心理治疗的方法 主要包括心理动力学疗法、认知行为疗法、心理脱敏技术、应对技巧训练等。

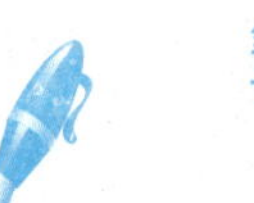
笔记

（二）药物治疗

药物治疗常用于对症治疗，以低剂量、短疗程为宜，且首剂量要小，加量要慢。当存在某

些特殊症状时可选择相关的药物。如对焦虑、恐惧不安、睡眠障碍或警觉性过高的病人，可选用抗焦虑药；而抗抑郁药物是治疗创伤后应激障碍最常见的选择，其次还可选用抗焦虑药物、镇静剂、锂盐等。适应障碍时则根据具体情况可采用抗焦虑药物和抗抑郁药物等。

此外，治疗过程中还要注意补充营养，维持水、电解质平衡，对有严重自杀企图、自杀行为及高度兴奋躁动者，可考虑使用电抽搐治疗。

第二节　应激相关障碍病人的护理

【护理评估】

（一）健康史及生理功能方面

包括现病史、既往史、个人史、家族史、生命体征、营养状况、睡眠状况、自理状况、躯体症状及相关的神经系统的症状和体征、实验室及其他辅助检查等方面。

（二）精神症状

1. 病人意识状况，注意力、定向力及对周围环境的感知能力。

2. 病人有无精神运动性兴奋，如激越、叫喊、活动过多等；有无精神运动性抑制的表现，如缄默不语、长时间呆坐、对周围环境退缩。

3. 病人是否存在反复重新体验创伤经历，出现的频率、时间、严重程度及对现实生活的影响，病人是否存在易激惹或惊吓反应等高度警觉状态，病人的情绪变化及回避行为的表现。

4. 病人是否出现情感障碍、品行障碍、攻击行为及社会性退缩的表现，如病人的角色、人际关系、个人生活能力等，尤其注意判断病人目前有无发生自杀行为的潜在危险。

（三）心理功能方面

1. 病人的性格特征、受教育程度和文化背景，有无遗传因素及易感素质。

2. 导致本次应激事件的性质、强度、持续时间、病人的暴露程度及对生命的威胁程度。

3. 病人既往应激事件发生时的思维模式和应对方式。

4. 病人对疾病的认识，是否存在否认自己有病，拒绝就医以及治疗的情况。

（四）社会功能方面

1. 人际关系　病人人际关系如何，和亲属、朋友、同事、同学或其他人员相处情况等。病人是否与其他人疏远或隔绝。

2. 支持系统　病人的家庭环境、自身及家庭经济状况、家庭成员之间的关系是否融洽，家属对本病的认识情况及对病人所持的态度。

【主要护理诊断/问题】

1. 有对他人或自己施行暴力的危险　与创伤事件造成的意识障碍、失望、愤怒、幻觉、妄想等症状有关。

2. 睡眠型态紊乱　与极度恐惧、悲哀、愤怒有关。

3. 语言沟通障碍　与情感麻木、木僵状态等症状有关。

【护理目标】

1. 病人在住院期间症状减轻或消除，不发生针对自己或他人的暴力行为。

2. 病人能应用所学技巧控制情绪和症状，提高睡眠质量。

3. 病人能与其他人进行有效沟通。

【护理措施】

1. 安全护理

(1) 评估病人意识障碍的程度，自杀、自伤等暴力行为的危险及先兆。

(2) 提供安全、安静、舒适的环境，减少外界刺激

考点提示

创伤后应激障碍病人的安全护理措施

笔记

的干扰，加强危险物品的管理，做好安全检查，避免危险物品成为病人实施暴力行为的工具，杜绝安全隐患。

（3）密切观察病人，必要时专人看护。当病人出现抑郁、焦虑或情感爆发时，护理人员要严密观察，及时给予支持性心理治疗，鼓励病人以适当的方式疏泄情感。对有自杀、自伤或冲动行为先兆的病人其活动应控制在护理人员的视线范围内，必要时专人护理，防止意外发生。

2. 生活护理

（1）饮食护理：评估病人的营养状况，维持营养、水、电解质平衡。护理人员可先了解病人饮食习惯，尽量满足其口味，以促进和提高食欲。根据病人不同情况，督促或协助进食。

（2）睡眠护理：提供良好的睡眠环境，减少外界刺激。帮助病人安排合理的作息时间，鼓励病人白天多参加各种活动，减少卧床时间。避免睡前兴奋、过饱以及进食刺激性食物，提高病人的睡眠质量。

（3）个人生活护理：护理人员应根据病人不同情况，协助病人做好个人生活护理。对有木僵或退缩状态的病人，护理人员应对其生活照料提供帮助；对终日卧床，个人生活完全不能自理的病人，护理人员需要做好各项基础护理，当病人病情缓解后，应鼓励病人自行料理个人卫生。

3. 心理护理

（1）建立良好的护患关系。关心、爱护并尊重病人，主动、耐心倾听病人的感受，保护病人的隐私。

（2）主动增加与病人的接触，鼓励病人说出疾病发作时的表现、感受和应对方法，使病人能用语言正确表达自己的意愿，与他人建立有效的沟通。同时，对病人的症状进行解释，帮助病人认识疾病的性质，以解除病人的思想顾虑。指导家属在情感上给予病人关心和支持，帮助病人渡过心理应激。

（3）帮助病人认识和正确对待精神刺激和应激相关障碍的发生，指导病人学习多种合理的情感表达和有效的应对方法，克服个性中的不足，提高自我康复的能力。

（4）密切观察病情变化，对病人症状的好转及时给予表扬和鼓励，强化病人合理情绪的表达和适应性行为的形成。

（5）根据病人的具体情况，适当组织安排病人参加多种娱乐和体育活动，分散其对创伤体验的注意力，减轻孤独感和孤僻行为。

（6）指导病人学习适应性技巧，管理症状和情绪，如深呼吸、肌肉放松的方法和技巧，并积极配合医生做好暗示疗法、行为治疗等。

4. 特殊症状的护理

（1）对精神运动性兴奋、激越的病人应减少激惹因素、适当予以约束，必要时护士可根据医嘱给予药物，帮助病人改善情绪。此外，应安排专人护理，密切观察病情，及早发现先兆，及时处理，防止意外发生。

（2）对精神运动性抑制的病人，特别是木僵病人，应做好基础护理和生活护理，鼓励病人参加活动，培养其积极的生活态度。

5. 健康指导

（1）教给病人在遇到应激刺激时降低应激反应水平的有效应对机制，如深呼吸、情感释放、肌肉放松技术，寻求社会支持及专业精神科医生的帮助等。

（2）教给病人正确认识在应激状态下适应性的情绪反应和行为。

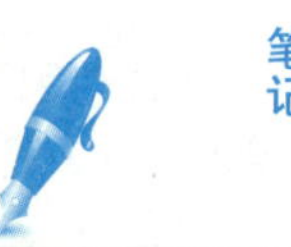
笔记

（3）教育病人合理地认识、评价创伤性事件，树立面对现实、接受现实的生活理念。

（4）指导病人根据个性特征，调整自己良好的情绪，合理地安排工作、学习与生活，提高个人的生活质量。

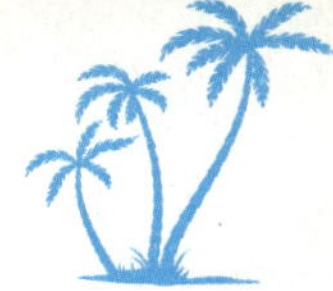

【护理评价】

1. 病人的相关症状是否减轻或消失，住院期间是否发生针对自己或他人的暴力行为。
2. 病人能否正确应用所学技巧控制情绪，睡眠的质和量能否得到满足。
3. 病人能否与其他人进行有效沟通。

（蒋慧玥）

练习与思考

目标测试题

1. 急性应激障碍病人的临床表现有哪些?
2. 创伤后应激障碍病人的主要护理诊断和安全护理措施有哪些?

笔记

第十章　心理因素相关生理障碍病人的护理

扫一扫，知重点

心理因素相关生理障碍（physiological disorders related to psychological factors）是指一组与心理-社会因素有关的，以进食、睡眠以及性行为异常为主的精神障碍。与本组障碍的发生、发展、病程及预后等密切相关的因素有：①生活事件和处境；②社会文化背景；④人格特点及经历等。心理因素相关生理障碍包括进食障碍、睡眠障碍及性功能障碍等。本章仅介绍进食障碍、睡眠障碍及护理。

第一节　进食障碍病人的护理

导入案例与思考

李某，女性，17岁，高中生，身高1.60m，因"少食、消瘦1年余"入院。认为自己太胖了，而于1年前开始节食。很少吃饭，不吃肉和蛋，每天仅吃少量蔬菜和水果，喝菜汤，一年中体重从48kg下降到38kg，仍觉得自己太胖，继续节食。目前已出现月经停止4个月，皮肤干燥。家人曾带她到医院检查，无器质性疾病。诊断：神经性厌食症。

请思考：

1. 该病人入院时，应重点评估什么内容？
2. 请分析该病人目前存在哪些主要护理诊断/问题？
3. 应采取哪些护理措施？

一、概述

进食障碍是一组以进食行为异常为特征的精神障碍，主要包括神经性厌食症、神经性贪食症及神经性呕吐等。一般不包括儿童期的拒食、偏食或异食癖。本病主要发生于青年人，且以女性为主。

【病因及发病机制】

进食障碍的病因虽不十分明确，但是许多研究已表明与以下因素有关。

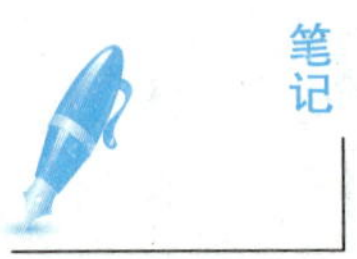
笔记

（一）社会文化因素

该因素在发病中起着重要的作用。由于现代社会文化的影响，人们把女性身体苗条作为体型好、有吸引力、自我约束成功的象征。同时，大量媒体减肥、瘦身的宣传以及社会竞争

压力的加剧，使得众多女性对自身形体要求提高，追求苗条，从而促进进食障碍的发生。而在某些职业中患病率明显高于普通人群的现象也支持这一观点，如在芭蕾舞演员、模特中该病发病率明显高于其他职业。

（二）家庭因素

家庭环境中的不良因素与进食障碍也有密切相关性，如父母的过度控制与过度保护、家庭教育方式不当、家庭破裂、家庭中有节食减肥者等。有人提出该病的发生与青少年性发育和心理发育的不同步有关，病人对日益丰满的身材难以接受，希望停留在儿童时期拒绝成熟。神经性贪食症病人家庭中的冲突、被抛弃、被忽视比神经性厌食更多见。

知识拓展

家庭教养方式与进食障碍的关系

进食障碍的病因十分复杂，在家庭因素中，家庭环境和亲子关系是进食障碍发展过程中重要的因素，研究表明，家庭教养方式中父母的情感温暖与进食障碍负相关，父母的过度保护和拒绝与进食障碍正相关。

来源：陆遥，何金波，朱虹，等．父母教养方式对青少年进食障碍的影响．中国临床心理学杂志，2015，23（3）：473-474.

（三）心理学因素

进食障碍病人性格多敏感、脆弱、依赖性强、情绪不稳、追求完美等，具有强迫性和神经质倾向。

（四）生物学因素

生物学因素的研究主要集中于神经内分泌功能和中枢神经递质的改变，如与神经性厌食相比，神经性贪食病人血和脑脊液中去甲肾上腺素和 5-HT 的异常变化更明显。同时，遗传学研究显示，家族中有进食障碍、情感性障碍、酒依赖者的患病的危险性高于其他人群。

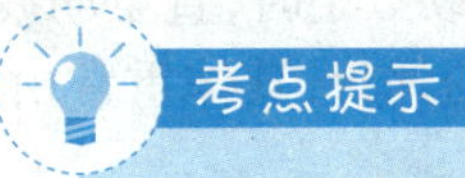

进食障碍的临床表现

【临床表现】

（一）神经性厌食症

神经性厌食症（anorexia nervosa）是一种病人自己有意限制进食，造成和（或）维持低体重为主要特征的进食行为异常，并有青春期发育迟滞、闭经等症状。此障碍主要发生于青少年女性，临床资料显示厌食症病人中 90% 以上是青少年女性，男性仅占 5%~10%。疾病的发生有两个高峰：一个高峰出现在青春早期（12~15 岁），另一个高峰在青春晚期和成年早期（17~21 岁），平均年龄约 17 岁，在青春期前和 40 岁以后很少出现。以病人对自身体像的感知有歪曲，害怕发胖而有意节食，以致体重显著下降为主要特征的一种进食障碍。

1. 恐惧肥胖，关注体形　本病以对肥胖的强烈恐惧和对体形的过度关注为核心症状。多数病人为自己制定明显低于正常的体重标准；有些病人即使极度消瘦时，仍认为自己胖，或某一部位胖，如臀部太大、腿太粗等，反复照镜子、称体重等。

2. 采取各种措施严格控制体重　为避免体重增加或达到自己指定的体重标准，病人常严格限制每日的进食量，限定食谱，对食物进行高度选择，进食的主要物质多为水果和蔬菜，拒绝碳水化合物及高脂肪食物。如少吃或不吃粮食，几乎不吃肉、蛋等，甚至以清水煮菜叶充饥。除限制进食外，病人还采用过度运动避免体重增加，如每日强迫锻炼、不停跑步、做家务等，某些病人即使在极度消瘦时仍坚持不懈。还有部分病人采用催吐、导泻，或以边吃边吐的方法，避免体重增加。

3. 心理障碍　大约 2/3 的病人合并一种或多种精神障碍，其中约 60% 的病人患有抑

笔记

郁症，表现为情绪低落、情绪不稳，部分病人存在自杀的危险。33% 的病人存在焦虑症状，20%~80% 的病人具有人格障碍。

4. 生理功能紊乱　由于长期热量摄入不足，体重明显下降，体形极度消瘦，出现营养不良及继发症状，如体温偏低、血压偏低、心率慢。消化系统的症状如腹胀、便秘等。生长发育停滞，闭经，头发呈胎发样变化。心电图可出现 T 波低平倒置、ST 段下移、QT 间期延长、缺钾导致的心律不齐。严重的营养不良、恶病质不能纠正时，可导致死亡。

（二）神经性贪食症

神经性贪食（bulimia nervosa）是以反复发作的不可抗拒的进食欲望及多食或暴食行为为特征的进食障碍。病人常有担心发胖的恐惧心理，采取诱吐、导泻、禁食等方法以消除暴食引起发胖的极端措施。可与神经性厌食交替出现。两者具有相似的病理心理机制，性别、年龄分布相似。多数病人是神经性厌食的延续者，发病年龄较神经性厌食晚，多发生在 18~20 岁，也是以女性为多。

国外文献报道，在年轻女性中神经性贪食的患病率为 1%~3%，5%~10% 或更多的年轻女性有部分症状。发病年龄通常在 16~20 岁；大多数起病 3~5 年后到精神科就诊。男女病人之比约为 1∶10。

1. 不可控制的暴食　发作性的、不可抗拒的进食欲望，快速地进食大量食物为本病的主要特征。病人的食量为常量的数倍，暴食中进食速度很快，所食之物多为平时严格控制的“发胖”食物，如面食、甜食、含油多的食物，更有病人见到可食之物就往嘴里放，甚者是自己所吐之物。最初，病人的异常进食行为往往是秘密进行，很难被发现，随着病情的发展，在最亲密的人面前难以控制。有些病人可以主动就医。病程可持续数年，易反复波动。

2. 避免体重增加　多数病人有强烈的怕胖心理，在暴食后极为恐惧、懊恼，并采取自我诱吐、导泻、过度运动等行为，减少热量的摄入，以抵消食物的发胖作用。严重的病人常常边吃边吐，可以持续数小时，直至筋疲力尽才罢休。病人对自己的体像非常关注，特别在意他人对自己身材的评价，其体重常由于反复暴食和增加排泄而发生波动，但大多限于正常范围。

3. 生理功能受损　频繁的呕吐和泻药、利尿剂的滥用，可引起一系列躯体并发症，导致病人发生脱水和电解质失衡，少数病例可发生胃、食道黏膜损伤。月经紊乱、闭经也较为常见。

4. 心理障碍　病人的情绪障碍比神经性厌食更突出，情绪波动性大，行为常带有冲动性。病人常用暴食排解不良情绪。个别病人可有说谎、欺骗或偷盗行为。

（三）神经性呕吐

神经性呕吐（psychogenic vomiting）又称心因性呕吐，是以进食后出现自发或故意诱发地反复呕吐为特征的精神障碍。呕吐物为刚吃进的食物，不伴其他的明显症状。病人可有害怕发胖和减轻体重的想法，但体重无明显减轻，无器质性病变。本病女性多于男性，常常发生于成年早期。

病人常有自我为中心、易受暗示、好表现等表演型人格的个性特征。呕吐常与心理 - 社会因素有关，常在遇到不良刺激后进行。在紧张或不快的情绪下发病，以后可在类似情况下反复发作。

【诊断】

（一）神经性厌食症

ICD-10 的诊断要点如下：

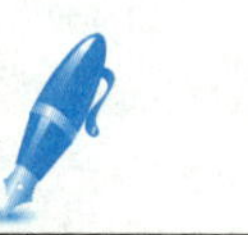
笔记

1. 体重保持在至少低于期望值 15% 以上的水平，或者 Quetelet 体重指数为 17.5 或更低，青春期前的病人可以表现为在生长发育期内体重增长达不到预期标准。

2. 体重减轻是自己造成的，包括拒绝“发胖食物”及下列一种或多种手段：自我诱发呕吐；自我引发排便；过度运动；服用厌食药或利尿药等。

3. 有特异性的精神病理性质的体像歪曲，表现为持续存在的害怕发胖的超价观念。病人强加给自己一个过低的体重界限。

4. 包括下丘脑-垂体-性腺轴的广泛内分泌障碍：女性表现为闭经，男性表现为性欲减退或阳痿。下述情况可以发生：生长激素及可的松水平升高，甲状腺素的外周代谢变化及胰岛素分泌异常。

5. 如果在青春期前发病，青春期发育会放慢甚至停滞。随着病情恢复，青春期多可正常度过，但月经初潮推迟。

另外，正常体重期望值可用身高（cm）数减 105，得正常平均体重公斤数；或用 Quetelet 体重指数 = 体重（kg）/ 身高（m^2）进行评估。有时厌食症可继发于抑郁症或强迫症，导致诊断困难或在必要时需并列诊断。

（二）神经性贪食症

ICD-10 的诊断要点如下：

1. 持续存在进食的先占观念，对食物有种不可抗拒的欲望，难以克制的发作性暴食，病人于短时间内吃进大量食物。

2. 病人试图以下列一种或多种手段抵消食物的“发胖”作用：自我诱发呕吐；滥用泻药；间歇禁食；使用厌食剂、甲状腺素类制剂或利尿药。当糖尿病人出现贪食症时，他们可能会无视自己的胰岛素治疗。

3. 精神病理包括对肥胖的病态恐惧，病人为自己制定了严格的体重限制，它远低于病前合宜的或医师认可的健康的体重标准。病人多有神经性厌食发作的既往史，两者间隔从数月到数年不等。既往厌食症可能表现得很充分，也可能以轻微潜隐的形式表现，如中度体重下降和（或）短暂停经史。

（三）神经性呕吐

ICD-10 的诊断要点如下：

1. 自发的或故意诱发的反复发生于进食后的呕吐，呕吐物为刚吃进的食物。

2. 体重减轻不显著（体重保持在正常平均体重值的 80% 以上）。

3. 可有害怕发胖或减轻体重的想法。

4. 呕吐几乎每天发生，至少已持续 1 个月。

5. 排除躯体疾病导致的呕吐以及分离（转换）障碍或神经症等。

【治疗】

进食障碍的治疗主要以综合治疗为主，包括饮食治疗、药物治疗和心理治疗。严重营养不良、电解质紊乱的病人应及早住院治疗。

（一）神经性厌食症

神经性厌食症病人的治疗首先要考虑如何取得病人的信任和配合，在治疗中实现尽快矫正异常饮食模式和解决与此有关的心理问题两大目标。

1. 恢复体重　可采取躯体支持治疗，供给高热量饮食，给予静脉输液，补足多族维生素及微量元素。

2. 药物治疗　药物治疗以小量的抗抑郁剂和抗焦虑药为主，如氟西汀 20mg/d、舍曲林 50mg/d、氯丙嗪 30~50mg/d，以调节情绪，纠正病态观念。

3. 心理治疗　对病人的偏颇观念或性格偏离进行分析，适时做心理治疗。

（二）神经性贪食症

治疗的原则为：控制暴食和导泻行为，形成进食的正确认知，学会有效地调适情绪。

笔记

1. 心理治疗　认知行为疗法、人际关系疗法、短期心理动力治疗都有一定的效果。认知行为疗法的治疗效果明显优于一般的支持性心理疗法。

2. 药物治疗 美国食品与药物管理局(FDA)于1996年证明抗抑郁药氟西汀对贪食症有效,该类药物能够减少病人暴食发作的频率,有助于停止暴食行为,改善病人情绪,改变其体形和体重的观念。但大多数病人需要多种药物联合应用才能达到预期的疗效。

(三)神经性呕吐

1. 心理治疗 可通过澄清与神经性呕吐有关的心理社会性因素,进行有针对性的解释、疏导、支持治疗,也可采用厌恶疗法或阳性强化等行为治疗的方法减少呕吐行为,直至呕吐清除。

2. 药物治疗 根据呕吐轻重予以支持治疗,如给予维生素类、能量合剂等。可根据伴随症状对症处理,小剂量舒必利、氟西汀有效。

二、进食障碍病人的护理

【护理评估】

(一)健康史及生理功能方面

1. 一般资料、现病史、既往史、家族史、生命体征、饮食状况、睡眠状况、大小便情况、是否出现闭经及闭经的时间、实验室辅助检查等。

2. 病人全身营养状况,如身高、体重,皮肤颜色、弹性、皮下脂肪厚度,双下肢有无水肿、水肿的程度等。体重是否低于相应年龄、身高和性别标准的15%或更多。有无脱水征,如静脉充盈度下降、血压低、脉率快、皮肤干燥无光泽、尿少、尿色深等。每日活动量、主动进食能力、进食量等。

(二)心理功能方面

1. 病人是否存在个性缺陷,如敏感、脆弱、固执、对自我要求严格等。

2. 病人是否存在过分关注自身形象、极度害怕发胖,是否存在抑郁、焦虑等异常情绪,有无自伤、自杀倾向。

3. 病人发病有无明显的诱发因素。

(三)社会功能方面

1. 人际关系 与亲属、朋友、同事、同学或其他人员相处情况等。

2. 病人的职业、年龄、受教育程度等。

3. 病人的家庭环境、家庭经济收入、父母的教育方式、家庭成员之间的关系是否融洽,家属对本病的认识情况及对病人所持的态度。

4. 病人能否坚持正常的学习或工作。

【主要护理诊断/问题】

1. 营养失调:低于机体需要量 与拒绝进食有关。

2. 营养失调:高于机体需要量 与强迫进食有关。

3. 有体液不足的危险 与液体摄入减少、诱吐、使用导泻剂等有关。

4. 体像紊乱 与自我发展延迟、对自身体像不满有关。

【护理目标】

1. 病人体重恢复并保持正常范围,营养失调状况改善。

2. 病人体内的水及电解质平衡恢复正常。

3. 病人对自己体型的不良认知得到改善。

【护理措施】

1. 安全护理 做好安全检查,避免病人私藏减肥药、导泻剂及利尿剂,导致意外事件的发生。密切观察病人的病情和生命体征、出入量、实验室检查结果等。对营养不良、脱水病人要进行针对性综合处理。严密观察病人进食时和进食后的行为,随时发现并制止进食障碍病人过度运动、诱吐等行为。防范进食障碍病人为拒绝治疗而采取极端手段,如自伤、自

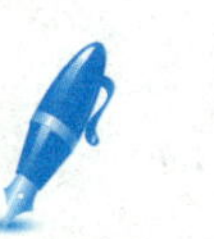
笔记

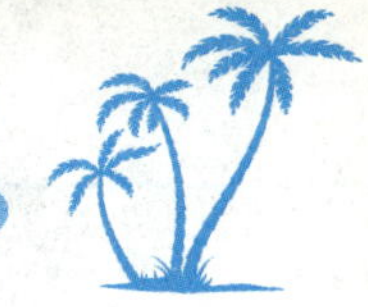

虐、自残等。

2. 生活护理　帮助病人重建正常的进食行为模式。提供良好的进食、饮水环境，给予营养丰富的食物，防止营养失调和体液不足危险等问题的发生。帮助病人理解体型与食物的关系，鼓励与督促病人按计划进食，也可请家属携带病人喜好的食物来院。拒食严重时可遵医嘱给予鼻饲或静脉营养。

3. 心理护理　与病人建立良好的护患关系，让病人充分表达其内心感受，鼓励其表达对自己体像的看法，纠正病人的体像紊乱，帮助病人学会接受现实中的自己。配合医生做好心理治疗或行为治疗，不断强化其正常的进食行为，饮食情况改善时要给予鼓励。

4. 特殊症状护理　进食障碍的病人常因拒食、过度运动、诱吐等行为而容易出现意外事件，因此需随时做好应急事件的处理准备。

（1）拒食的病人常因身体严重虚弱，易出现摔伤，特别是体位改变时，护理人员应知道并协助病人缓慢改变体位，防止意外发生。

（2）进食障碍病人常采用过度运动、诱吐等方式避免体重增加，易造成跌伤、肌肉拉伤、误吸与窒息，护理人员一旦发现，应及时制止。

5. 健康指导

（1）教育病人对进食有正确认识，并养成良好的进食习惯。

（2）帮助进食障碍的家庭找出对病人疾病造成不良影响的因素。

（3）鼓励家属积极参与家庭治疗和集体治疗。

【护理评价】

1. 病人的体重是否恢复正常范围，营养失调状况是否得到改善。

2. 病人水及电解质平衡是否恢复正常。

3. 病人是否能正确接纳自己体形。

第二节　睡眠障碍病人的护理

睡眠障碍（sleep disorders）是指各种心理 - 社会因素等引起的非器质性睡眠与觉醒障碍，以及某些发作性睡眠异常情况。睡眠障碍通常分为四大类：睡眠的启动与维持困难（失眠）、白天过度睡眠（嗜睡）、24 小时睡眠 - 觉醒周期紊乱（睡眠 - 觉醒节律障碍）、睡眠中异常活动和行为（睡行症、夜惊、梦魇）。

一、失眠症

失眠症（insomnia）是指睡眠启动和维持障碍，致使睡眠质和量不能满足个体需要的一种状况，其他症状均继发于失眠，包括难以入睡、睡眠不深、易醒、多梦、早醒、再睡困难、醒后不适感或疲乏感，或白天困倦。失眠可引起病人焦虑、抑郁或恐惧心理，并导致精神活动效率下降，妨碍社会功能。失眠的焦虑和恐惧心理可形成恶性循环，从而使症状持续存在。失眠症的发病率为 10%~20%。

不能把一般认为的正常睡眠时间作为诊断失眠症的主要标准，因为有些人只需要很短时间的睡眠就感到全身舒适、头脑清晰、精力充沛，并且不认为自己是失眠者。如果有失眠主诉，但自身感觉良好、精力充沛，不能诊断为失眠症。

【病因与发病机制】

失眠的原因很多，常见原因有：

1. 心理因素　为最常见的原因，如工作不顺利、考前焦虑、家庭困扰、亲人亡故、个人损失等。

2. 睡眠环境因素　如更换睡眠场所、声音刺激、光线刺激、卧室温度不良等。

笔记

3. 睡眠节律紊乱　昼夜轮班、时差反应、经常熬夜等。

4. 物质或药物因素　睡前饮用浓茶、咖啡、兴奋剂及滥用安眠药物等。

5. 躯体因素　躯体不适、过饥、过饱、疼痛、慢性躯体疾病等。

6. 其他　人格特征和遗传因素等也是引起失眠的一个原因。

【临床表现】

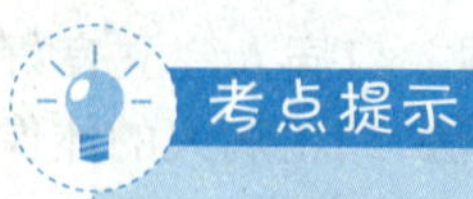

失眠症的临床表现

失眠症的临床表现主要是难以入睡、维持睡眠困难、早醒、多梦、睡眠不深、再睡困难。其中病人最常见的主诉是难以入睡，其次是维持睡眠困难和早醒。病人往往是以上多种情况同时并存。以入睡困难为主的失眠者，害怕夜幕降临，害怕上床休息，就寝前表现出烦躁、焦虑、紧张，辗转反侧，难以入睡。这种不良的情绪常造成病人对时间认知上的偏差，感到入睡前的时间非常漫长，而入睡后的时间很短暂。并经常过多地考虑如何得到充足的休息，过多考虑个人问题、健康状况及失眠引起的不良后果。失眠者常试图用服药或饮酒来应付自己的紧张情绪，清晨常有头脑昏沉、全身无力的感觉，白天会觉得抑郁、紧张、担心、易激惹及对自身健康的过分关注。病人如果反复失眠，就会对失眠越来越恐惧，并担心其后果，久而久之，就形成了恶性循环，使得失眠者的问题持续存在，甚至越来越严重。

【诊断】

几乎所有的人都有过难以入睡或睡眠不实的经历，但大部分是一过性的，属于正常现象。如果这种情况持续时间较长，并影响了躯体功能，符合以下标准才应考虑为失眠症。ICD-10 诊断要点如下：

1. 入睡困难，或是难以维持睡眠，或是睡眠质量差。

2. 每周至少发生 3 次，并至少已 1 个月。

3. 日夜专注于失眠，过分担心失眠的后果。

4. 睡眠量和（或）质的不满意引起了明显的苦恼或影响了社会功能。

【治疗】

失眠症的治疗首先应针对病因，消除干扰因素，恢复睡眠节律。一般以心理治疗为主，适当配合药物治疗。此外，各种放松训练、生物反馈疗法及中医治疗均有助于改善睡眠。

（一）非药物治疗

大多数情况下，非药物治疗应是治疗失眠症的首选，其中心理治疗中的认知行为治疗越来越得到广泛应用。

1. 心理治疗　认知行为疗法是目前采用最多的一种心理学疗法，它主要是让病人了解有关睡眠与失眠的基本知识，纠正病人对失眠后卧床的不良认知行为和睡眠改善后存在的不良认知，处理病人的求全责备心理，从而达到减轻焦虑、改善睡眠的目的；一般心理治疗，包括支持性的心理治疗、暗示疗法等。

2. 行为治疗　包括放松治疗、刺激控制疗法、控制程序疗法、生物反馈法等。放松治疗常用的方法有腹式呼吸放松法、渐进性肌肉放松法（是指应用肌肉紧张和放松交替的锻炼以达到入睡时的深度松弛）、自我暗示法等。刺激控制疗法主要操作要点是：①无论夜里睡了多久，每天坚持在固定时间起床；②除了睡眠和性生活外，不要在床上或卧室内做任何事情；③只在卧室内睡眠；④醒来后的 15~20 分钟一定要离开卧室；⑤只在感到困倦时才上床。控制程序疗法：包括控制入睡时间、起床时间、觉醒刺激、每天最少需要的睡眠时间和紧张刺激。反常意向法，要求病人自己尽可能长的保持觉醒，出发点是制止执意想要入睡而通常可能产生的逆反意图。生物反馈法：有肌电图生物反馈和感觉运动皮质反馈两种，前者对有焦虑的入睡困难型失眠疗效较好，而后者对无焦虑的易醒型失眠疗效较好。

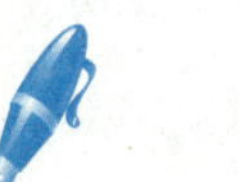
笔记

（二）药物治疗

药物治疗作为辅助治疗手段，需进行临床评估，有药物治疗的必要时方可使用，同时必须根据病人的年龄、身体功能状况、从事的工作及睡眠困扰的形态给予适当剂量的药物。一般短期使用，以 1~2 周为宜，避免长期使用。常用的药物主要为苯二氮䓬类药物。苯二氮䓬类药物常见的不良反应有：记忆受损、晕倒、过度嗜睡等，特别是大剂量时容易导致交通事故。苯二氮䓬类药物与乙醇合用，可加大这两种药物依赖的危险性，故应避免。长期大量使用苯二氮䓬类药物还可导致依赖。但目前不主张首先选用苯二氮䓬类药物治疗初次就诊的失眠症病人。唑吡坦、佐匹克隆、扎来普隆等第三代安眠药由于不影响健康人的正常睡眠生理结构，甚至可以改变失眠病人的睡眠生理，已逐渐成为治疗失眠症的首选药物。

二、嗜睡症

嗜睡症（hypersomnia）是指白天或夜间过度的睡眠，并非由于睡眠不足或存在发作性睡病等其他神经精神疾病所致，常与心理因素有关。

【临床表现】

本病表现为白昼睡眠时间延长，醒转时要达到完全觉醒状态非常困难，醒转后常有短暂意识模糊、呼吸及心率增快，可伴有抑郁情绪。

少数为原发性，多数为其他躯体疾病、精神疾病、药物依赖或脑器质性原因所致。

【诊断】

嗜睡症是指白天睡眠过多，而日常生活中也可出现睡眠过多的情况，但是否为嗜睡症，ICD-10 诊断要点如下：

1. 白天睡眠过多或睡眠发作，无法以睡眠时间不足来解释，和（或）清醒时达到完全觉醒状态的过渡时间延长。

2. 每天出现睡眠紊乱，超过 1 个月，或反复的短暂发作，引起明显的苦恼或影响了社会和职业功能。

3. 缺乏发作性睡病的附加症状或睡眠呼吸暂停的临床证据。

4. 没有可表现出日间嗜睡症状的任何神经科及内科情况。

【治疗】

治疗嗜睡症主要是对症治疗，首先消除发病的诱导因素，此外可适当使用中枢神经兴奋剂，如哌甲酯、苯丙胺、匹莫林等，宜从小剂量开始，逐渐加量，直至症状减轻。SSRI 类药物对本病的治疗也有一定效果，如氟西汀、舍曲林等。其次可辅以心理治疗。

三、异常睡眠

异常睡眠（parasomnia）指在睡眠过程中或觉醒过程中出现的异常现象、异常情绪和行为反应。DSM-Ⅳ将这些异常分为三类：梦魇症、夜惊症和睡行症。

【临床表现】

（一）梦魇症

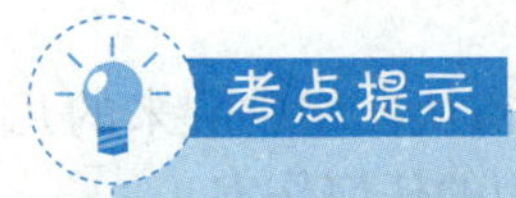

异常睡眠的临床表现

梦魇（nightmares）又称梦境焦虑发作或快波睡眠性焦虑发作，是指在睡眠过程中被噩梦突然惊醒，对梦境中的恐怖内容能清晰回忆，并心有余悸，伴有心跳加快和出汗。梦境内容通常涉及生存、安全的恐怖事件，如被鬼怪攻击、被人侮辱等。通常在夜间睡眠后期的 REM 期发作。大约有近一半的成年人有过梦魇经历，女性比男性多见，在儿童中无性别差异。该症一般初发于 3~6 岁，随年龄增长而逐渐减少。

笔记

(二) 夜惊症

夜惊(night terrors)是指一种常见于儿童的睡眠障碍,通常在夜间入睡 2~3 小时内出现,每次发作持续 1~10 分钟。清醒后对发作时的体验完全遗忘。主要表现为睡眠中突然惊叫、哭喊,伴惊恐表情和动作,以及心率加快、呼吸急促、出汗、瞳孔扩大等自主神经兴奋症状。发作期间无法交谈,有定向障碍,重复机械动作,历时数分钟而转醒,或安静入睡,次晨醒来遗忘。本病多见于儿童,以 5~7 岁为最多,至青年期消失。发病原因可能与遗传有关,过度疲劳、兴奋或睡眠不足也可引发。

(三) 睡行症

睡行症(somnambulism)又称梦游症,通常出现在睡眠的前 1/3 段的深睡期。是指一种在睡眠过程中睡眠和觉醒现象同时存在的一种意识模糊的状态。主要表现为病人在睡眠中突然起床在室内或户外无目的地走动,或做一些简单的活动。一般不说话,询问也不回答。睡行时病人表情茫然、双目凝视、难以唤醒,一般历时数分钟,少数持续 0.5~1 小时。多能自动回到床上继续睡觉。无论是即刻苏醒或次晨醒来均不能回忆。本病多见于生长发育期的儿童少年,儿童期患病率为 1%~17%,11~12 岁年龄段为发病高峰期,此后随年龄的增加患病率下降。过度疲劳、睡眠不足、精神应激因素均可促发。

【诊断】

(一) 梦魇

ICD-10 诊断要点如下:

1. 从夜间睡眠或午睡中惊醒,能清晰、详细地回忆强烈恐怖性的梦境,通常涉及对生存、安全或自尊的威胁;惊醒可发生于睡眠期的任一时刻,但典型情况是发生在后半段。
2. 从恐怖性的梦境中惊醒时,个体很快恢复定向及警觉。
3. 梦境体验本身以及随之造成的睡眠紊乱都会使个体十分苦恼。

(二) 夜惊

ICD-10 诊断要点如下:

1. 突出症状是一次或多次如下症状发作:惊叫一声从睡眠中醒来,以强烈的焦虑、躯体运动及自主神经系统的亢进如心动过速、呼吸急促、瞳孔扩大及出汗等为特点。
2. 这些反复发作的典型情况是持续 1~10 分钟,通常在夜间睡眠的前 1/3 阶段发生。
3. 对他人试图平息睡惊而进行的努力相对无反应,而且这种努力几乎总会伴有至少数分钟的定向障碍和持续动作的出现。
4. 对发作即使能够回忆,也是十分有限的。
5. 没有躯体障碍如脑肿瘤或癫痫的证据。

(三) 睡行症

ICD-10 诊断要点如下:

1. 突出症状是一次或多次下述发作:起床,通常发生于夜间睡眠的前 1/3 阶段,走来走去。
2. 发作中,个体表情茫然、目光凝滞,他人试图加以干涉或同其交谈,则相对缺乏反应,并难以被唤醒。
3. 尽管在最初从发作中醒来的几分钟之内,会有一段时间的茫然及定向力障碍,但并无精神活动及行为的任何伤害。
4. 没有器质性精神障碍,如痴呆或躯体障碍。

【治疗】

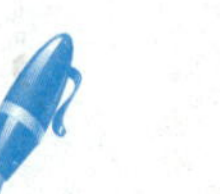
笔记

(一) 梦魇症

一般无需治疗,发作频繁者,应检查有无心血管系统疾病、哮喘、消化系统疾病和精神疾病。有精神疾病的要治疗精神疾病,无精神疾病的应解除促发因素。氯丙嗪或阿普唑仑虽

能减少梦魇发生率,但停药后梦魇会反跳性加重,不能解决根本问题。对于有创伤性生活事件者心理治疗有效。

(二)夜惊症

1. 对因治疗　小儿夜惊是中枢神经系统发育不全所致,儿童的发作通常随年龄增长而消失。成人夜惊可能有病理性原因,如人格障碍或偏头痛等,应充分评估并予以相应治疗。

2. 药物治疗　可使用苯二氮䓬类药物,适量服用可加深睡眠;若夜惊伴有明显的焦虑、惊恐等情绪,可给予抗焦虑剂或抗抑郁剂。

3. 非药物治疗　心理治疗对年轻病人有疗效,本病的发生可能与过度劳累、压力过大或睡眠时间不足等有关。因此,要避免减少病人的总睡眠时间。

(三)睡行症

1. 对因治疗　儿童睡行症是神经系统发育不全、不完善所致,是生理性的,大多数在15岁前后自行消失,无需特殊处理。但成年睡行症则可能是病态的,应排除是否是癫痫或分离(转换)障碍。

2. 药物治疗　通常用于发作十分频繁的病人。睡前服用苯二氮䓬类药物和三环类抗抑郁药,可降低睡眠深度,减少发作。3周为一个疗程。但长期使用可发生耐受,断药后可反跳性加重。

3. 非药物治疗

(1)心理行为治疗:在年轻病人中的疗效肯定。行为治疗方法包括自我催眠疗法和松弛训练等。

(2)一般治疗:做好室内安全措施,如为防止病人撞墙,室内不应该放置带锐角的家具;为防止病人跌伤,楼梯上应装有铁门;为防止病人坠窗,窗户上应装有护栏。发作时引导病人上床,不要唤醒病人,因为非但不能叫醒,反而延长发作时间,也不要强拉病人上床,否则可激起攻击行为。此外,预防睡眠过深是减少发作的关键。因此需预防睡眠不足、过度疲劳、精神紧张和饮酒。

四、睡眠障碍病人的护理

【护理评估】

1. 健康史及生理功能方面

(1)评估失眠的原因:①病理生理因素,如疼痛、咳嗽、瘙痒等可影响睡眠;②环境因素:各种干扰,如噪音、恐惧、护理操作、灯光、低温等;③治疗因素:如药物影响、特殊治疗方法等;④睡前不良习惯,如睡前情绪激动,晚餐过饱,睡前喝浓茶、咖啡等兴奋性饮料。

(2)现在和过去的睡眠型态,家族中有无睡眠障碍的病人,采用何种药物治疗、效果如何,实验室及其他辅助检查。

(3)病人的生命体征、面容、饮食、营养状况,有无躯体疾病、精神疾病,有无吸烟、饮酒、饮浓茶、咖啡等嗜好。

2. 心理功能方面

(1)个人生活、工作中有无压力过重、情感压抑或遭遇重大生活事件等因素。

(2)有无抑郁、焦虑、恐惧、烦躁易怒等异常情绪反应。

(3)睡眠障碍的表现以及病人对睡眠障碍的态度和认识。

3. 社会功能方面　病人家庭环境有无变化及社会功能受损程度。

【主要护理诊断/问题】

1. 睡眠型态紊乱　与社会心理因素刺激、焦虑、睡眠环境改变等有关。

2. 焦虑　与睡眠型态紊乱有关。

3. 有外伤的危险　与异常睡眠有关。

笔记

【护理目标】

1. 病人能明确失眠原因,睡眠质量得到改善。

2. 病人学会自我放松,缓解焦虑情绪。

3. 病人住院期间不发生因睡眠障碍所致的外伤。

【护理措施】

1. 安全护理　对病人和家属进行健康宣教,增强安全意识,防范意外发生。对于睡行症的病人,要保证夜间睡眠环境的安全,防止病人睡行时外出、走失;清除环境中障碍物和危险物品,防止病人摔伤以及伤害自己或他人。嗜睡症的病人要避免从事可能因睡眠障碍而导致意外的各种工作或活动,如驾驶、高空作业等。

2. 生活护理

(1) 创造良好睡眠条件,如病房要空气新鲜、温度适宜、安静,夜班工作人员做到谈话轻、行走轻、操作轻、关门轻。

(2) 帮助病人养成按时入睡,早睡早起的良好睡眠习惯。避免睡前兴奋,如:不宜看刺激紧张的电视,不宜长久谈话,喝浓茶、咖啡。晚饭不宜吃得过饱,尿频者睡前不宜多饮水。

(3) 保证睡眠质量:减少日间睡眠时间(不超过1小时),不宜卧床时间过长,鼓励病人多参加各项活动。夜间密切观察病人睡眠情况,不定时巡视病房,每班作睡眠记录。了解睡眠障碍的程度,并给予解决。夜间按时叫起容易尿床病人小便,尿床后要及时更换床单、衣裤。减少睡眠时受伤的可能性,把床放低,可使用床挡。

3. 心理护理　应做好睡前心理护理,注意疏导和消除病人由失眠产生的焦虑、恐惧情绪,如:对紧张害怕者,工作人员可在病人视线内活动,并教会病人一些利于入睡的方法。

4. 特殊护理　失眠症病人常自行用药,易造成药物耐受和依赖。药物作为辅助治疗手段,可短期使用,但避免长期使用。因此需指导病人按医嘱用药,避免滥用药物。

5. 健康指导

(1) 向病人及家属介绍疾病相关知识,增强安全意识,防止意外发生。

(2) 指导病人及家属创造良好的睡眠环境。

(3) 指导病人掌握促进睡眠的有效方法,改善睡眠质量。

【护理评价】

1. 病人的睡眠质量是否得到改善。

2. 病人是否掌握自我放松方法,缓解焦虑情绪。

3. 病人住院期间是否发生因睡眠障碍所致的外伤。

（蒋慧玥）

目标测试题

练习与思考

1. 神经性厌食症病人的安全护理包括哪些内容?

2. 失眠症病人的临床表现有哪些?

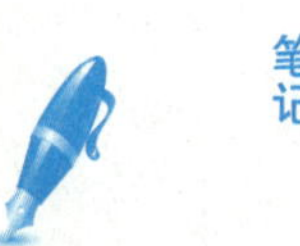
笔记

第十一章　人格障碍病人的护理

扫一扫，知重点

导入案例与思考

病人，男性，73岁。因血糖高、肢体麻木而入院。病人要求医生不予降压治疗，称自己备有药品。医生根据病情，建议病人用胰岛素降糖治疗，病人认为医生此举是想多拿回扣而拒绝，仅同意用口服降糖药，用药后血糖未达标，勉强同意使用胰岛素1周。住院期间，病人怀疑其他护士技术不行，要求护士长亲自护理，怀疑血压、血糖监测结果，怀疑多收费，因而不同意监测血糖。病人入院后没有家属陪伴，也没有亲朋好友探视。某日，病人血压很高，医生建议立即予降压治疗，病人被迫同意暂时治疗。医生及护士均对此病人感到非常无奈。

请思考：

1. 该病人为何有这种行为？
2. 如何对该病人进行护理？

第一节　概　述

人格是个性心理特征的总和。人格特征是固定而持久的思维和行为方式。人格障碍是指人格特质的极端发展或病理性增强所导致的严重适应不良和显著的功能障碍。人格障碍具有三个要素：①早年开始，于童年或少年起病；②人格的一些方面过于突出或显著增强，导致牢固和持久的适应不良；③给本人带来痛苦或给他人造成了不良影响。在我国，人格障碍病人并不少见，患病率约为2.5%，与国外相当。

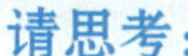

一、病因

（一）生物因素

家谱分析的研究表明，人格障碍病人亲属中，血缘关系越近发生率越高。双生子研究调查发现基因型越接近，人格特征越相似。有学者调查发现，同卵双生子中，发生反社会型人格障碍的一致率占77%，而异卵双生子的一致率只占12%。寄养子研究调查也发现，人格障碍病人的子女从小被寄养出去，与亲生父母人格正常的寄养子相比，前者有较高的人格障碍发生率，这也说明遗传因素在人格障碍形成中的作用。脑电图检查发现，约有50%病人常

笔记

有慢波出现，与儿童脑电图近似，表明人格障碍是大脑发育成熟延迟的表现。大脑发育不成熟可能与胚胎、婴幼儿时期营养不良、脑损伤、脑部感染、中毒有关。

（二）心理-社会因素

童年时期生活经历对个体人格的形成具有重要作用。如母爱剥夺、父母不和经常争吵甚至分居或离异、遭受遗弃等精神创伤往往给儿童人格发展带来严重的影响。对儿童教养方式不当，如父母对孩子过分溺爱放纵，或严厉处罚，甚至粗暴凶狠，也是人格发育障碍的重要因素。此外，父母酗酒、吸毒、偷窃、淫乱或本身有精神疾病、人格障碍或犯罪记录对儿童起到了不良的"示范"作用，对人格发育均有不利影响。结交具有品行障碍或恶习的"朋友"，受大量淫秽、凶杀等内容的小说及影视文化的影响，青少年往往法律观念淡薄，加之认识批判能力低，行为自制能力差，情绪波动性大，容易通过观察、模仿或受教唆等而习得不良行为。此外，社会上存在的不正之风、拜金主义等不合理的社会现象、扭曲的价值观念对人格障碍形成的消极作用亦不可忽视。

二、常见人格障碍类型

根据ICD-10，人格障碍主要表现为以下类型：偏执型人格障碍、分裂样人格障碍、反社会型人格障碍、冲动型人格障碍、表演型（癔症性）人格障碍、强迫型人格障碍、边缘型人格障碍、焦虑（回避）型人格障碍、依赖型人格障碍，其他型人格障碍。

【临床表现】

（一）偏执型人格障碍

偏执型人格障碍（paranoid personality disorder）以猜疑和偏执为主要特点，男性多于女性。主要表现为：

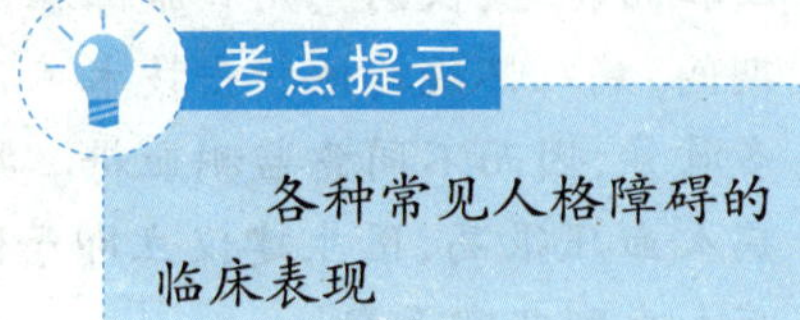

1. 敏感和多疑 生性谨慎多疑，不轻易信任他人，易把别人的善意或友好行为歪曲理解，误解为敌意或轻视，担心自己的利益受侵犯，从而保持高度警惕性和极强的自我防卫心理。

2. 固执和好争辩 对他人的侮辱和伤害耿耿于怀，常有回击报复心理。自我评价过高，过分重视自身的价值，对个人权利执意追求，而与别人争辩，固执地坚持自己的观点。遇到挫折或失败时易于埋怨、怪罪他人，推诿责任；将自己的失败归咎于他人，不从自身寻找主观原因。易感委屈。常有不安全感和不愉快感，缺乏情感和幽默感。忽视或不相信与其想法不符的客观证据，因而很难通过说理或事实来改变病人不合理的想法。工作上很难与同事相处，人际关系紧张。

（二）分裂样人格障碍

分裂样人格障碍（schizoid personality disorder）以观念、行为异常，服装奇特，情感冷漠及人际关系明显缺陷为特点。男性略多于女性。主要表现为：

1. 性格明显内向（孤独、被动、退缩），回避社交，离群独处，我行我素而自得其乐。

2. 缺乏热情和温柔体贴，缺乏幽默感。对人冷漠，对亲属也不例外，缺乏情感体验，不仅自己不能体验欢乐，对别人也缺乏温暖，爱好不多；过分敏感且害羞、胆怯，对于批评与表扬及别人对他的看法等均反应不良。

3. 常不修边幅、服饰奇特、行为怪异，其行为不合时宜，不符合当时、当地风俗习惯或目的不明确。

4. 缺乏进取心，活动能力差，爱幻想或有奇异信念（如相信特异功能、第六感觉等），有时思考一些在旁人看来毫无意义的事情如太阳为什么要从东方升起，人为什么没有尾巴等，但有些人在从事抽象思维的领域可有成就。

5. 可有牵连、猜疑、偏执观念或奇异感知体验，如一过性错觉或幻觉等不寻常的知觉

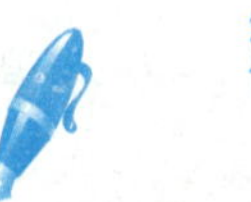
笔记

体验。

6. 缺乏亲密的知心朋友，缺乏性兴趣。分裂样人格障碍是半数以上的精神分裂症病人的病前人格。

（三）反社会型人格障碍

反社会型人格障碍（antisocial personality disorder）以行为不符合社会规范，经常违法乱纪，无视和违犯他人权利，对人冷酷无情，极易发生攻击性行为为主要特征，男性多于女性。主要表现为：易激惹，微小刺激便可引起冲动、攻击，甚至暴力行为，缺乏内疚感、罪恶感，对人冷酷无情，缺乏正常的人间友爱、骨肉亲情。没有责任心，不顾道德准则，行为放荡，无法无天。与社会或他人发生冲突时总是为自己辩解而责怪别人，或对与社会规范相冲突的行为进行无礼辩解，对自己的行为不能检讨，不能吸取教训。缺乏计划性和目的性，多次无计划地变换工作，经常旷工。人际关系不好，交往显得迟钝。病人往往在童年或少年期就出现品行问题，如经常逃学、撒谎、偷窃、打架斗殴、酗酒、欺负弱小，故意破坏他人或公共财物，违反学校纪律等，染上毒瘾的恶习。极端自私与以自我为中心，以恶作剧为乐，故使其家庭、亲友、同事、邻居感到痛苦或憎恨。成年后常有多次犯罪记录史。

（四）冲动型人格障碍

冲动型人格障碍（impulsive personality disorder）以情感爆发、伴明显行为冲动为特征，男性明显多于女性，又称攻击型人格障碍。主要表现为：

1. 情绪不稳，易激惹，易与他人发生争执和冲突，对导致的冲动行为不能自控，冲动后对自己的行为虽懊恼，但不能防止再犯，间歇期正常。

2. 由于病人情绪反复无常，易于发生争吵，要么与人关系极好，要么极坏，几乎没有持久的朋友。

3. 情感爆发时，对他人可有暴力攻击，可有自杀、自伤行为。

4. 在日常生活和工作中同样表现冲动、缺乏目的性与计划性，也不能预见可能发生什么事情，做事虎头蛇尾，很难坚持需要长时间才能完成的事情。

（五）表演型（癔症性）人格障碍

表演型（癔症性）人格障碍（histrionic personality disorder）以人格不成熟和情绪不稳定为特征。主要表现为：

1. 情感反应强烈易变，极端情绪化，爱发脾气，完全按个人情感判断好坏；情感体验肤浅，难以与周围社会保持长久的联系。

2. 十分关心自己是否引人注目，表情丰富但矫揉造作，行为夸张、做作，言行方面竭力表现自己以吸引他人，甚至不惜损害身体（自伤或玩弄自杀）。

3. 过于喜欢表扬，经受不起批评，爱撒娇、任性，以情感相要挟，作弄别人如扬言自杀或威胁性自杀，达到目的方才罢休，设法操纵他人为自己服务。

4. 高度以自我为中心，不为他人着想，强求别人满足其需要或意愿，不如意时则给别人难堪或表现强烈不满。

5. 暗示性强，容易受他人影响或诱惑，依赖性强。

6. 富于幻想，常有自欺欺人之言，掺杂幻想情节，言语内容不完全可靠，凭猜测和预感作出判断。

7. 喜欢寻求刺激而过分地参加各种社交活动，甚至于卖弄风情，喜爱挑逗，给人以轻浮的感觉。

（六）强迫型人格障碍

强迫型人格障碍（obsessive-compulsive personality disorder）以过分的谨小慎微、严格要求与完美主义，具有强烈的自制心理和自控行为及内心的不安全感为特征。男性多于女性 2 倍，多数强迫症病人病前有强迫性人格障碍。主要表现为：

笔记

1. 病人以高标准要求自己，做任何事情都要求完美无缺，总是对自身的工作和生活难以满意。

2. 遇事犹豫不决，经常推迟或避免作出决定，谨小慎微，有不安全感，反复考虑计划是否得当并核对检查，唯恐出错，因而感到紧张、焦虑和苦恼，缺乏幽默感。

3. 做事循规蹈矩，过于迂腐，缺乏创新精神，要求别人按自己的方式办事，往往对他人做事不放心。

4. 常常过分地自我克制，过分沉溺于职责义务与道德规范。

（七）边缘型人格障碍

边缘型人格障碍（borderline personality disorder）又称为“情绪不稳定型人格障碍”（emotionally unstable personality disorder），是一种较严重的人格障碍，介于神经症和精神病之间的临界状态，以反复无常的心境和不稳定的行为为主要特征。通常与其他精神障碍共病率较高，常被误诊为精神分裂症或者情感障碍。女性病人多于男性。自杀率是一般人群的5倍。主要表现有：

1. 对真实或想象中的被抛弃的恐惧　病人常将短暂的孤独体验理解为永久分离，因而产生被抛弃的恐慌。病人对外界非常敏感，通常被拒绝和被抛弃都是病人自己的想象。当面对分离、被拒绝或无助时，病人可出现强烈的反应，包括自我意象、情感、认知和行为方面的变化，并有可能以自杀、自残等极端行为来阻止被抛弃。病人就像是离不开母亲的孩子，每当妈妈一离开就会嚎啕大哭。

2. 强烈而极不稳定的人际关系　表现为与人交往时在具有极度理想化和极度贬低对方两个极端间摇摆。如：与人初次见面时就把对方理想成为正是他要寻找的朋友，病人会迫切地要求对方和他建立亲密的关系，关心照顾他；他有时也会主动去关心、讨好对方，其目的是要求得到对方更多的回报。一旦感到对方有意疏远和拒绝时或只是他感觉如此，病人就会极快地转为贬低、挖苦、攻击对方，或者今天说他的爱人是世界上最好的人，明天就有可能提出离婚。

3. 对自我身份感的认识紊乱　病人不知道自己生活的原则是什么，为了什么而活，因此就会呈现出价值观、职业等的不断变化，并对此表现出无所谓的态度。病人还经常存在过度自我批评。

4. 潜在的自我伤害的冲动行为（不包括第五项的自杀或自残行为）　比如：乱花费、乱性、药物滥用、暴食、飞车、毕业前坚决辍学、在与心理医生讨论治疗本病顺利进展时却突然病情复发等。

5. 重复的自杀行为、自杀姿态、自杀威胁或自伤行为　病人承受挫折能力较差，为此会出现不计后果的冲动行为，如自杀威胁、自伤行为。此举反映了病人内心的极度绝望，也揭示了其以此来达到控制他人的目的。自伤行为并非为了自杀，而是为了发泄、缓解内心抑郁、焦虑、愤怒的强烈负性情绪。

6. 情感不稳定和慢性空虚感　病人常感到生活没有意义，缺乏实际的目标。总是想找事情做，但又很少能干得长久。常出现激烈的烦躁不安、紧张焦虑、易怒，常常持续数小时。

三、人格障碍的诊断与治疗

【诊断】

根据ICD-10，人格障碍的诊断要点如下：

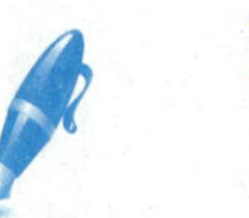
笔记

1. 有明显不协调的态度和行为，通常涉及以下几方面的功能：情感、唤起、冲动控制、知觉与思维方式、与他人交往的方式等。

2. 病人异常行为模式持久而固定，并不局限于精神疾病的发作期。

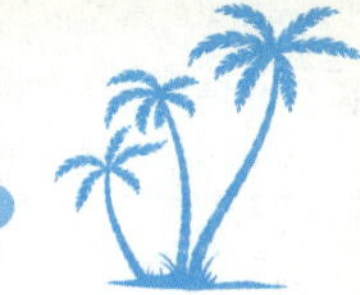

3. 异常行为模式是泛化的，与个人及社会的多种场合不相适应。

4. 上述表现均于童年或青春期出现，延续至成年。

5. 人格障碍常伴有职业和社交的严重问题，给病人带来极大的苦恼，以病程后期明显。

6. 排除广泛性大脑损伤或病变及其他精神障碍直接引起的状况。

【治疗原则及方法】

人格障碍病人通常治疗效果不佳，可通过下列治疗缓解或减轻病人的症状。

1. 药物治疗　药物治疗难以改变人格结构，但用药后病人睡眠改善，攻击行为减轻，冲动性行为降低，情感控制改善，进一步配合心理治疗效果更佳。在病人情绪不稳定时少量应用抗精神病药物；具有攻击行为则给予少量碳酸锂，亦可酌情试用其他心境稳定剂；有抑郁或焦虑者可予以抗抑郁或抗焦虑药物，但一般不主张长期应用和常规使用。

2. 心理治疗　通过与病人深入接触，与他们建立较好的关系，帮助其认识个性缺陷之所在，进而指出个性是可以改变的，鼓励他们矫正行为模式，同时尽量避免病人暴露在诱发不良行为的处境之中，并对其出现的积极变化予以鼓励和强化。人格障碍的心理治疗包括认知治疗、行为治疗、精神分析治疗、团体治疗、家庭治疗等。在人格障碍的早期，治疗的重点应是病人的行为模式、态度、人际关系和功能缺陷，以及那些根深蒂固的持久习惯。

3. 教育和训练　大多数学者认为，对人格障碍者惩罚是无效的，但长期而稳定的社会性治疗是有效的。通过建立由精神科医生、社会工作者、律师组成的社会组织机构，如日间医院、康复站等，以关照、教育、训练和行为矫正等方式改变病人的人格。实践证明，这种方法对慢性人格障碍的治疗与矫正是有益的。但总体而言，人格障碍治疗效果有限，预后欠佳，因此在幼年时期培养健全的人格尤为重要。

第二节　人格障碍病人的护理

【护理评估】

1. 健康史及生理功能

（1）个人成长史：①在儿童早期发育阶段，是否缺少母爱父爱或遭受过重大精神创伤，如遭受耻辱等；②家庭教养方式是否有不合理，如粗暴凶狂、过分严厉或过分溺爱；③父母的人格特点及行为方式是否对病人有影响；④青少年时代的品行障碍的表现。

（2）家庭遗传史：家族是否有偏执型人格障碍病人或其他精神障碍病人。

（3）个人生活史：评估病人与周围的人际关系情况，对其亲人生活的影响，病人的工作表现及社会适应能力如何，是否受到周围环境的不良影响。

（4）评估病人的睡眠和饮食情况；评估病人用药情况，有无物质滥用、药物不良反应；评估病人是否愿意接受治疗，评估身体状况。

2. 心理功能方面

（1）评估病人有无抑郁、焦虑、兴奋、易激惹、猜疑、偏激等负性情绪。

（2）评估病人对自己的人格和行为问题有无认识能力。

（3）评估病人承受压力的能力。

3. 社会功能方面　评估病人与家庭各成员之间是否融洽，在家中的地位、经济情况、受教育情况及工作环境如何，能否坚持正常工作和生活。

【主要护理诊断/问题】

1. 有对他人和对自己施行暴力的危险　与冲动、暴力行为有关。

2. 社会交往障碍　与品行障碍、情感淡漠及人际关系不稳定有关。

3. 个人应对无效　与无法约束自己的行为有关。

笔记

4. 自我认同紊乱 与固执、缺乏情感体验及自我意象不稳有关。

【护理目标】

1. 病人能用语言或体力活动表达愤怒和受挫感，控制不良情绪的意识增强，不伤害自己或他人。

2. 病人能以社会可接受的态度与他人沟通，能与他人建立令人满意的人际关系。

3. 病人能意识到自己的强迫、冲动、操纵行为，并能以正确方式来满足内心需要，并避免以上不良行为。

4. 病人能客观评价自我，肯定地表达意见，增强自信及自尊。

【护理措施】

1. 基础护理 做好病人的生活起居护理，保证病人的身体健康等。

2. 安全护理 采取安全措施，防止病人发生意外事件。

3. 冲动暴力行为护理

（1）护理人员以坦诚、温和、接纳的态度对待病人，与其建立良好的护患关系。

（2）维持环境的安全，避免刺激，清除危险物品。

（3）鼓励病人以言语表达恶劣情绪及敌意，以减少攻击性行为。

（4）指导病人学会控制情绪及发泄愤怒的方法，如愤怒时可数数、做操、跑步、撕纸片等。

（5）密切观察病人的行为变化，了解病人的感受及想法，观察病人冲动的相关因素，当病人出现暴力行为时，及时报告医生，工作人员必须采取一致和坚决的态度，给予劝说、药物控制或约束。

（6）鼓励病人评价约束前后的感受，让病人了解自己约束前的攻击破坏行为，并告知冲动、暴力行为的后果，以增强其自控能力。

（7）鼓励病人参加劳动作业、文艺、体育等群体活动，淡化冲动行为的相关因素对病人的不良影响，让病人感受到自我价值，增强成就感，并学习他人的良好行为。

4. 心理护理 了解病人感受，满足其合理需求，与病人讨论，分析不良行为对人对己的危害性，并鼓励病人克制冲动行为。要求病人尊重他人，学会为别人着想，不能只顾自我满足，避免由此引发的不适当的人际交往和不良行为，逐步做到能根据实际情况，适当延迟满足个人的欲望。对强迫型人格障碍病人，短期内接受其强迫观念和强迫行为，因为立即取消病人的防卫机制会使其更加焦虑；另一方面可采用个别心理治疗和增加体育锻炼或体力活动，以减轻精神紧张，逐渐体会生活的丰富和乐趣，改善强迫紧张的生活方式。及时给予鼓励和肯定病人的合理行为，培养其正向情感。帮助病人建立正确的价值观和人生观，努力纠正自身的个性缺陷，使病人的心智走向成熟。

5. 健康指导 对病人及家属进行人格障碍疾病和治疗等知识的宣教，一方面让病人认识自己的病态行为方式，以及给家庭和社会带来的严重后果。帮助病人建立正确的价值观和良好的社交关系。另一方面让家属认识自身的问题和缺陷，强化家庭功能，创造良好的家庭环境，以减少病人产生偏差行为的可能，消除发生异常行为的环境，督促和协助病人纠正不良行为。

【护理评价】

1. 病人是否能正确表达愤怒和受挫感，是否能控制不良情绪，不伤害自己或他人。

2. 病人是否能建立正常的人际关系。

3. 病人是否能避免强迫、冲动、操纵行为。

4. 病人自信及自尊是否增强。

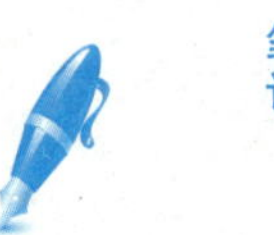
笔记

（阮丽）

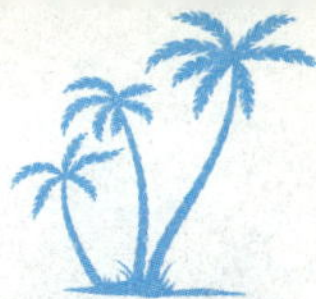

目标测试题

练习与思考

1. 人格障碍的共同特征是什么？
2. 简述反社会人格障碍的临床特点。
3. 简述边缘型人格障碍的临床特点。

笔记

第十二章　儿童少年期精神障碍的护理

扫一扫，知重点

导学案例与思考

患儿，男，3岁8个月。不爱理人，对呼唤没有反应，不与人对视，总喜欢自己单独活动，喜欢打人，摔玩具，不喜欢和大人沟通，爱自己转圈，很少微笑。经常坐在椅子上看自己的小手，可以持续1小时。在幼儿园他从来都不和小朋友一起玩游戏，别人在一起玩老鹰抓小鸡，他却一个人在角落里玩小汽车。每逢出门，无论到幼儿园、逛商场、还是走亲戚等，都要穿上那件绿色、上面印有自己喜欢的卡通人物的T恤，冬天出门时，一定要把T恤穿在里面，否则就不出门。诊断：儿童孤独症。

请思考：

1. 该病人与其他同龄的孩子有什么不同的地方？
2. 对病人该采用怎样的护理措施？

儿童少年期精神障碍通常是指起病于儿童或少年时期，由各种原因引起的精神障碍。儿童少年时期生长发育迅速，在此阶段若受到来自遗传、环境、社会及教育等诸多因素的不良影响，会导致其心理发育障碍、精神障碍及行为障碍。由于临床表现不典型，早期容易被忽视，如不及时诊治，将会影响孩子一生的健康。随着时代发展，儿童和少年期精神卫生问题越来越受到人们的关注。

儿童少年时期精神障碍常见有注意缺陷多动障碍、精神发育迟滞、孤独症和抽动症等。

第一节　精神发育迟滞病人的护理

一、概述

精神发育迟滞是指个体在生长发育阶段（通常指18岁以前）精神发育落后或受阻；以显著智力低下和社会适应能力差为主要临床表现的一种综合征。近年来也被称作智力低下或者智力残疾。可由遗传因素、环境因素、妊娠期的有害因素等引起。常见的临床类型有：唐氏综合征、脆性X综合征及苯丙酮尿症等。

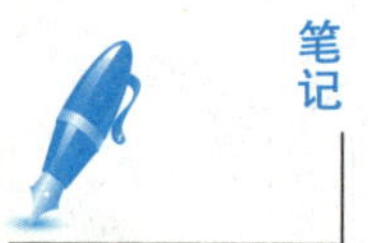

笔记

【临床表现】

智商（IQ）低于人群均值2个标准差，一般在70以下，即智能明显低于平均水平。在发

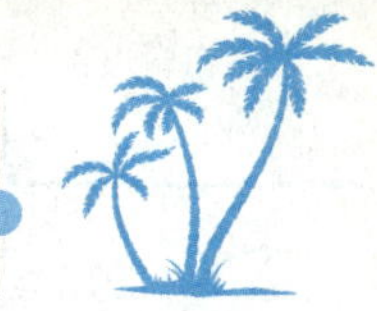

育早期，病人开始学习坐立、爬行、走路的时间可能明显迟于同龄儿童，或开始学习说话的时间比同龄人晚。同时在生活技能方面如吃饭、穿衣、骑自行车等也需更长时间才能掌握。

根据智商高低将精神发育迟滞分为以下四个等级。

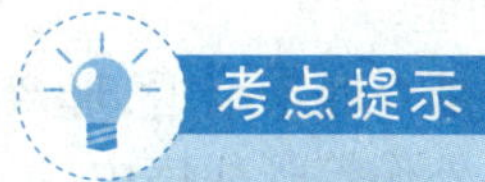

精神发育迟滞的临床表现

1. 轻度精神发育迟滞　在全部精神发育迟滞病例中占75%~80%。智商在50~69之间，心理年龄为9~12岁。病人在幼儿期即表现出智力发育较同龄人迟缓，语言发育可能良好，但是理解、分析、判断、推理能力较差，作文困难，计算能力差，在普通学校学习成绩差，时常不及格或留级，经过努力可勉强完成小学学业。病人多性格温顺，有一定的社交能力，能学会一技之长以自食其力。

2. 中度精神发育迟滞　约占全部精神发育迟滞病例的12%。智商在35~49之间，心理年龄为6~9岁。病人语言发育差，词汇贫乏甚至发音含糊不清，阅读理解能力有限，计算能力仅为个位数加、减法的水平。有一定的模仿能力，通过训练能够完成简单的重复性劳动，但质量差、效率低。基本处于半独立自理生活状态。

3. 重度精神发育迟滞　在全部精神发育迟滞中占7%~8%。智商在20~34之间，心理年龄为3~6岁。病人在出生后即可出现明显的语言和运动发育延迟，经过训练最终能学会简单语句，但不能进行有效语言交流。不会计数，不能学习，不能劳动，可见经常重复单调而无目的的动作和行为，如点头、摇摆身体，部分病人则终日呆坐、生活需要他人照料。重度病人多是由明显的生物学因素如染色体异常所致。

4. 极重度精神发育迟滞　智商在20以下，心理年龄在3岁以下。占全部精神发育迟滞病例的1%~2%。病人智力水平极低，仅以哭闹、尖叫等表示需求，既不会说话也无法理解别人的话，不认识亲人及周围环境，不会躲避危险，生活完全不能自理，常伴有躯体畸形。大多数此类病人因生存能力薄弱和严重疾病而早年夭折。

【治疗】

精神发育迟滞目前尚无治愈办法，主要为针对病因，做好优生优育，进行产前诊断，避免此类人口出生。治疗原则是教育训练为主，药物治疗为辅。对少数病因明确者，及早进行病因治疗可阻止智力损害进一步加重；如苯丙酮尿症病人可采用严格限制苯丙氨酸的饮食疗法；先天性甲状腺功能减退症则采用甲状腺素治疗等。大多数病人无特异性的药物治疗，益智药和脑代谢改善药的疗效是有限的。对伴发的精神症状如兴奋、攻击行为、自伤自残行为可予小剂量、短疗程的药物对症治疗。

知识拓展

我国控制精神发育迟滞人口出生的常用产前诊断

随着我国社会的进步及二胎政策的开放，高龄孕妇逐渐增加。高龄孕妇是生产导致精神发育迟滞的唐氏综合征病人的高危人群。因此，高龄孕妇进行产前胎儿唐氏综合征筛查和诊断非常有意义。常用的方法有绒毛活检、羊膜腔穿刺、经腹脐静脉穿刺等，进行胎儿染色体核型分析。但由于有创操作可导致出血、流产、胎儿受伤等风险，近年来逐步增加无创超声测定胎儿鼻前软组织厚度或颈后透明层厚度以及分子生物学技术如荧光原位杂交技术分析、无创产前检测高通量基因测序、荧光定量聚合酶链反应技术等，联合进行产前筛查，为控制我国唐氏综合征病人数量保驾护航。

来源：

1. 惠淑宁，芮淑贤，马燕琼，等．无创产前筛查技术在高龄孕妇唐氏综合征筛查中的应用，广东医学，2016，37(7):47-48.

2. 吴怡，程蔚蔚．出生缺陷概况及产前筛查，中国计划生育和妇产科，2016，8(1):29-33.

笔记

二、精神发育迟滞病人的护理

【护理评估】

1. 健康史及生理功能

(1) 评估病人父母是否近亲结婚，母亲在妊娠、围产期是否受到不良因素影响。评估病人有无严重感染、缺氧、外伤等既往病史。

(2) 评估家族是否有遗传性疾病。

(3) 评估病人的语言能力、智力水平，评估病人的身高、体重等躯体发育指标。

(4) 评估病人的皮肤清洁状况，有无受伤，并评估其营养状况。

2. 心理功能方面

(1) 以量表评估病人的智力状况及社会适应能力。

(2) 评估病人有无哭闹、烦躁等情绪状态。

(3) 评估病人有无被歧视、欺负，并评估病人有无伤人毁物等行为。

3. 社会功能方面

(1) 评估病人的生活技能水平、生活自理能力及社会交往能力。

(2) 评估病人家属对本症的知识水平及对病人的教育、抚养情况。

【主要护理诊断/问题】

1. 生活自理能力下降或缺陷　与智力低下，不能自行料理生活有关。

2. 社会交往障碍　与语言发育迟缓及社会适应不良有关。

3. 有受伤害的危险　与认知及情感障碍有关。

4. 家庭应对无效　与父母缺乏疾病知识有关。

【护理目标】

1. 病人自理能力增强。

2. 病人语言表达能力、沟通能力提高。

3. 病人认知及情感障碍得到改善，受伤的危险性降低。

4. 病人的家庭应对能力提高。

【护理措施】

1. 生活护理　对处于生长发育迅速阶段的精神发育迟滞病人应保证足够的营养供给。根据病情程度，训练病人的生活自理能力，如：穿衣、洗漱、吃饭、整理被褥、打扫卫生等，对重度、极重度精神发育迟滞病人的进食、基本的个人卫生给予关照和指导，保证病人的安全，防止危险及意外事故的发生。

2. 教育和训练　目的是使病人能掌握与其智力水平相当的文化知识、日常生活技能和社会适应技能。在教育训练时，要根据病人的智力水平因材施教，充分发挥病人才干和个性特点。轻度精神发育迟滞病人一般能够接受小学低年级到中年级的文化教育，若不能适应普通小学的学习也可以到特殊教育学校就读。目前国内绝大多数城市已开设了这类特殊学校或特殊教育班。教师和家长在教育过程中应采用形象、生动、直观的方法，同一内容反复强化。除训练培养病人生活的必需技能外，还应进行社交行为、礼貌和道德品质的教育，如：遵纪守法、助人为乐，并指导病人学会辨认钱币、购物、打电话、储蓄、到医院看病、乘坐公共交通工具、回避危险和处理紧急事件等。在安全和注重实用性的前提下，从居家生活服务劳动培养开始，逐步进入社会生活服务、劳动技能的培养，教会病人做简单的手工劳动，如绣十字绣、穿珠子、打包装等。当病人成长到少年期以后，可以按照未来实际的工作需要，开始对他们进行定向的职业技能培训，如插花、印刷等。

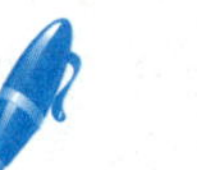
笔记

3. 心理护理　精神发育迟滞病人的父母面临巨大的精神和经济的压力。护理人员应重视对病人家长的情感支持，对病人要有强烈的爱心和同情心，不要歧视病人，与病人交流

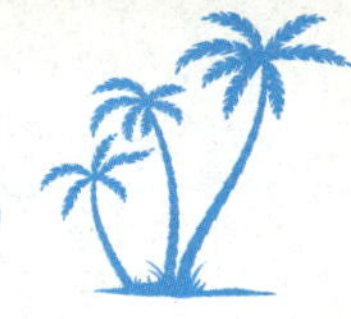

时要态度和蔼、语速缓慢、语言简单明了。当病人出现焦虑、恐惧、愤怒或冲动等不良情绪和行为时，护理人员应鼓励病人表达自己的想法，协助病人去除可能的产生原因或采取其他措施，如带病人离开原环境，轻声安慰，通过游戏转移病人的注意力等，指导病人学会自己控制情绪。可通过团体心理辅导的方式让病人能正确面对生活中所遇到的歧视。

4. 健康指导　重点是针对家长和老师，使他们正确认识疾病特征和可能的预后。父母承担着对病人教育的主要责任，对病人应耐心教育，以明智的态度教育和训练病人，从病人的实际发展水平出发，帮助病人享有正常儿童生活的一切权力。

【护理评价】

1. 病人生活自理能力是否改善。
2. 病人语言沟通和表达能力是否有所提高。
3. 病人的认知能力有无提高、有无不良情绪和受伤的情况发生。
4. 病人的家庭应对能力有无提高。

第二节　儿童孤独症的护理

一、概述

儿童孤独症（childhood autism）又称自闭症或广泛性发育障碍。以社会人际交往和沟通交流异常，活动内容和兴趣局限，刻板、重复的行为方式为特征，常伴有智力发育低下。部分病人在智力普遍低下的背景下，智力的某一方面相对较好或非常好。多发生于婴幼儿期，男孩发病显著多于女孩。病因尚未清楚，可能跟遗传、父亲生育年龄偏大、围产期并发症、免疫异常及神经内分泌失调有关。

【临床表现】

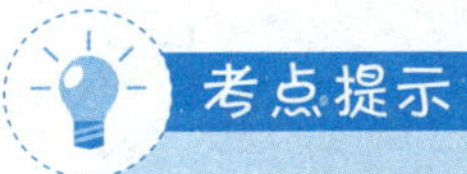

考点提示

儿童孤独症的临床表现

1. 社会交往障碍　是孤独症最突出的临床表现。病人不同程度地缺乏与人交往的兴趣，也缺乏正常的交往方式与技巧。通常回避目光接触，对他人的呼唤及逗弄缺少兴趣和反应，面部表情贫乏，缺乏肢体语言，缺乏期待被拥抱、爱抚的愿望，也无享受到爱抚时的愉快表情，甚至对父母和别人的拥抱、爱抚予以拒绝。分不清与人之间的亲疏关系，不能与父母建立正常的依恋关系。缺乏与同龄儿童交往和玩耍的兴趣，不会与人分享快乐，不会寻求安慰。在群体活动场合常独自玩耍或独处。

2. 言语交流障碍　病人说话明显晚于同龄儿童，这是多数病人就诊的主要原因。起病较晚的病人可有正常的语言发育阶段，但起病后言语逐渐减少直至缄默不语。病人说话常模仿他人言语，常出现语法错误，如分不清你、我、他等人称代词的区别。在讲话时语句单调平淡，且不能正确表达直接的愿望或描述一件事情。常以动作或其他方式来表达自己的愿望和要求，如哭、尖叫，用手指向需要的东西，或将成人拉到自己想要的东西跟前。

3. 兴趣范围狭窄和刻板的行为模式　病人对于正常儿童所热衷的游戏、玩具、动画片都不感兴趣，却迷恋于看电视广告、天气预报，或听某段音乐或某种单调重复的声音等。部分病人可能专注于数字或时间推算，在绘画、音乐方面表现出独特的能力。对非玩具性的物品，如小毛毯、汤匙、瓶盖等物件表现出特殊迷恋，随身携带。病人往往对自己迷恋的特殊玩具本身不感兴趣，却十分关注玩具的某一个非主要特征。如：拿到一个玩具熊，病人不是欣赏整个玩具的体态可爱，而只注意玩具熊的绒毛，反复用手触摸，或用鼻子去闻。病人常固执地要求保持日常活动程序不变，如每天反复用同一种方式玩玩具，固定吃几种食物，在固定的时间和地方大小便，始终只使用同样的被子和枕头，出门要走相同的路线等。一旦变

笔记

化，病人便焦虑或者大发脾气。病人还可出现无实际意义的刻板动作，如不恰当地重复别人的讲话、将手置于胸前凝视、反复搓弄手指、转圈、用舌舔墙壁、跺脚等。

4. 智能障碍 孤独症病人中75%~80%伴有不同程度的智力低下。但智力的各方面发展不平衡，如写作能力差，音乐、机械记忆、计算能力相对较好。他们的最佳能力与最差能力之间的差距非常大，但多数病人的最佳能力仍然低于同龄儿童的相应水平。

【治疗】

儿童孤独症目前尚无特效治疗，多采取综合治疗，以教育训练与行为干预为主。

1. 教育和训练 采用多样化的形式，吸引病人注意力，多以鼓励的方式，鼓励病人用正确的言语来表达自己的需要和情绪，训练病人正确的社会交往方式，如与人说话时怎样与人目光交流，怎样使用肢体语言等。总之，特殊教育、适应行为训练、职业训练、环境安排以及对生活事件处理时给予支持等均对病人有重要帮助。

2. 心理治疗 训练病人的言语和沟通能力，指导病人与其他小朋友游戏、交往；纠正病人的刻板、攻击等行为。

3. 药物治疗 药物治疗无法改变孤独症的病程。但药物可消除病人的精神病性症状、情绪不稳、注意缺陷和多动、烦躁、刻板、强迫、重复等行为。

知识拓展

"自闭症"的由来

孤独症也称自闭症。自闭症的概念于1943年由美国约翰斯·霍普金斯大学专家莱奥·坎纳首次提出。2007年12月联合国大会通过决议，从2008年起，将每年的4月2日定为"世界自闭症日"，以提高人们对自闭症的相关研究与诊断以及自闭症病人的关注。

来源：覃远生.精神疾病护理学[M].北京：人民卫生出版社，2013.

二、儿童孤独症的护理

【护理评估】

1. 健康史及生理功能

(1) 评估病人母亲在妊娠、围产期有无受到不良因素影响。评估病人既往病史。

(2) 评估病人智力水平、语言的发育水平。

(3) 评估与疾病相关的实验室及其他辅助检查结果，如遗传学检查、代谢病筛查等。

(4) 评估病人生活自理能力，包括穿衣、吃饭、大小便等。

(5) 评估病人营养状况，营养摄入是否满足生理需要量，有无偏食等。

2. 心理功能方面

(1) 评估病人语言交流能力，有无痛觉迟钝等感知觉异常。

(2) 评估病人有无焦虑、抑郁、易激惹等情绪。

(3) 评估病人有无刻板、冲动行为。

3. 社会功能方面

(1) 评估病人社会交往能力，与人交流时有无目光接触。

(2) 评估家庭及社会支持系统，如家庭经济情况、父母对病人的支持程度。

【主要护理诊断/问题】

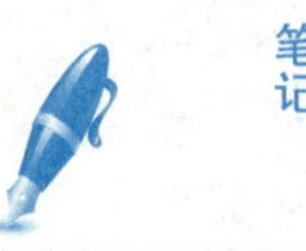
笔记

1. 社会交往障碍 与语言能力及社会行为能力下降等有关。

2. 语言沟通障碍 与言语发育不良有关。

3. 自我健康管理无效 与智力低下有关。

4. 家庭应对无效　与父母疾病知识缺乏有关。

【护理目标】

1. 病人社交能力改善。
2. 病人语言沟通能力改善。
3. 病人自理能力提高。
4. 病人家庭应对能力提高。

【护理措施】

1. 社会功能训练　是孤独症最主要的康复手段。由于孤独症病人智力各方面的发展是不均衡的，因此，应针对其生理、心理特点制定个体化社会功能训练，充分发挥其突出技能，以达到最佳康复状态。

（1）语言能力训练：利用病人相对喜欢的事情作为切入点，如摆弄特殊玩具、看电视广告等时机，或利用病人提出要求时，引导其开口讲话。或带其到动物园、游乐场等公共场所去感知事物，丰富病人的词汇和生活经历，增强其对语言的理解。

（2）人际交往能力训练：①教会病人注视他人的眼睛和脸，指导监护人如父母与他面对面，注视病人的眼睛，通过爱抚、扮鬼脸等方式吸引他注视父母的眼睛或脸，使孩子开始注意他人。②利用情景或在病人提出要求时，引导病人学习姿势性语言及面部表情，以此来正确表达情感及需要。可让病人进行传话训练，从短句开始，逐渐增加句子字数，如此反复训练，并对病人的正确回答及时予以强化，并表示赞许，以增强病人的自信心，使病人能主动与他人交往。③利用游戏改善交往，护理人员应细心观察和了解病人的兴趣爱好，并以此编成游戏内容，让病人融入集体游戏，再逐渐在游戏内容里增加如打电话、购物、乘车等日常活动，让病人扮演不同角色，掌握各种角色的行为方式，学习各种社会规范，逐渐学会如何与人进行交往，完成日常活动，为成年后的生活自理打好基础。

（3）生活技能训练：训练病人逐渐掌握吃饭、穿脱衣、大小便、洗手、洗脸、梳头等基本生活技能。

2. 心理护理　与病人建立良好的护患关系，对其保持耐心及和蔼的态度，以取得病人的信任，愿意开口跟护士交流。密切观察病人有无紧张、胆怯、焦虑、冲动等情绪变化。

3. 健康指导　帮助病人家属认识疾病的病因、相关因素，减少家长对疾病的恐惧心理和对孩子生病的自责和内疚感。指导家长正视现实，冷静而理智地接纳孩子的病，与治疗人员相互支持和协作，全力参与治疗，学会在日常生活中训练病人的语言和人际交往能力，充分激发病人的潜力，发展有效的社会技能。

【护理评价】

1. 病人的社交能力是否改善。
2. 病人的语言沟通能力是否改善。
3. 病人自理能力、学习能力是否改善。
4. 病人家庭应对能力是否提高。

第三节　儿童注意缺陷多动障碍的护理

一、概述

注意缺陷多动障碍（attention deficit hyperactive disorder，ADHD）又称多动症，是指以与年龄不相称的注意持续时间短暂、活动过度或情绪冲动并伴有认知障碍和学习困难，但智力正常或接近正常等为主要特征的一组综合征。国内外调查学龄期儿童此病的患病率为3%~6%，男女比例为（4~9）：1。病因至今未明，可能与遗传、大脑损伤或发育不良、血铅水

笔记

平过高等有关。

【临床表现】

注意缺陷多动障碍的症状一般在学前出现,9 岁时症状最为明显。

考点提示

注意缺陷多动障碍的临床表现

1. 活动过度　在婴儿期就可表现出过分活泼、活动增多,会从婴儿床或者小汽车往外爬;学步时,往往以跑代走。病人稍大,每看 1 本小人书看不了几页,就换一本,或者干脆把书撕烂;喜欢翻箱倒柜,搞得乱七八糟。入学后,上课时小动作不断,东张西望,手脚不停,在书本上乱涂乱画,不停地敲打桌面,招惹同学,甚至离开座位走动;下课后如脱缰的野马。难以从事画画、下棋等安静的活动或游戏,仿佛精力特别旺盛。做事缺乏思考、不顾后果、凭冲动行事,为此常与同伴发生打架或纠纷。在任何场合说话都特别多,插嘴或打断别人的讲话,也会轻率地去扰乱同伴的游戏,或不能耐心地排队等候。总之,在哪里都会扰乱秩序,成为大家讨厌的对象。

2. 注意力集中困难　是本病的最主要症状。病人做事难以专注,如听课、做作业甚至做自己喜欢的事情如看动画片也难以持久,容易因外界刺激而分心。在与成人交谈时心不在焉,似听非听。病人粗心大意,容易丢三落四,经常遗失玩具、学习用具或其他随身物品,忘记日常的活动安排。

3. 学习困难　因为注意缺陷和多动影响了病人的听课效果、完成作业的速度和质量,致使学业成绩差,但智能正常或接近正常。

4. 神经和精神发育异常　病人的精细协调动作笨拙,如翻手、对指运动、系鞋带和扣纽扣都不灵便。少数病人伴有语言发育延迟、语言表达能力差、智力低下等问题。

5. 品行障碍　本症与品行障碍的同病率高达 30%~58%,主要表现为攻击性行为,如辱骂、打人、伤人、破坏物品、虐待他人和动物,或一些不符合道德规范及社会准则的行为,如撒谎、逃学、流浪不归、偷盗、抢劫、纵火、对异性的猥亵行为等。

【治疗】近年来,专家们提出优化治疗的概念,在使用药物的同时,对病人进行社会与情绪技能训练或者给予更多关注。

1. 药物治疗　中枢兴奋药为首选药,如速释哌甲酯和哌甲酯缓释片,哌甲酯又名利他林。低剂量有助于改善注意力,高剂量能够改善多动、冲动症状,减少行为问题。中枢兴奋剂仅限于 6 岁以上病人使用。因有中枢兴奋作用,晚上不宜使用,药物副作用有食欲下降、失眠、头痛、烦躁和易怒等,中枢兴奋剂可能诱发或加重患者抽动症状,共病抽动障碍病人不建议使用。长期使用中枢兴奋剂时还必须考虑到物质滥用的问题。

2. 行为治疗　ADHD 病人除核心症状之外,医生普遍认为病人在发展和维持与其他儿童的关系方面困难很大,而家长认为他们的基本生活技能很差。因而应注重病人情绪和社交发展方面的训练。同时,应给予父母和老师必要的疾病知识的指导,使他们正确看待病人的表现,有效地与孩子相处交流,避免与病人的矛盾和冲突,并采取适宜的方法教育病人。

3. 教育和训练　病人应列入特殊教育的范畴。需要针对病人的特点进行因材施教,避免歧视、体罚等粗暴的教育方式,要恰当运用表扬和鼓励方式提高病人的自信心和自觉性,通过语言或中断活动等方式否定病人的不良行为。掌握如何使用阳性强化方式鼓励病人的良好行为、如何使用惩罚方式消除病人不良行为的技巧。

二、儿童注意缺陷多动障碍的护理

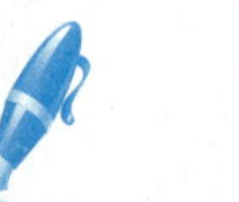

笔记

【护理评估】

1. 健康史及生理功能

(1) 评估病人母亲在妊娠、围产期是否受到不良因素影响。评估病人既往病史及家族史。

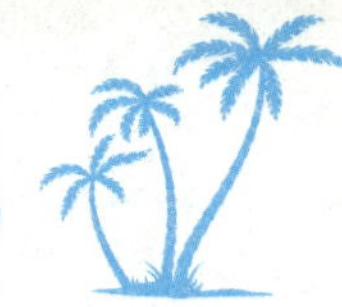

（2）评估病人营养状况，有无因活动量大、热量消耗多而致营养失调。

（3）评估病人血铅、脑部CT等辅助检查结果。

2. 心理功能方面

（1）评估病人智力水平、语言的发育水平、交流能力。

（2）评估病人注意障碍情况，包括主动注意减弱程度及被动注意增强程度。

（3）评估病人行为模式、儿童行为量表测试结果。

3. 社会功能方面

（1）评估病人的社会交往情况，与同伴游戏时能否遵守规则。

（2）评估病人的家庭状况、父母的教育方法以及对病人的态度。

（3）评估病人所处的学习环境，老师及同学对待病人的态度。

【主要护理诊断/问题】

1. 有对他人施行暴力的危险　与多动及冲动、情绪不稳有关。

2. 社会孤立　与注意障碍、活动过多，受到他人歧视有关。

【护理目标】

1. 病人认知改善，控制冲动行为的能力增强。

2. 病人社会交往能力改善。

【护理措施】

1. 安全和生活护理

（1）密切观察病人活动情况，当病人发生暴怒、情绪激动、伤人毁物时，应立即采取措施，严防发生意外，确保病人及他人安全。

（2）病房内避免摆放危险物品，确保环境安全，防止病人进行有危险隐患的游戏，提供可消耗其多余精力的游戏设施，如打球、跑步等。必要时遵医嘱给予哌甲酯（利他林）、匹莫林等药物，以降低活动水平。

（3）合理安排病人的生活作息并监督实施，培养病人按指令做事，养成专心的习惯。当有进步时则给予精神鼓励或物质奖励，促使病人逐渐自律、自尊、自信。

（4）由于病人多动，营养及水分消耗较大，故应保证热量、维生素、蛋白质及水分的摄入，避免进食易致兴奋的食物。

2. 心理护理　与病人建立良好的护患关系，鼓励病人正确表达情绪，学会用倾诉、写日记、画画等方式表达，训练病人克服非理性思维，训练病人的注意力及自我控制能力。

3. 健康指导　向家长及学校教师讲解儿童注意缺陷多动障碍的有关知识，消除家长对儿童注意缺陷多动障碍的误解、疑虑和歧视，避免体罚或打骂等粗暴的教育方法，恰当表扬、鼓励以提高病人的自信心和自觉性。家庭成员加强自身修养，为病人提供一个有利于疾病康复的环境。

【护理评价】

1. 病人的注意缺陷是否改善，多动行为是否明显减少或消失。

2. 病人的攻击冲动行为是否减少，社会交往能力有无改善。

第四节　儿童情绪障碍的护理

一、概述

儿童情绪障碍（emotional disorders）是发生在儿童少年时期以焦虑、恐怖、抑郁或躯体功能障碍为主要临床表现的一组疾病。过去的文献多称为儿童神经症。由于儿童心理生理特点及所处环境的不同，儿童情绪障碍的临床表现与成人有明显差异。此类障碍与儿童的发

笔记

育和境遇有一定关系，与成人神经症无连续性。产生原因较多，包括遗传易感素质，幼儿期养成的胆怯、敏感或过分依赖的习惯，家长对儿童过分关注或严格苛求、态度粗暴，父母的人格特征影响等，均可使儿童容易产生情绪问题。当儿童遇到一些心理应激因素，如被欺负、受严厉批评、父母离异、首次上幼儿园、学习负担过重、转学等可促使发病。儿童情绪障碍的发生率仅次于行为问题，在儿童精神障碍中占第二位。常见类型有焦虑症、恐怖症、抑郁症、强迫症、癔症，但临床类型常有重叠而不易分型。下面主要介绍儿童焦虑症、儿童恐怖症。

【临床表现】

（一）儿童焦虑症

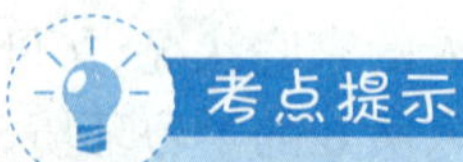

儿童焦虑症、儿童恐怖症的临床表现

儿童焦虑症是儿童最常见的情绪障碍。婴幼儿至青少年均可发生。根据发病原因和临床特征分为分离性焦虑、过度焦虑反应和社交性焦虑。分离性焦虑多见于学龄前儿童，表现为与亲人分离时深感不安，担心亲人离开后会发生不幸，亲人不在时拒不就寝，拒绝上幼儿园或上学，勉强送去时哭闹并出现自主神经系统功能紊乱症状。过度焦虑反应表现为对未来过分担心、忧虑和不切实际的烦恼。多见于学龄期儿童，担心学习成绩差、怕黑、怕孤独，常为一些小事烦恼不安、焦虑。病人往往缺乏自信，对事物反应敏感，有自主神经系统功能紊乱表现。社交性焦虑病人表现为与人接触或处在新环境时出现持久而过度的紧张不安、害怕，并试图回避，惧怕上学，有明显的社交和适应困难。主要临床表现是焦虑情绪、不安行为和自主神经系统功能紊乱。不同年龄的病人表现各异。幼儿表现为哭闹、烦躁；学龄前儿童可表现为惶恐不安、不愿离开父母、哭泣、辗转不宁，可伴食欲缺乏、呕吐、睡眠障碍及尿床等；学龄儿童则上课思想不集中、学习成绩下降、不愿与同学及老师交往，或由于焦虑、烦躁情绪与同学发生冲突，继而拒绝上学、离家出走等。自主神经系统功能紊乱以交感神经和副交感神经系统功能兴奋症状为主，如胸闷、心悸、呼吸急促、出汗、头痛、恶心、呕吐、腹痛、口干、四肢发冷、尿频、失眠、多梦等。

（二）恐怖症

恐怖症是对某些物体或特殊环境产生异常强烈的恐惧，伴有焦虑情绪和自主神经系统功能紊乱症状，而病人遇到的事物与情境并无危险或有一定的危险，但其表现的恐惧大大超过了客观存在的危险程度，并由此产生回避、退缩行为而严重影响病人的正常学习、生活和社交等。这种恐惧具有显著的发育阶段特定性。临床表现主要有以下3个方面：①病人对某些物体或特殊环境产生异常强烈而持久的恐惧，明知恐怖对象对自身无危险，但无法抑制恐惧与焦虑情绪，内心极其痛苦。根据恐怖对象临床上分为动物恐怖、疾病恐怖、社交恐怖、特殊环境（如高处、学校、黑暗、广场等）恐怖；②病人有回避行为，往往迫不及待逃离恐怖现场；③自主神经系统功能紊乱表现，如心慌、呼吸急促、出汗、血压升高等。

【治疗】

以综合治疗为原则，以心理治疗为主，辅以药物治疗。了解并消除引起情绪障碍的原因，改善家庭与学校教育环境，以利于病人康复；有严重情绪的病人，应予短期药物治疗。

二、儿童情绪障碍的护理

【护理评估】

1. 健康史及生理功能

（1）评估病人的心率、血压等躯体情况。

（2）评估病人的成长史、家族史。

2. 心理功能方面

（1）评估病人的主观感受、是否出现紧张、焦虑、恐惧、抑郁等情绪。

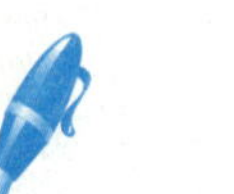
笔记

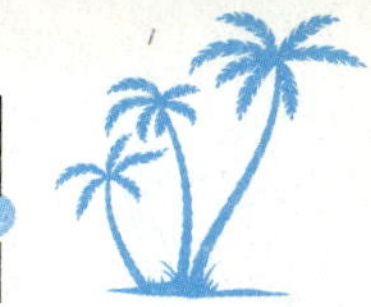

（2）评估病人的行为模式。

3. 社会功能方面

（1）评估病人的学习、社交状况。

（2）评估病人父母的人格特征、家庭教养方式。

【主要护理诊断/问题】

1. 焦虑　与担心和父母分离有关。

2. 恐惧　与惧怕某些事物或情境有关。

3. 社会交往障碍　与依恋监护人，不能与他人交往有关。

【护理目标】

1. 病人能将焦虑、恐惧控制在正常范围，躯体不适症状消除。

2. 病人社会功能改善，能适应正常的学习、生活。

【护理措施】

1. 心理护理　最主要的护理措施。

（1）与病人建立良好的护患关系：护理人员要关爱、同情病人，当病人向护理人员倾诉痛苦与烦恼时，应耐心倾听，对他们的困惑、恐惧、痛苦等给予充分的尊重和理解，并劝导、鼓励甚至反复保证以减轻他们的不良情绪。

（2）针对焦虑的护理：护士应首先了解并协助消除家庭教育、社会环境中可能导致儿童出现情绪障碍的相关因素，指导家长改变不良教养方式，如不要以离别来威胁孩子，不要以打针来恐吓孩子，对待孩子惧怕上学不要打骂和责怪，不要在他人面前训斥孩子，切忌将孩子独自关闭在暗室。多与孩子进行情感交流，创造民主、和谐的家庭气氛，鼓励孩子参与有益的工娱活动，如绘画、跳舞、做游戏等，以分散注意力，消除焦虑情绪。

（3）针对恐惧的护理：护理人员与病人共同讨论恐惧的原因，针对病人的恐惧对象，有意识地使其进行逐步升级的接触，在此过程中同时予以保证和鼓励。配合系统脱敏疗法，让病人闭目想象或接触恐惧的事物或情景，经过想象、放松、再想象、再放松，如此反复的过程，使病人紧张的感觉逐渐减轻。若症状仍难以消除，可遵医嘱给予抗焦虑药物。

（4）针对社交焦虑的护理：护士帮助病人与他人（如病友、医护人员）建立互相信任的关系，鼓励病人参加集体活动，与小伙伴一起游戏、学习交流，使病人认识到交流的意义，增强自信心，消除焦虑、恐惧心理。指导家长让孩子多与小伙伴交朋友，帮助家庭购买日用品，逐步使病人适应环境，与周围的人建立良好的人际关系。对孩子的微小进步给予充分肯定，锻炼孩子的独立社交能力。

2. 健康指导　家长和学校老师应关注儿童心理发育，建立有利于儿童形成健全人格的环境，培养孩子的安全感、自信心和自理能力。

【护理评价】

1. 病人的焦虑、恐惧情绪是否改善，伴随症状是否消除。

2. 病人社交能力与社会适应能力是否改善。

（阮丽）

练习与思考

目标测试题

笔记

1. 精神发育迟滞有哪些临床表现？

2. 儿童孤独症的主要临床特征是什么？

3. 注意缺陷与多动障碍的临床表现是什么？

4. 儿童分离性焦虑症病人如何护理？

第十三章　精神疾病病人的家庭及社区护理

第一节　精神疾病病人的家庭护理

扫一扫，知重点

心理问题和精神疾病会给个人及家庭带来压力。60%~70% 的精神疾病病人脱离疾病的急性期后会返回到家庭，1958 年美国的 Nathan Ackerman 首次提出，治疗者应把重点从病人的个体推展到家庭的整体。家庭常常成为精神疾病病人重要的支持系统，家庭的参与对病人的预防、治疗、康复以及预后至关重要。

一、概述

（一）精神康复

精神康复（psychiatric rehabilitation）是帮助那些因精神障碍而出现各种功能缺陷者达到在社区独立生活最佳水平的过程。康复分两部分，第一部分是用药物促进病人的康复。在康复期，药物是采用维持治疗的剂量，并且需要长期的服用。第二部分是非药物性康复。它又分为两个方面：一个是家庭康复，另一个是社会康复。所谓社会康复指的是让病人进入社会，参加学习、工作和社会活动，发挥他正常的社会功能。家庭康复可以监护和保证病人按时、按剂量服药，没有家庭监护，往往药物治疗得不到保证。总之，家庭康复目的在于使出院后的精神疾病病人能充分发挥其生理功能、情绪调试、职业能力以及社会生活的适应能力。精神康复的最终目的是让病人摆脱精神疾病的困扰，自如地与人交往，并且能够胜任自己的生活、学习和工作。

（二）家庭护理

家庭护理（home nursing）是指在病人的居所内对存在健康问题的病人实施护理的实践，其中病人和他们的照顾者是家庭护理实践的焦点。家庭护理主要目标是向家庭提供生理及心理健康服务，维持健康的家庭功能。当家属患精神疾病时，护士在其家庭中提供了重要的支持功能，家庭护理措施可以帮助家庭成员向病人提供良好的支持及照顾。

二、精神病人的家庭护理

【护理评估】

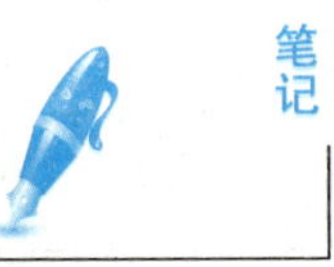
笔记

1. 健康史及生理功能方面

（1）健康史：病人的一般资料，如人口学资料、文化背景、工作经历、宗教信仰等，现病史和既往史等。

(2) 生理功能：包括生命体征、营养状况、排泄情况、饮食睡眠情况、躯体功能状况、药物使用情况等。

2. 心理功能方面

(1) 感知觉：有无感觉过敏、减退、倒错，错觉、幻觉等。

(2) 思维：有无思维联想、思维内容等方面的障碍。

(3) 情感：有无抑郁、焦虑、恐惧、易激惹、情感淡漠等异常情感。

(4) 认知功能；有无主动、被动注意障碍，有无记忆和智能损害等。

(5) 意志行为：有无意志增强或减退，有无强迫行为，有无冲动、伤人、自伤等行为。

(6) 自知力：对自身疾病能否正确认识，是否配合治疗和护理。

3. 社会功能方面

(1) 评估家庭功能，如提供病人生存、成长、安全等生理、心理、社会方面的基本需要。

(2) 评估家庭结构，包括发展过程、角色、责任，家庭规范和价值观对病人影响。

(3) 评估家庭情绪气氛及家庭成员精神健康水平。

(4) 评估家庭的社会支持系统。

(5) 评估家庭对病人问题、护理计划的了解程度。对精神疾病知识和技能掌握的程度，及预测病态行为的能力。

(6) 评估家庭文化背景与知识水平，对病情的观察和判断能力，能否向医务人员提供丰富、可靠的资料。

【主要护理诊断/问题】

1. 有对他人或自己施行暴力的危险　与幻觉、妄想等精神症状有关。

2. 有自伤、自杀的危险　与幻觉、妄想等精神症状以及自卑心理有关。

3. 社会交往障碍　与退缩行为、焦虑情绪、自卑心理等有关。

4. 知识缺乏　与对精神疾病知识、药物治疗、家庭沟通等相关知识认识较少有关。

【护理措施】

1. 一般护理

(1) 医护人员要做好与家庭成员的联系工作，做到耐心、准确地回答和讲解他们所提出的问题和想法，并帮助解决，以减轻家庭成员在病人康复护理方面的焦虑情绪和心理压力。

(2) 与家庭成员及病人共同讨论病人的病情和所需的康复护理计划。

(3) 进行康复技能训练、行为改善训练、面对压力的训练等。

(4) 组织以康复病人组成的集会并提供活动场地，定期开会，增进病人相互关怀及分享康复过程中面对困难的经验。鼓励病人之间、病人与家庭、社区之间加强联系，促进相互的沟通与交流，逐步恢复病人的社交能力。

2. 健康指导

(1) 为病人及家庭成员举办定期专题讲座或系统培训，帮助其学习心理卫生知识并加强对精神疾病及治疗方法和注意事项的认识和了解。

(2) 定期举办病人及家庭成员的座谈会，协助病人及家庭成员交流照顾病人的感受及经验；也可安排护理讨论会，共同商讨家庭有效应对措施并进行经验交流。

(3) 使病人及其家属明白家庭内部的沟通是非常重要的，只有不断的沟通，才能促进病人健康水平的提高以及人际交往的能力。

(4) 具体切实地帮助家庭成员掌握和做好与病人的真正沟通，应耐心、和蔼、尊重、信任，使病人有亲密感和安全感，而其中起决定作用的是母亲的教育和母爱，从而减轻病人的心理压力。

笔记

(5) 正确处理婚姻问题，首先应估计到病人在病愈之后会遇到恋爱、结婚等问题，以及承担家庭义务和责任的能力。如要在婚前适当的时机把病人曾经患过精神病的历史告诉对方，使他们经过深思熟虑后，在充分理解和自愿的基础上结合。

（6）为家庭成员提供在应激情况下可以利用的资源，如社区服务、热线电话、自助小组、心理咨询门诊等，以及提供生理、心理健康等咨询书刊和健康教育手册等。

3. 康复治疗的家庭护理　家庭护理的目标之一，是使病人的工作和学习得到安置，使其尽可能恢复病前的职业技能或发展他们有兴趣或有专长的技能，以适应职业的需要。家庭成员应协助病人重新建立或发展有效解决问题的能力，直到恢复原有的工作。

4. 特殊症状的家庭护理

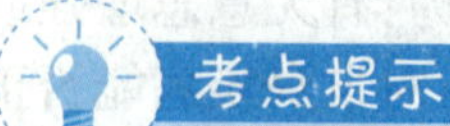

掌握具有暴力行为精神疾病病人的家庭护理措施

（1）对他人或自己施行暴力行为的危险：暴力行为往往在妄想和幻觉等精神症状支配下产生的。家庭成员应耐心和蔼，避免对病人作出不适宜的态度和行为。对于躁狂病人，应建立信任的人际关系，多用正面教育，表扬要多于批评，并用转移其注意的方法，防止很多人围观及挑逗，避免病人因激惹而更加兴奋。应帮助家属组织病人适当参加体力劳动和体育活动，使其精力得到应有的发泄，促进晚间睡眠。同时应注意安全保护性措施，减少环境中的不良刺激，限制一定的人际交往。对幻觉妄想比较丰富的病人尽量避免触及其病理体验，防止突然发生冲动行为。家庭成员应了解病人的妄想内容，协助病人减轻或摆脱精神症状的干扰，消除其紧张和烦躁不安的心理，增强病人控制行为的能力。

（2）有自杀或自伤行为的危险：自杀、自伤是精神病人常见的安全问题，家庭成员应密切观察病情变化以及异常的言语和行为表现，及时采取有效措施加以看管监护。同时应加强危险物品的保管，病人居住的地方用具要简单，凡有跳楼、触电、服毒、刎颈、自缢等各种自杀条件的，都要加以防范。另外加强治疗，改善病人情绪与睡眠，也是防止自杀的有效措施。

第二节　精神疾病病人的社区护理

一、概述

社区是指一定的地理区域，如城市的街道、农村的乡镇，是一个基层行政单位，有一定的地域界限，是该区域居民政治、经济、文化生活中心，有其特定的行为规范和生活方式。社区精神卫生服务是应用社会精神病学的理论、研究方法和临床医学、预防医学等医疗技术，对社区范围内全体人群用科学的方法，促进人群心理健康，提高个体承受应激和适应社会的能力，从而减少心理和行为问题发生。

“社区护理”一词由美国的露丝·依思曼在 1970 年首次提出，美国护士协会认为，社区护理是通过健康教育和整体的途径，对社区中个体、家庭、人群实施健康管理、计划、协调以及连续性的护理。它是护理实践和公共卫生实践的综合体，其宗旨是促进和维持大众健康。社区精神病护理是精神病护理学的一个分支，是应用社会精神病学、精神障碍护理学、社区护理学以及其他行为科学的理论和技术，对一定地域内人口中精神疾病进行预防、治疗、康复和社会适应的指导及管理。社区精神卫生护理主要包括下列四方面的内容：①在大型医院以外提供的护理；②在医院外提供各类的专业照顾；③依赖整个社区为病人提供照顾；④尽量在病人生活的日常环境中提供照顾。

二、国内外社区精神卫生服务现状及发展趋势

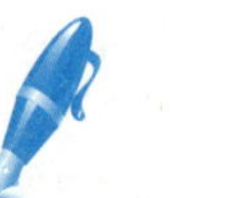
笔记

我国精神卫生服务工作，是从 1958 年全国第一次精神病防治会议之后开始的，70 年代进一步建立了由卫生、民政、公安部门为骨干组成的精神病防治小组，依靠初级卫生保健组织，在城乡建立了精神病三级防治网。自 2002 年起，上海、宁波（2006）、北京（2007）、无锡

(2007)、杭州(2007)、武汉(2010)、深圳(2012)等城市相继推出了精神卫生条例。2011年,国务院法制办起草了《精神卫生法草案》。精神卫生条例的推出,使得精神疾病防治康复工作有了法规保障,规范了社区精神卫生服务的内容、明确了医护人员的职责。一些城市在建立健全精神卫生三级防治网的基础上开展了心理保健知识教育,开设心理咨询服务、对社区康复期精神病人及慢性精神病人进行治疗、管理、预防复发及康复的全方位服务。有的区域组织家访小组、工娱治疗站等,起到指导、协助精神病人恢复健康早日回归社会。

随着医学模式的转变,精神疾病病人的预防治疗工作开始从医院扩大到社区。20世纪60年代,西方发达国家纷纷开展了"去住院化运动",并开始展开关于社区精神卫生服务,目前已经形成了相当成熟和完善的社区精神卫生服务体系。在英国,社区精神科护理服务于1954年成立,很多在医院工作的精神科护士被转聘为全职社区精神科护士并负责照顾院外的精神疾病病人,他们担负起发展社区精神卫生护理及减少病人入院次数的责任。在我国,社区精神科护理尚处于起步阶段,有待于进一步的完善及发展。

三、社区精神卫生护理工作的范围与要求

精神疾病护理学的发展是随着精神医学的进步及社会的变迁而逐步演进的。目前,精神病学的发展趋势是把探讨精神疾病的有关社会因素与预防和治疗精神疾病的社会措施相结合,创建各种社会的方法来预防、治疗和护理这些疾病。因此,精神疾病的护理服务从对精神疾病的防治扩大到精神卫生保健。根据预防保健的要求,社区精神疾病的护理工作范围和要求如下。

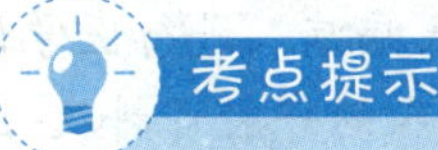

掌握三级预防在社区精神卫生护理工作的范围与要求

(一)一级预防保健工作中精神疾病护理服务对象的范围和特点

一级预防为病因学预防,在于预防危险因素,防止疾病发生,是在发病前采取措施。护理服务对象为心理健康者,即精神障碍及心理问题发生前的人群。护理的目标是预防精神障碍、心理障碍或精神疾病的发生。此级预防中社区护士的服务范围是:

1. 增进精神健康的保健工作　大力宣传保持精神健康、情绪稳定的重要意义,将预防、保健、诊疗、护理、康复、健康教育融为社区护理工作的一体。护理目标为:①服务对象自我精神健康的保健;②开展社会、心理及环境精神卫生工作;③创造良好的工作或劳动条件;④注意营养及科学的生活方式等。

2. 特殊防护和预防工作　积极开展疾病监测、预防工作,减少心理因素导致的各种精神疾病;消除精神障碍减少致病因素;提高个体及家庭成员的适应能力;对高危人群进行重点防护。

3. 健康教育及心理咨询　加强各生理阶段的精神卫生指导,注意从青春期到老年期的心理卫生教育;培养个体的应变及适应能力。各综合医院、精神卫生专科医院,应开展各阶段的精神卫生、心理咨询门诊,如家庭咨询、青春期少年心理咨询、高危儿童咨询、婚姻咨询、父母咨询,为某些教育者、某些社会方案制订者开设咨询等。

(二)二级预防保健工作中精神疾病护理服务对象的范围和特点

二级预防又称临床前期预防,此期为精神健康危害发生前期,即发病期病人的早期发现、早期诊断、早期治疗,或需紧急照顾的急性期和危重病人,防止疾病进一步发展。护理服务对象是精神健康危害发生前及发病早期的病人,此级预防中社区护士的服务范围如下。

1. 定期对社区居民进行精神健康的检查

(1)定期对社区居民进行精神检查,确认引起精神健康的危险因素和相关因素。

(2)指导居民按社区护理人员的要求进行自我精神健康的评定,早期发现精神疾病边缘状态者及精神障碍病人。

笔记

(3) 主动和住院医生联系协作，联系会诊、转诊，及时给予治疗和护理，使护理对象早日回归家庭和社区。

2. 重点照护精神疾病人群及其家庭成员

(1) 在家中的病人、社区护士要根据症状的严重程度联系会诊、转诊。

(2) 住院的病人、护士要与医生协作，给予及时有效的护理，使病人缩短住院时间，使服务对象早日返回家庭及社区。

(3) 出院的病人、护士要定期进行家庭访视，并提供精神卫生咨询及相应的护理干预，指导病人坚持治疗、合理用药。

(4) 教会家庭成员观察病情及提供必要的应对措施以及防止暴力行为和意外事件的发生的方法。

知识拓展

北京市社区卫生服务机构对重性精神疾病的管理

《北京市重性精神疾病信息报告管理办法》于2011年开始实行，其中第五条规定，社区卫生服务机构将精神疾病纳入社区卫生服务管理，并在核实病人身份的基础上，收集整理辖区重性精神疾病病人信息；在所在地区县精神疾病预防控制机构的指导下定期对辖区重性精神疾病病人进行医学访视；选派专兼职人员负责精神疾病信息收集、汇总、报送工作，并将病人的一般资料及每次访视内容录入北京市精神卫生信息管理系统。

来源：京卫妇精字[2011]4号文件

(三) 三级预防保健工作中精神疾病护理服务对象的范围和特点

三级预防是患病后期的危机干预，是特殊治疗，是防止疾病恶化、防止残疾出现的长期照护，是对精神疾病病人的连续性护理活动。护理对象是精神障碍发生后期、慢性期或康复期病人。护理目标是：帮助病人最大限度地恢复社会功能，指导病人正确对待所患的疾病，协助病人减轻痛苦，提高病人生命质量。如慢性病、老年人及临终关怀等。

1. 防止疾病恶化　为做到病人在家庭、社会生活中能继续治疗，对慢性精神疾病、老年及临终关怀病人要定期进行家庭访视，指导他们坚持药物治疗，给予病人心理上的支持，必要时与社区行政部门联系解决病人的一些实际困难。帮助病人创造良好的治疗、生活环境，使病人情绪稳定，积极配合治疗和康复训练，提高生命质量。

2. 防止精神残疾　明确三级预防的目的，社区护士在护理过程中应采取措施，尽可能防止或减轻病残的发生，使病人最大限度恢复社会功能和自理能力，预防疾病复发，减少后遗症及合并症。

3. 康复护理　做好康复护理工作，使病人早日恢复家庭生活；早日回归社会。如社区护士积极协助本社区建立各种工娱治疗站、作业站、娱乐站；对病人进行生活自理、生活技能、职业技能训练，通过训练帮助病人增强药物自我管理和疾病症状监测的能力，同时增设健康教育、精神康复、疾病咨询等服务内容，促进病人与家人、社区成员间建立良好的人际关系。

4. 做好管理工作　包括康复之家、病人公寓、寄养家庭、环境布置、设施装备、病人医疗护理文书管理等。管理好这些医疗康复机构，帮助病人充分享受社会生活，预防疾病复发，减轻医院及家庭负担。同时应用专业知识，结合工作中所获得的信息，分析社区服务对象的精神健康问题，制定出比较完善的社区护理管理内容及制度，使病人在家中、在社区得到很好的服务。

笔记

四、精神疾病社区康复的组织形式

1. 基层专科　有基层人员经过短期的专业培训后，成为专职或兼职的精神科医务工作

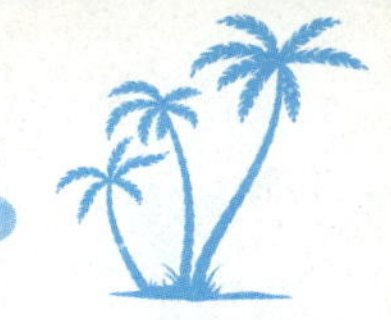

者，在基层开展精神疾病的防治工作。

2. 日间医院和夜间医院　是精神疾病病人回归社会期间的部分住院形式。在日间医院，病人白天在医院接受治疗和康复训练。在夜间医院，病人白天在社区，晚上来医院。

3. 工疗站和福利工厂　以职业康复为主，进行综合康复的组织，是目前国内采取的较多的形式。

4. 长期看护所　对象为处于慢性期、社会功能衰退，或可能对社会造成危害而病情无法得到控制的病人。

5. 家庭联谊会　是由社区中病人家属自发组织的团体，组织形式为邀请专业人员定期为病人及家属讲解精神疾病相关知识讲座。

（蒋慧玥）

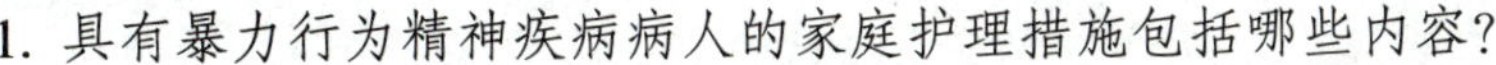

练习与思考

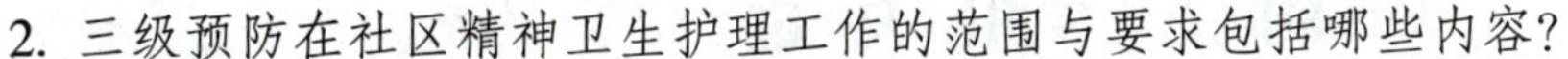

目标测试题

1. 具有暴力行为精神疾病病人的家庭护理措施包括哪些内容？
2. 三级预防在社区精神卫生护理工作的范围与要求包括哪些内容？

笔记

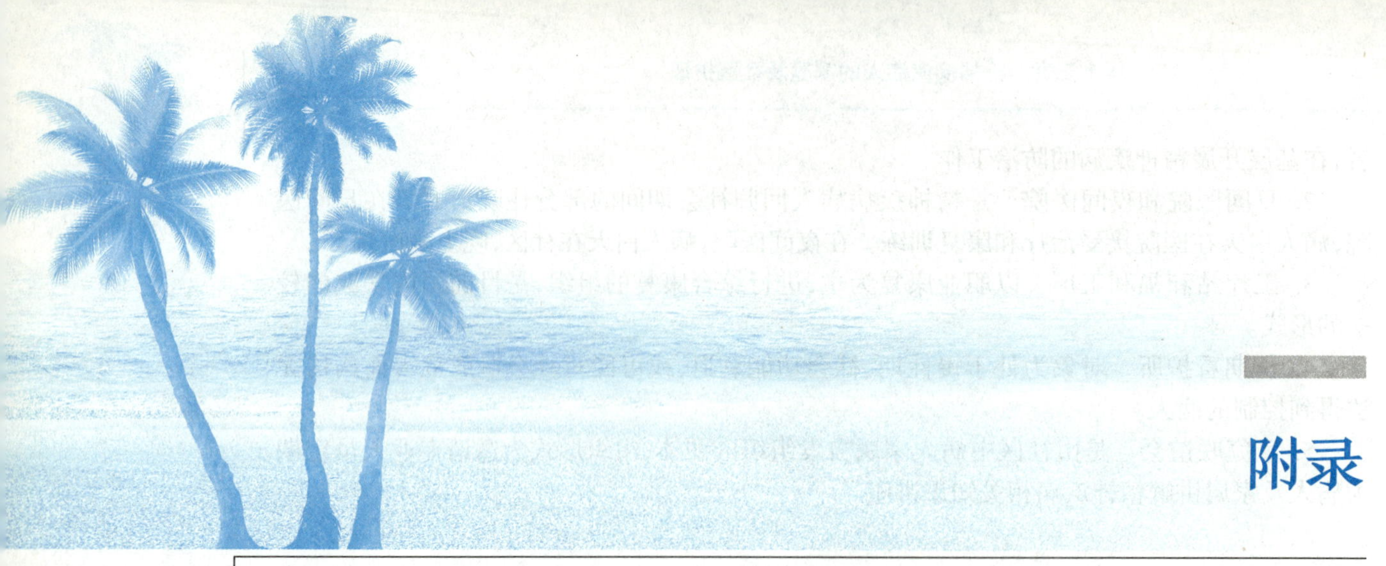

附录

附录一 相关量表

一、汉密尔顿抑郁量表

姓名：　　　　性别：　　　　年龄：　　　　职业：　　　　文化程度：

住院号：　　　　　　　　　　　　　　门诊号：

汉密尔顿抑郁量表(Hamilton Depression Scale,HAMD)由Hamilton于1960年编制,是临床上评定抑郁状态时应用最为普遍的量表。本量表有17项、21项和24项等3种版本,现介绍的是24项版本。HAMD大部分项目采用0~4分的5级评分法。各级的标准为:(0)无;(1)轻度;(2)中度;(3)重度;(4)极重度。

下面题目请选择最适合病人情况的答案。

指导语:下面想了解最近1周来您抑郁的一些具体表现。请根据您的实际情况回答。	
条目	评分
1. 抑郁情绪——问:近1周你是否觉得情绪低落、心情不好? (0) 无症状 (1) 轻度:只在问到时才诉述 (2) 中度:在谈话中自发地表达 (3) 重度:不用言语也可以从表情、姿势、声音或欲哭中流露出这种情绪 (4) 极重:病人的自发语言和非言语表达(表情、动作)几乎完全表现为这种情绪	
2. 有罪感——问:近1周你是否对某些事自责或感到有罪吗?(如有)是什么事?你经常想这件事吗?你是否感到自己因此应该受到惩罚呢?独自一人时你是否听见有声音指责你或威胁你呢? (0) 无症状 (1) 轻度:责备自己,感到自己已连累他人 (2) 中度:认为自己犯了罪,或反复思考以往的过失和错误 (3) 重度:认为目前的疾病是对自己的错误的惩罚,或有罪恶妄想 (4) 极重:罪恶妄想伴有指责或威胁性幻觉	

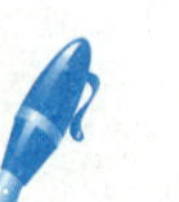

笔记

续表

指导语:下面想了解最近1周来您抑郁的一些具体表现。请根据您的实际情况回答。	
条目	评分
3. 自杀——问:近1周你是否感到活着没意思?近1周你是否想过自己结束生命呢?(如有)你想用什么方法自杀?你是否有过这样的行为?请您描述一下。 (0) 无症状 (1) 轻度:觉得活着没有意思 (2) 中度:希望自己已经死去,或常想到与死有关的事 (3) 重度:消极观念(自杀念头) (4) 极重:有严重自杀行为	
4. 入睡困难(初段失眠)——问:近1周你是否有入睡困难(或上床后半小时仍不能入睡)?(如有)是每天如此吗? (0) 无症状 (1) 轻度-中度:主诉有时有入睡困难,即上床后半小时仍不能入睡 (2) 重度:主诉每晚均有入睡困难	
5. 睡眠不深(中段失眠)——问:近1周你入睡后睡眠怎样?具体有什么问题吗? (0) 无症状 (1) 轻度-中度:睡眠浅或多噩梦 (2) 重度:半夜(晚12点以前)曾醒来(不包括上厕所)	
6. 早醒(末段失眠)——问:近1周你有没有比平时早醒1个小时的情况呢? (如有)还能重新入睡吗? (0) 无症状 (1) 轻度-中度:有早醒,比平时早醒1小时,但能重新入睡(应排除平时的习惯) (2) 重度:早醒后无法重新入睡	
7. 工作和兴趣——问:近1周你对活动、工作或学习感兴趣吗?近1周你参加工作、学习或做家务了吗? (0) 无症状 (1) 轻度:提问时才诉述 (2) 中度:自发地直接或间接表达对活动、工作或学习失去兴趣,如感到无精打采、犹豫不决、不能坚持或需强迫自己才能工作或活动 (3) 重度:活动时间减少或成效下降;住院病人每天参加病室劳动或娱乐不满3小时 (4) 极重:因目前的疾病而停止工作,住院者不参加任何活动或者没有他人帮助便不能完成病室日常事务	
8. 阻滞:指思维和言语缓慢,注意力难以集中,主动性减退 (0) 无症状 (1) 轻度:精神检查中发现轻度阻滞 (2) 中度:精神检查中发现明显的阻滞 (3) 重度:精神检查困难 (4) 极重:完全不能回答问题(木僵)	
9. 激越 (0) 无症状 (1) 轻度:检查时表现得有些心神不定 (2) 中度:明显心神不定或小动作多 (3) 重度:不能静坐,检查中曾起立 (4) 极重:搓手、咬手指、扯头发、咬嘴唇	

笔记

续表

指导语：下面想了解最近1周来您抑郁的一些具体表现。请根据您的实际情况回答。	
条目	评分
10. 精神性焦虑——问：近1周你感到担忧或焦虑吗？近1周你是否觉得有某种可怕的事要发生呢？ (0) 无症状 (1) 轻度：问及时诉述 (2) 中度：自发地表达 (3) 重度：表情和言谈流露出明显忧虑 (4) 极重：明显惊恐	
11. 躯体性焦虑：指焦虑的生理症状，包括：口干、腹胀、腹泻、打嗝、腹绞痛、心悸、头痛、过度换气和叹息以及尿频和出汗等。----- 问：近1周你有如下情况吗？如口干、腹胀、腹泻、打嗝、腹绞痛、心悸、头痛、过度换气和叹息、尿频、出汗等。 (如有)是多严重？是否影响生活和活动呢？是否需要对症处理呢？ (0) 无症状 (1) 轻度 (2) 中度：有肯定的上述症状 (3) 重度：上述症状严重，影响生活或需加处理 (4) 极重：严重影响生活和活动	
12. 胃肠道症状——问：近1周你食欲怎样？如有减退是否需要他人督促呢？是否需要使用泻药或助消化药呢？ (1) 轻度-中度：食欲减退，但不需他人鼓励便自行进食 (2) 重度：进食需他人催促、请求或需要应用泻药或助消化药	
13. 全身症状——问：近1周你四肢、背部或颈部有什么不适吗？近1周你有没有背痛、头痛、肌肉疼痛、全身乏力或疲倦呢？(如有)症状明显吗？ (0) 无症状 (1) 轻度-中度：四肢、背部或颈部沉重感、背痛、头痛、肌肉疼痛、全身乏力或疲倦 (2) 重度：症状明显	
14. 性症状：指性欲减退，月经紊乱等——问：近1周你有没有性欲减退呢？(如有)是多么严重？ (0) 无症状 (1) 轻度 (2) 重度 (9) 不能肯定，或该项对被评者不适合(不计入总分)	
15. 疑病——问：近1周你感觉自己的身体状况怎么样？(如有不适)你是否经常考虑此类问题呢？你认为有什么问题？你是否认为是某种病呢？你怎么知道是这样严重呢？ (0) 无症状 (1) 轻度：对身体过分关注 (2) 中度：反复思考健康问题 (3) 重度：有疑病妄想 (4) 极重：伴幻觉的疑病妄想	
16. 体重减轻——问：近1周你的体重减轻了吗？如有，明显吗？ (0) 无症状 (1) 轻度-中度：按病史评定病人诉述可能有体重减轻，或者按体重记录评定1周体重减轻0.5kg (2) 重度：按病史评定有肯定的体重减轻或者按体重记录评定1周内体重减轻1kg以上	

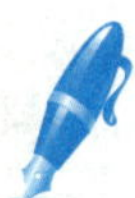
笔记

续表

指导语：下面想了解最近1周来您抑郁的一些具体表现。请根据您的实际情况回答。	
条目	评分
17. 自知力：如果没有抑郁时说没有病给0分——问：近1周你认为你有情绪方面的问题吗？（如承认）那是什么原因导致的呢？ (0) 无症状：知道自己有病，表现为忧郁 (1) 轻度-中度：知道自己有病，但归于伙食太差、环境问题、工作过忙、病毒感染或需要休息等 (2) 重度：完全否认有病	
18. 日夜变化：如果症状在早晨或傍晚加重，先指出哪一种，然后按其变化程度评分（早晨变化评早晨，傍晚变化评傍晚）——问：近1周你的病情在一天中有没有变化呢？（如有）是什么时候加重呢？加重程度怎样？ (0) 无症状 (1) 轻度-中度：轻度变化；晨晚 (2) 重度：重度变化；晨晚	
19. 人格解体或现实解体：指非真实感或虚无妄想——问：近1周你有没有对自己或周围现实有一种不真实的感觉呢？（如有）你有没有觉得自己本身或某个内脏已经不存在了？（如有）同时你有没有觉得你的体内或皮肤有过奇特的感觉？ (0) 无症状 (1) 轻度：问及时才诉述 (2) 中度：自发诉述 (3) 重度：有虚无妄想 (4) 极重：伴幻觉的虚无妄想	
20. 偏执症状——问：近1周你是否认为周围有人议论你、说你坏话甚至想害你呢？近1周你是否认为周围很多事情的安排与你有关呢？（若有）请举个例子？你对此坚信不疑吗？近1周你独自一人时，是否听见有声音说话而看不见人呢？ (0) 无症状 (1) 轻度：有猜疑 (2) 中度：有牵连观念 (3) 重度：有关系妄想或被害妄想 (4) 极重：伴有幻觉的关系妄想或被害妄想	
21. 强迫症状：指强迫思维和强迫行为——问：近1周你是否反复思考某一问题而不能自控呢？近1周你是否不停地洗手、数数或检查门锁上没有？ (0) 无症状 (1) 轻度-中度：问及时才诉述 (2) 重度：自发诉述	
22. 能力减退感——问：近1周你是否认为自我能力减退呢？——（如有）你能否主动完成个人的日常事务呢？你完成个人日常事务是否需人协助呢？ (0) 无症状 (1) 轻度：仅于提问时方引出主观体验 (2) 中度：病人主动表示有能力减退感 (3) 重度：需鼓励、指导和安慰才能完成病室日常事务或个人卫生 (4) 极重：穿衣、梳洗、进食、铺床或个人卫生均需他人协助	

笔记

续表

指导语:下面想了解最近 1 周来您抑郁的一些具体表现。请根据您的实际情况回答。	
条目	评分
23. 绝望感——问:近 1 周你对未来有什么看法?你是否认为自己没有希望了?你是否对未来感到灰心、悲观、绝望呢? (0) 无症状 (1) 轻度:有时怀疑“情况是否会好转”,但解释后能接受 (2) 中度:持续感到“没有希望”,但解释后能接受 (3) 重度:对未来感到灰心、悲观和绝望,解释后不能排除 (4) 极重:自动反复诉述“我的病不会好了”或者诸如此类的情况	
24. 自卑感——问:近 1 周你是否觉得自己不如别人呢?近 1 周你是否觉得自己一无是处或低人一等呢?近 1 周你是否认为自己是废物呢? (0) 无症状 (1) 轻度:仅在询问时诉述有自卑感(我不如他人) (2) 中度:自动诉述有自卑感(我不如他人) (3) 重度:病人主动诉述:“我一无是处”或“低人一等”,与评 2 分者只是程度的差别 (4) 极重:自卑感达妄想的程度,例如“我是废物”或类似情况	

HAMD 的评分:HAMD 量表适用于具有抑郁症状的成年病人,应由经过培训的两名评定者对患者进行 HAMD 联合检查,一般采用交谈与观察的方式,检查结束后,两名评定者分别独立评分。总分能较好地反映病情严重程度,即病情越轻,总分越低;病情愈重,总分愈高。按照 Davis JM 的划分,总分超过 35 分,可能为严重抑郁;超过 20 分,可能是轻或中度的抑郁;如小于 8 分,病人就没有抑郁症状。

二、自杀意念自评量表(self-rating idea of suicide scale,SIOSS)

指导语:下面有 26 个问题,请你仔细阅读每一条,把意思弄明白,然后根据你自己的实际情况,在每一条后的“是”或“否”的括弧内选择一个,打上一个钩。每一条都要回答,问卷无时间限制,但不要拖延太长。

1. 在我的日常生活中,充满了使我感兴趣的事情 …………………… 是( )否( )
2. 我深信生活对我是残酷的 …………………… 是( )否( )
3. 我时常感到悲观失望 …………………… 是( )否( )
4. 我容易哭或想哭 …………………… 是( )否( )
5. 我容易入睡并且一夜睡得很好 …………………… 是( )否( )
6. 有时我也讲假话 …………………… 是( )否( )
7. 生活在这个丰富多彩的时代里是多么美好 …………………… 是( )否( )
8. 我确实缺少自信心 …………………… 是( )否( )
9. 我有时发脾气 …………………… 是( )否( )
10. 我总觉得人生是有价值的 …………………… 是( )否( )
11. 大部分时间,我觉得我还是死了的好 …………………… 是( )否( )
12. 我睡得不安,很容易被吵醒 …………………… 是( )否( )
13. 有时我也会说人家的闲话 …………………… 是( )否( )
14. 有时我觉得我真是毫无用处 …………………… 是( )否( )
15. 偶尔我听了下流的笑话也会发笑 …………………… 是( )否( )
16. 我的前途似乎没有希望 …………………… 是( )否( )

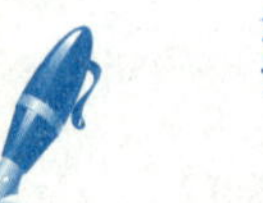
笔记

17. 我想结束自己的生命 …………………………………………………… 是(　)否(　)
18. 我醒得太早 ………………………………………………………… 是(　)否(　)
19. 我觉得我的生活是失败的 ……………………………………………… 是(　)否(　)
20. 我总是将事情看得严重些 ……………………………………………… 是(　)否(　)
21. 我对将来抱有希望 …………………………………………………… 是(　)否(　)
22. 我曾经自杀过 ………………………………………………………… 是(　)否(　)
23. 有时我觉得我就要垮了 ……………………………………………… 是(　)否(　)
24. 有些时期我因忧虑而失眠 ……………………………………………… 是(　)否(　)
25. 我曾损坏或遗失过别人的东西 ………………………………………… 是(　)否(　)
26. 有时我想一死了之,但又矛盾重重 ……………………………………… 是(　)否(　)

SIOSS 的评分:SIOSS 采用自评式,适合具有小学文化程度的各年龄段和人群。量表包括绝望因子、乐观因子、睡眠因子、掩饰因子等四个因子。绝望因子分由2,3,4,8,11,14,16,17,19,20,23,26 各条目分累计;乐观因子分由 1,7,10,21,22 各条目分累计;睡眠因子分由5,12,18,24 各条目分累计;掩饰因子分由 6,9,13,15,25 各条目分累计。自杀意念总分则由绝望因子分、乐观因子分和睡眠因子分相加。条目均以“是”或“否”回答记分,得分越高,自杀意念越强。计分:2,3,4,8,11,12,14,16,17,18,19,20,22,23,24,26 每项答“是”各计 1分,答“否”不计分;1,5,6,7,9,10,13,15,21,25 每项答“否”各计 1 分,答“是”不计分。

三、护士用自杀风险评估量表(nurses' global assessment of suicide risk,NGASR)

条目	赋分	得分
1. 绝望感	3	
2. 近期负性生活事件	1	
3. 被害妄想或有被害内容的幻听	1	
4. 情绪低落 / 兴趣丧失或愉快感缺乏	3	
5. 人际和社会功能退缩	1	
6. 言语流露自杀意图	1	
7. 计划采取自杀行动	3	
8. 自杀家族史	1	
9. 近期亲人死亡或重要的亲密关系丧失	3	
10. 精神病史	1	
11. 鳏夫 / 寡妇	1	
12. 自杀未遂史	3	
13. 社会 - 经济地位低下	1	
14. 饮酒史或酒滥用	1	
15. 罹患晚期疾病	1	
总分	25	

NGASR 的评分:只要个体存在预测因子就给予表格中的相应得分,分数累加,分数越高代表自杀的风险越高,≤5 分为低自杀风险、6~8 分为中自杀风险、9~11 分为高自杀风险、≥12 分为极高自杀风险。

笔记

附录二 《中华人民共和国精神卫生法》

（2012年10月26日第十一届全国人民代表大会常务委员会第二十九次会议通过）

目录

第一章　总　则

第一条　为了发展精神卫生事业，规范精神卫生服务，维护精神障碍病人的合法权益，制定本法。

第二条　在中华人民共和国境内开展维护和增进公民心理健康、预防和治疗精神障碍、促进精神障碍病人康复的活动，适用本法。

第三条　精神卫生工作实行预防为主的方针，坚持预防、治疗和康复相结合的原则。

第四条　精神障碍病人的人格尊严、人身和财产安全不受侵犯。

精神障碍病人的教育、劳动、医疗以及从国家和社会获得物质帮助等方面的合法权益受法律保护。

有关单位和个人应当对精神障碍病人的姓名、肖像、住址、工作单位、病历资料以及其他可能推断出其身份的信息予以保密；但是，依法履行职责需要公开的除外。

第五条　全社会应当尊重、理解、关爱精神障碍病人。

任何组织或者个人不得歧视、侮辱、虐待精神障碍病人，不得非法限制精神障碍病人的人身自由。

新闻报道和文学艺术作品等不得含有歧视、侮辱精神障碍病人的内容。

第六条　精神卫生工作实行政府组织领导、部门各负其责、家庭和单位尽力尽责、全社会共同参与的综合管理机制。

第七条　县级以上人民政府领导精神卫生工作，将其纳入国民经济和社会发展规划，建设和完善精神障碍的预防、治疗和康复服务体系，建立健全精神卫生工作协调机制和工作责任制，对有关部门承担的精神卫生工作进行考核、监督。

乡镇人民政府和街道办事处根据本地区的实际情况，组织开展预防精神障碍发生、促进精神障碍病人康复等工作。

第八条　国务院卫生行政部门主管全国的精神卫生工作。县级以上地方人民政府卫生行政部门主管本行政区域的精神卫生工作。

县级以上人民政府司法行政、民政、公安、教育、人力资源社会保障等部门在各自职责范围内负责有关的精神卫生工作。

第九条　精神障碍病人的监护人应当履行监护职责，维护精神障碍病人的合法权益。

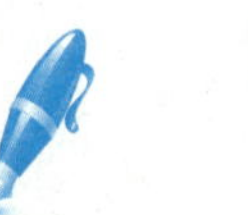
笔记

禁止对精神障碍病人实施家庭暴力，禁止遗弃精神障碍病人。

第十条　中国残疾人联合会及其地方组织依照法律、法规或者接受政府委托，动员社会力量，开展精神卫生工作。

村民委员会、居民委员会依照本法的规定开展精神卫生工作，并对所在地人民政府开展的精神卫生工作予以协助。

国家鼓励和支持工会、共产主义青年团、妇女联合会、红十字会、科学技术协会等团体依法开展精神卫生工作。

第十一条　国家鼓励和支持开展精神卫生专门人才的培养，维护精神卫生工作人员的合法权益，加强精神卫生专业队伍建设。

国家鼓励和支持开展精神卫生科学技术研究，发展现代医学、我国传统医学、心理学，提高精神障碍预防、诊断、治疗、康复的科学技术水平。

国家鼓励和支持开展精神卫生领域的国际交流与合作。

第十二条　各级人民政府和县级以上人民政府有关部门应当采取措施，鼓励和支持组织、个人提供精神卫生志愿服务，捐助精神卫生事业，兴建精神卫生公益设施。

对在精神卫生工作中做出突出贡献的组织、个人，按照国家有关规定给予表彰、奖励。

第二章　心理健康促进和精神障碍预防

第十三条　各级人民政府和县级以上人民政府有关部门应当采取措施，加强心理健康促进和精神障碍预防工作，提高公众心理健康水平。

第十四条　各级人民政府和县级以上人民政府有关部门制定的突发事件应急预案，应当包括心理援助的内容。发生突发事件，履行统一领导职责或者组织处置突发事件的人民政府应当根据突发事件的具体情况，按照应急预案的规定，组织开展心理援助工作。

第十五条　用人单位应当创造有益于职工身心健康的工作环境，关注职工的心理健康；对处于职业发展特定时期或者在特殊岗位工作的职工，应当有针对性地开展心理健康教育。

第十六条　各级各类学校应当对学生进行精神卫生知识教育；配备或者聘请心理健康教育教师、辅导人员，并可以设立心理健康辅导室，对学生进行心理健康教育。学前教育机构应当对幼儿开展符合其特点的心理健康教育。

发生自然灾害、意外伤害、公共安全事件等可能影响学生心理健康的事件，学校应当及时组织专业人员对学生进行心理援助。

教师应当学习和了解相关的精神卫生知识，关注学生心理健康状况，正确引导、激励学生。地方各级人民政府教育行政部门和学校应当重视教师心理健康。

学校和教师应当与学生父母或者其他监护人、近亲属沟通学生心理健康情况。

第十七条　医务人员开展疾病诊疗服务，应当按照诊断标准和治疗规范的要求，对就诊者进行心理健康指导；发现就诊者可能患有精神障碍的，应当建议其到符合本法规定的医疗机构就诊。

第十八条　监狱、看守所、拘留所、强制隔离戒毒所等场所，应当对服刑人员，被依法拘留、逮捕、强制隔离戒毒的人员等，开展精神卫生知识宣传，关注其心理健康状况，必要时提供心理咨询和心理辅导。

第十九条　县级以上地方人民政府人力资源社会保障、教育、卫生、司法行政、公安等部门应当在各自职责范围内分别对本法第十五条至第十八条规定的单位履行精神障碍预防义务的情况进行督促和指导。

第二十条　村民委员会、居民委员会应当协助所在地人民政府及其有关部门开展社区心理健康指导、精神卫生知识宣传教育活动，创建有益于居民身心健康的社区环境。

乡镇卫生院或者社区卫生服务机构应当为村民委员会、居民委员会开展社区心理健康指导、精神卫生知识宣传教育活动提供技术指导。

笔记

第二十一条　家庭成员之间应当相互关爱，创造良好、和睦的家庭环境，提高精神障碍预防意识;发现家庭成员可能患有精神障碍的,应当帮助其及时就诊,照顾其生活,做好看护管理。

第二十二条　国家鼓励和支持新闻媒体、社会组织开展精神卫生的公益性宣传,普及精神卫生知识,引导公众关注心理健康,预防精神障碍的发生。

第二十三条　心理咨询人员应当提高业务素质,遵守执业规范,为社会公众提供专业化的心理咨询服务。

心理咨询人员不得从事心理治疗或者精神障碍的诊断、治疗。

心理咨询人员发现接受咨询的人员可能患有精神障碍的,应当建议其到符合本法规定的医疗机构就诊。

心理咨询人员应当尊重接受咨询人员的隐私,并为其保守秘密。

第二十四条　国务院卫生行政部门建立精神卫生监测网络,实行严重精神障碍发病报告制度,组织开展精神障碍发生状况、发展趋势等的监测和专题调查工作。精神卫生监测和严重精神障碍发病报告管理办法,由国务院卫生行政部门制定。

国务院卫生行政部门应当会同有关部门、组织,建立精神卫生工作信息共享机制,实现信息互联互通、交流共享。

第三章　精神障碍的诊断和治疗

第二十五条　开展精神障碍诊断、治疗活动,应当具备下列条件,并依照医疗机构的管理规定办理有关手续:

(一) 有与从事的精神障碍诊断、治疗相适应的精神科执业医师、护士;

(二) 有满足开展精神障碍诊断、治疗需要的设施和设备;

(三) 有完善的精神障碍诊断、治疗管理制度和质量监控制度。

从事精神障碍诊断、治疗的专科医疗机构还应当配备从事心理治疗的人员。

第二十六条　精神障碍的诊断、治疗,应当遵循维护病人合法权益、尊重病人人格尊严的原则,保障病人在现有条件下获得良好的精神卫生服务。

精神障碍分类、诊断标准和治疗规范,由国务院卫生行政部门组织制定。

第二十七条　精神障碍的诊断应当以精神健康状况为依据。

除法律另有规定外,不得违背本人意志进行确定其是否患有精神障碍的医学检查。

第二十八条　除个人自行到医疗机构进行精神障碍诊断外,疑似精神障碍病人的近亲属可以将其送往医疗机构进行精神障碍诊断。对查找不到近亲属的流浪乞讨疑似精神障碍病人,由当地民政等有关部门按照职责分工,帮助送往医疗机构进行精神障碍诊断。

疑似精神障碍病人发生伤害自身、危害他人安全的行为,或者有伤害自身、危害他人安全的危险的,其近亲属、所在单位、当地公安机关应当立即采取措施予以制止,并将其送往医疗机构进行精神障碍诊断。

医疗机构接到送诊的疑似精神障碍病人,不得拒绝为其做出诊断。

第二十九条　精神障碍的诊断应当由精神科执业医师做出。

医疗机构接到依照本法第二十八条第二款规定送诊的疑似精神障碍病人,应当将其留院,立即指派精神科执业医师进行诊断,并及时出具诊断结论。

第三十条　精神障碍的住院治疗实行自愿原则。

诊断结论、病情评估表明,就诊者为严重精神障碍病人并有下列情形之一的,应当对其实施住院治疗:

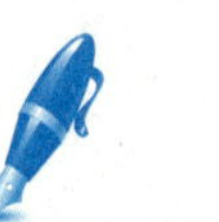
笔记

(一) 已经发生伤害自身的行为,或者有伤害自身的危险的;

(二) 已经发生危害他人安全的行为,或者有危害他人安全的危险的。

第三十一条　精神障碍病人有本法第三十条第二款第一项情形的,经其监护人同意,医

疗机构应当对病人实施住院治疗；监护人不同意的，医疗机构不得对病人实施住院治疗。监护人应当对在家居住的病人做好看护管理。

第三十二条　精神障碍病人有本法第三十条第二款第二项情形，病人或者其监护人对需要住院治疗的诊断结论有异议，不同意对病人实施住院治疗的，可以要求再次诊断和鉴定。

依照前款规定要求再次诊断的，应当自收到诊断结论之日起三日内向原医疗机构或者其他具有合法资质的医疗机构提出。承担再次诊断的医疗机构应当在接到再次诊断要求后指派二名初次诊断医师以外的精神科执业医师进行再次诊断，并及时出具再次诊断结论。承担再次诊断的执业医师应当到收治病人的医疗机构面见、询问病人，该医疗机构应当予以配合。

对再次诊断结论有异议的，可以自主委托依法取得执业资质的鉴定机构进行精神障碍医学鉴定；医疗机构应当公示经公告的鉴定机构名单和联系方式。接受委托的鉴定机构应当指定本机构具有该鉴定事项执业资格的二名以上鉴定人共同进行鉴定，并及时出具鉴定报告。

第三十三条　鉴定人应当到收治精神障碍病人的医疗机构面见、询问病人，该医疗机构应当予以配合。

鉴定人本人或者其近亲属与鉴定事项有利害关系，可能影响其独立、客观、公正进行鉴定的，应当回避。

第三十四条　鉴定机构、鉴定人应当遵守有关法律、法规、规章的规定，尊重科学，恪守职业道德，按照精神障碍鉴定的实施程序、技术方法和操作规范，依法独立进行鉴定，出具客观、公正的鉴定报告。

鉴定人应当对鉴定过程进行实时记录并签名。记录的内容应当真实、客观、准确、完整，记录的文本或者声像载体应当妥善保存。

第三十五条　再次诊断结论或者鉴定报告表明，不能确定就诊者为严重精神障碍病人，或者病人不需要住院治疗的，医疗机构不得对其实施住院治疗。

再次诊断结论或者鉴定报告表明，精神障碍病人有本法第三十条第二款第二项情形的，其监护人应当同意对病人实施住院治疗。监护人阻碍实施住院治疗或者病人擅自脱离住院治疗的，可以由公安机关协助医疗机构采取措施对病人实施住院治疗。

在相关机构出具再次诊断结论、鉴定报告前，收治精神障碍病人的医疗机构应当按照诊疗规范的要求对病人实施住院治疗。

第三十六条　诊断结论表明需要住院治疗的精神障碍病人，本人没有能力办理住院手续的，由其监护人办理住院手续；病人属于查找不到监护人的流浪乞讨人员的，由送诊的有关部门办理住院手续。

精神障碍病人有本法第三十条第二款第二项情形，其监护人不办理住院手续的，由病人所在单位、村民委员会或者居民委员会办理住院手续，并由医疗机构在病人病历中予以记录。

第三十七条　医疗机构及其医务人员应当将精神障碍病人在诊断、治疗过程中享有的权利，告知病人或者其监护人。

第三十八条　医疗机构应当配备适宜的设施、设备，保护就诊和住院治疗的精神障碍病人的人身安全，防止其受到伤害，并为住院病人创造尽可能接近正常生活的环境和条件。

第三十九条　医疗机构及其医务人员应当遵循精神障碍诊断标准和治疗规范，制定治疗方案，并向精神障碍病人或者其监护人告知治疗方案和治疗方法、目的以及可能产生的后果。

笔记

第四十条　精神障碍病人在医疗机构内发生或者将要发生伤害自身、危害他人安全、扰乱医疗秩序的行为，医疗机构及其医务人员在没有其他可替代措施的情况下，可以实施约束、隔离等保护性医疗措施。实施保护性医疗措施应当遵循诊断标准和治疗规范，并在实施后告知病人的监护人。

禁止利用约束、隔离等保护性医疗措施惩罚精神障碍病人。

第四十一条　对精神障碍病人使用药物，应当以诊断和治疗为目的，使用安全、有效的药物，不得为诊断或者治疗以外的目的使用药物。

医疗机构不得强迫精神障碍病人从事生产劳动。

第四十二条　禁止对依照本法第三十条第二款规定实施住院治疗的精神障碍病人实施以治疗精神障碍为目的的外科手术。

第四十三条　医疗机构对精神障碍病人实施下列治疗措施，应当向病人或者其监护人告知医疗风险、替代医疗方案等情况，并取得病人的书面同意；无法取得病人意见的，应当取得其监护人的书面同意，并经本医疗机构伦理委员会批准：

（一）导致人体器官丧失功能的外科手术；

（二）与精神障碍治疗有关的实验性临床医疗。

实施前款第一项治疗措施，因情况紧急查找不到监护人的，应当取得本医疗机构负责人和伦理委员会批准。

禁止对精神障碍病人实施与治疗其精神障碍无关的实验性临床医疗。

第四十四条　自愿住院治疗的精神障碍病人可以随时要求出院，医疗机构应当同意。

对有本法第三十条第二款第一项情形的精神障碍病人实施住院治疗的，监护人可以随时要求病人出院，医疗机构应当同意。

医疗机构认为前两款规定的精神障碍病人不宜出院的，应当告知不宜出院的理由；病人或者其监护人仍要求出院的，执业医师应当在病历资料中详细记录告知的过程，同时提出出院后的医学建议，病人或者其监护人应当签字确认。

对有本法第三十条第二款第二项情形的精神障碍病人实施住院治疗，医疗机构认为病人可以出院的，应当立即告知病人及其监护人。

医疗机构应当根据精神障碍病人病情，及时组织精神科执业医师对依照本法第三十条第二款规定实施住院治疗的病人进行检查评估。评估结果表明病人不需要继续住院治疗的，医疗机构应当立即通知病人及其监护人。

第四十五条　精神障碍病人出院，本人没有能力办理出院手续的，监护人应当为其办理出院手续。

第四十六条　医疗机构及其医务人员应当尊重住院精神障碍病人的通讯和会见探访者等权利。除在急性发病期或者为了避免妨碍治疗可以暂时性限制外，不得限制病人的通讯和会见探访者等权利。

第四十七条　医疗机构及其医务人员应当在病历资料中如实记录精神障碍病人的病情、治疗措施、用药情况、实施约束、隔离措施等内容，并如实告知病人或者其监护人。病人及其监护人可以查阅、复制病历资料；但是，病人查阅、复制病历资料可能对其治疗产生不利影响的除外。病历资料保存期限不得少于三十年。

第四十八条　医疗机构不得因就诊者是精神障碍病人，推诿或者拒绝为其治疗属于本医疗机构诊疗范围的其他疾病。

第四十九条　精神障碍病人的监护人应当妥善看护未住院治疗的病人，按照医嘱督促其按时服药、接受随访或者治疗。村民委员会、居民委员会、病人所在单位等应当依病人或者其监护人的请求，对监护人看护病人提供必要的帮助。

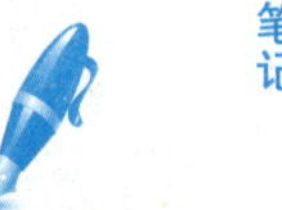

第五十条　县级以上地方人民政府卫生行政部门应当定期就下列事项对本行政区域内从事精神障碍诊断、治疗的医疗机构进行检查：

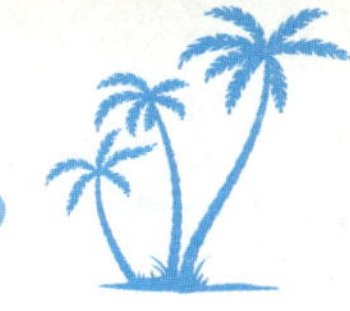

（一）相关人员、设施、设备是否符合本法要求；

（二）诊疗行为是否符合本法以及诊断标准、治疗规范的规定；

（三）对精神障碍病人实施住院治疗的程序是否符合本法规定；

（四）是否依法维护精神障碍病人的合法权益。

县级以上地方人民政府卫生行政部门进行前款规定的检查，应当听取精神障碍病人及其监护人的意见；发现存在违反本法行为的，应当立即制止或者责令改正，并依法做出处理。

第五十一条　心理治疗活动应当在医疗机构内开展。专门从事心理治疗的人员不得从事精神障碍的诊断，不得为精神障碍病人开具处方或者提供外科治疗。心理治疗的技术规范由国务院卫生行政部门制定。

第五十二条　监狱、强制隔离戒毒所等场所应当采取措施，保证患有精神障碍的服刑人员、强制隔离戒毒人员等获得治疗。

第五十三条　精神障碍病人违反治安管理处罚法或者触犯刑法的，依照有关法律的规定处理。

第四章　精神障碍的康复

第五十四条　社区康复机构应当为需要康复的精神障碍病人提供场所和条件，对病人进行生活自理能力和社会适应能力等方面的康复训练。

第五十五条　医疗机构应当为在家居住的严重精神障碍病人提供精神科基本药物维持治疗，并为社区康复机构提供有关精神障碍康复的技术指导和支持。

社区卫生服务机构、乡镇卫生院、村卫生室应当建立严重精神障碍病人的健康档案，对在家居住的严重精神障碍病人进行定期随访，指导病人服药和开展康复训练，并对病人的监护人进行精神卫生知识和看护知识的培训。县级人民政府卫生行政部门应当为社区卫生服务机构、乡镇卫生院、村卫生室开展上述工作给予指导和培训。

第五十六条　村民委员会、居民委员会应当为生活困难的精神障碍病人家庭提供帮助，并向所在地乡镇人民政府或者街道办事处以及县级人民政府有关部门反映病人及其家庭的情况和要求，帮助其解决实际困难，为病人融入社会创造条件。

第五十七条　残疾人组织或者残疾人康复机构应当根据精神障碍病人康复的需要，组织病人参加康复活动。

第五十八条　用人单位应当根据精神障碍病人的实际情况，安排病人从事力所能及的工作，保障病人享有同等待遇，安排病人参加必要的职业技能培训，提高病人的就业能力，为病人创造适宜的工作环境，对病人在工作中取得的成绩予以鼓励。

第五十九条　精神障碍病人的监护人应当协助病人进行生活自理能力和社会适应能力等方面的康复训练。

精神障碍病人的监护人在看护病人过程中需要技术指导的，社区卫生服务机构或者乡镇卫生院、村卫生室、社区康复机构应当提供。

第五章　保 障 措 施

第六十条　县级以上人民政府卫生行政部门会同有关部门依据国民经济和社会发展规划的要求，制定精神卫生工作规划并组织实施。

精神卫生监测和专题调查结果应当作为制定精神卫生工作规划的依据。

第六十一条　省、自治区、直辖市人民政府根据本行政区域的实际情况，统筹规划，整合资源，建设和完善精神卫生服务体系，加强精神障碍预防、治疗和康复服务能力建设。

县级人民政府根据本行政区域的实际情况，统筹规划，建立精神障碍病人社区康复机构。

县级以上地方人民政府应当采取措施，鼓励和支持社会力量举办从事精神障碍诊断、治疗的医疗机构和精神障碍病人康复机构。

第六十二条 各级人民政府应当根据精神卫生工作需要，加大财政投入力度，保障精神卫生工作所需经费，将精神卫生工作经费列入本级财政预算。

第六十三条 国家加强基层精神卫生服务体系建设，扶持贫困地区、边远地区的精神卫生工作，保障城市社区、农村基层精神卫生工作所需经费。

第六十四条 医学院校应当加强精神医学的教学和研究，按照精神卫生工作的实际需要培养精神医学专门人才，为精神卫生工作提供人才保障。

第六十五条 综合性医疗机构应当按照国务院卫生行政部门的规定开设精神科门诊或者心理治疗门诊，提高精神障碍预防、诊断、治疗能力。

第六十六条 医疗机构应当组织医务人员学习精神卫生知识和相关法律、法规、政策。

从事精神障碍诊断、治疗、康复的机构应当定期组织医务人员、工作人员进行在岗培训，更新精神卫生知识。

县级以上人民政府卫生行政部门应当组织医务人员进行精神卫生知识培训，提高其识别精神障碍的能力。

第六十七条 师范院校应当为学生开设精神卫生课程；医学院校应当为非精神医学专业的学生开设精神卫生课程。

县级以上人民政府教育行政部门对教师进行上岗前和在岗培训，应当有精神卫生的内容，并定期组织心理健康教育教师、辅导人员进行专业培训。

第六十八条 县级以上人民政府卫生行政部门应当组织医疗机构为严重精神障碍病人免费提供基本公共卫生服务。

精神障碍病人的医疗费用按照国家有关社会保险的规定由基本医疗保险基金支付。医疗保险经办机构应当按照国家有关规定将精神障碍病人纳入城镇职工基本医疗保险、城镇居民基本医疗保险或者新型农村合作医疗的保障范围。县级人民政府应当按照国家有关规定对家庭经济困难的严重精神障碍病人参加基本医疗保险给予资助。人力资源社会保障、卫生、民政、财政等部门应当加强协调，简化程序，实现属于基本医疗保险基金支付的医疗费用由医疗机构与医疗保险经办机构直接结算。

精神障碍病人通过基本医疗保险支付医疗费用后仍有困难，或者不能通过基本医疗保险支付医疗费用的，民政部门应当优先给予医疗救助。

第六十九条 对符合城乡最低生活保障条件的严重精神障碍病人，民政部门应当会同有关部门及时将其纳入最低生活保障。

对属于农村五保供养对象的严重精神障碍病人，以及城市中无劳动能力、无生活来源且无法定赡养、抚养、扶养义务人，或者其法定赡养、抚养、扶养义务人无赡养、抚养、扶养能力的严重精神障碍病人，民政部门应当按照国家有关规定予以供养、救助。

前两款规定以外的严重精神障碍病人确有困难的，民政部门可以采取临时救助等措施，帮助其解决生活困难。

第七十条 县级以上地方人民政府及其有关部门应当采取有效措施，保证患有精神障碍的适龄儿童、少年接受义务教育，扶持有劳动能力的精神障碍病人从事力所能及的劳动，并为已经康复的人员提供就业服务。

国家对安排精神障碍病人就业的用人单位依法给予税收优惠，并在生产、经营、技术、资金、物资、场地等方面给予扶持。

第七十一条 精神卫生工作人员的人格尊严、人身安全不受侵犯，精神卫生工作人员依法履行职责受法律保护。全社会应当尊重精神卫生工作人员。

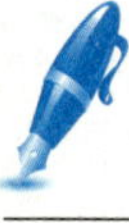

县级以上人民政府及其有关部门、医疗机构、康复机构应当采取措施，加强对精神卫生工作人员的职业保护，提高精神卫生工作人员的待遇水平，并按照规定给予适当的津贴。精

神卫生工作人员因工致伤、致残、死亡的，其工伤待遇以及抚恤按照国家有关规定执行。

第六章 法律责任

第七十二条 县级以上人民政府卫生行政部门和其他有关部门未依照本法规定履行精神卫生工作职责，或者滥用职权、玩忽职守、徇私舞弊的，由本级人民政府或者上一级人民政府有关部门责令改正，通报批评，对直接负责的主管人员和其他直接责任人员依法给予警告、记过或者记大过的处分；造成严重后果的，给予降级、撤职或者开除的处分。

第七十三条 不符合本法规定条件的医疗机构擅自从事精神障碍诊断、治疗的，由县级以上人民政府卫生行政部门责令停止相关诊疗活动，给予警告，并处五千元以上一万元以下罚款，有违法所得的，没收违法所得；对直接负责的主管人员和其他直接责任人员依法给予或者责令给予降低岗位等级或者撤职、开除的处分；对有关医务人员，吊销其执业证书。

第七十四条 医疗机构及其工作人员有下列行为之一的，由县级以上人民政府卫生行政部门责令改正，给予警告；情节严重的，对直接负责的主管人员和其他直接责任人员依法给予或者责令给予降低岗位等级或者撤职、开除的处分，并可以责令有关医务人员暂停一个月以上六个月以下执业活动：

（一）拒绝对送诊的疑似精神障碍病人做出诊断的；

（二）对依照本法第三十条第二款规定实施住院治疗的病人未及时进行检查评估或者未根据评估结果作出处理的。

第七十五条 医疗机构及其工作人员有下列行为之一的，由县级以上人民政府卫生行政部门责令改正，对直接负责的主管人员和其他直接责任人员依法给予或者责令给予降低岗位等级或者撤职的处分；对有关医务人员，暂停六个月以上一年以下执业活动；情节严重的，给予或者责令给予开除的处分，并吊销有关医务人员的执业证书：

（一）违反本法规定实施约束、隔离等保护性医疗措施的；

（二）违反本法规定，强迫精神障碍病人劳动的；

（三）违反本法规定对精神障碍病人实施外科手术或者实验性临床医疗的；

（四）违反本法规定，侵害精神障碍病人的通讯和会见探访者等权利的；

（五）违反精神障碍诊断标准，将非精神障碍病人诊断为精神障碍病人的。

第七十六条 有下列情形之一的，由县级以上人民政府卫生行政部门、工商行政管理部门依据各自职责责令改正，给予警告，并处五千元以上一万元以下罚款，有违法所得的，没收违法所得；造成严重后果的，责令暂停六个月以上一年以下执业活动，直至吊销执业证书或者营业执照：

（一）心理咨询人员从事心理治疗或者精神障碍的诊断、治疗的；

（二）从事心理治疗的人员在医疗机构以外开展心理治疗活动的；

（三）专门从事心理治疗的人员从事精神障碍的诊断的；

（四）专门从事心理治疗的人员为精神障碍病人开具处方或者提供外科治疗的。

心理咨询人员、专门从事心理治疗的人员在心理咨询、心理治疗活动中造成他人人身、财产或者其他损害的，依法承担民事责任。

第七十七条 有关单位和个人违反本法第四条第三款规定，给精神障碍病人造成损害的，依法承担赔偿责任；对单位直接负责的主管人员和其他直接责任人员，还应当依法给予处分。

第七十八条 违反本法规定，有下列情形之一，给精神障碍病人或者其他公民造成人身、财产或者其他损害的，依法承担赔偿责任：

（一）将非精神障碍病人故意作为精神障碍病人送入医疗机构治疗的；

（二）精神障碍病人的监护人遗弃病人，或者有不履行监护职责的其他情形的；

（三）歧视、侮辱、虐待精神障碍病人，侵害病人的人格尊严、人身安全的；

（四）非法限制精神障碍病人人身自由的；

（五）其他侵害精神障碍病人合法权益的情形。

第七十九条　医疗机构出具的诊断结论表明精神障碍病人应当住院治疗而其监护人拒绝，致使病人造成他人人身、财产损害的，或者病人有其他造成他人人身、财产损害情形的，其监护人依法承担民事责任。

第八十条　在精神障碍的诊断、治疗、鉴定过程中，寻衅滋事，阻挠有关工作人员依照本法的规定履行职责，扰乱医疗机构、鉴定机构工作秩序的，依法给予治安管理处罚。

违反本法规定，有其他构成违反治安管理行为的，依法给予治安管理处罚。

第八十一条　违反本法规定，构成犯罪的，依法追究刑事责任。

第八十二条　精神障碍病人或者其监护人、近亲属认为行政机关、医疗机构或者其他有关单位和个人违反本法规定侵害病人合法权益的，可以依法提起诉讼。

第七章　附　则

第八十三条　本法所称精神障碍，是指由各种原因引起的感知、情感和思维等精神活动的紊乱或者异常，导致病人明显的心理痛苦或者社会适应等功能损害。

本法所称严重精神障碍，是指疾病症状严重，导致病人社会适应等功能严重损害、对自身健康状况或者客观现实不能完整认识，或者不能处理自身事务的精神障碍。

本法所称精神障碍病人的监护人，是指依照民法通则的有关规定可以担任监护人的人。

第八十四条　军队的精神卫生工作，由国务院和中央军事委员会依据本法制定管理办法。

第八十五条　本法自 2013 年 5 月 1 日起施行。

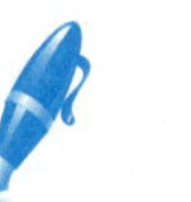

笔记

教学大纲

（供护理、助产专业使用）

一、课程任务

精神疾病护理学是一门为三年制（高中起点）高等卫生职业护理类学生设计的专业课程，是临床护理实践的基础课程。精神疾病护理学是以人类异常精神活动（心理过程与个性心理）与行为的护理、保健、康复为研究对象，目的在预防及治疗精神方面的障碍，以期提升社会、社区及个人之精神、心理状态至最佳境界。它着重介绍了精神疾病的症状、精神科病人的常见护理和在非精神病科内所经常遇到的精神科问题。其主要任务是培养学生对人类异常精神活动的现象和在临床各科、社区、社会中出现不同程度异常精神活动的个体或群体，以及护士自身的心理具有正确地、客观地、较完整地认识，表现出温和与关爱的态度，运用护理程序，在全科护士工作的领域内开展精神科护理工作，对护理对象进行整体护理，自觉维护其利益与尊严。

二、课程目标

精神疾病护理学教学的目的是培养非精神科专科的护士、改变其医学知识结构、使其具有新的医学模式思想；同时也为培养精神科专科护士打下良好基础，通过本课程学习，学生能够达到以下目标：

（一）知识教学目标

1. 了解精神疾病护理学研究内容与理论。
2. 熟悉精神疾病护理学基本概念。
3. 掌握用护理程序的工作方法满足护理对象各项需求的护理知识。

（二）能力培养目标

1. 学会正确、客观地认识精神科病人，并能初步运用护理程序，对护理对象进行整体护理。
2. 掌握常见精神疾病病人的护理。

（三）思想素质教学目标

1. 能维护精神科病人的利益与尊严，正确认识与对待精神科病人。
2. 有正确的精神卫生观念与思维。

三、教学时间分配

教学内容	课时分配			小计
	理论	实践	其他	
1. 绪论	1			1
2. 精神疾病的症状与护理	6	2		8
3. 精神疾病治疗过程的护理	4	2		6
4. 器质性精神障碍病人的护理	2	0		2
5. 精神活性物质所致的精神障碍病人的护理	2	0		2
6. 精神分裂症病人的护理	2	2		4
7. 心境障碍病人的护理	2	2		4
8. 神经症病人的护理	4	0		4
9. 应激相关障碍病人的护理	1	0		1
10. 心理因素相关生理障碍病人的护理	1	0		1
11. 人格障碍病人的护理	1	0		1
12. 儿童少年期精神障碍的护理	1	0		1
13. 精神疾病病人的家庭及社区护理	1	0		1
合计	28	8		36

四、教学内容和要求

单元	教学内容	教学要求	教学活动参考	参考学时	
				理论	实践
一、绪论	(一) 精神疾病的基本概念 1. 基本概念 2. 精神疾病的病因 (二) 精神疾病的特点、分类及诊断原则 1. 精神疾病的特点 2. 精神疾病的分类 3. 精神疾病的诊断原则 (三) 精神病人护理的任务、特点及要求 1. 精神疾病护理学的基本任务 2. 精神科护理工作的特点 3. 精神科护理人员应具备的条件	 熟悉 掌握 掌握 了解 了解 熟悉 熟悉 掌握	理论讲授 多媒体演示 课堂学生讨论	1	0
二、精神疾病的症状与护理	(一) 精神疾病的症状学 1. 概述 2. 认知障碍 3. 情感障碍 4. 意志行为障碍 5. 意识障碍 6. 常见精神疾病综合征	 熟练掌握 掌握 熟悉 熟悉 了解 熟练	理论讲授 多媒体演示 视频演示 医院见习	6	

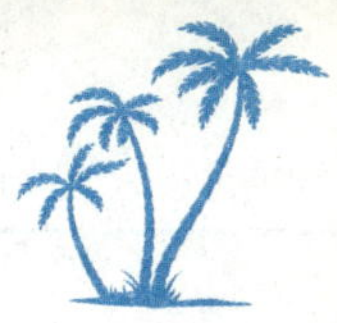

续表

单元	教学内容	教学要求	教学活动参考	参考学时	
				理论	实践
	（二）常见精神症状的护理				
	1. 幻觉状态的护理	熟练			
	2. 妄想状态的护理	掌握			
	3. 焦虑状态的护理	掌握			
	4. 恐惧状态的护理	掌握			
	5. 情感低落状态的护理	掌握			
	6. 情感高涨状态的护理	熟悉			
	7. 强迫行为的护理	熟悉			
	8. 意识障碍的护理	熟悉			2
三、精神疾病治疗过程的护理	（一）精神科基础护理		理论讲授	4	
	1. 安全护理	熟悉	多媒体演示		
	2. 生活护理	熟悉	医院见习		
	（二）护士与精神障碍病人的接触和沟通				
	1. 接触病人的原则	熟悉			
	2. 沟通的技巧	学会			
	3. 针对不同病人采取不同的接触沟通方式	掌握			
	4. 影响沟通的因素	掌握			
	（三）精神科护理观察与记录				
	1. 护理观察	熟练掌握			
	2. 护理记录	掌握			
	（四）精神障碍病人的组织与管理				
	1. 病人的组织	了解			
	2. 病房的分类、设备与结构	了解			
	3. 分级护理管理	熟悉			
	（五）自杀行为的防范与护理				
	1. 概述	掌握			
	2. 自杀病人的防范与护理	掌握			
	（六）精神药物治疗过程的护理				
	1. 抗精神病药物	了解			
	2. 抗抑郁药	了解			
	3. 抗躁狂药	了解			
	4. 抗焦虑药	了解			
	5. 精神药物治疗过程的护理	熟悉			
	（七）电抽搐治疗过程的护理				
	1. 适应证	掌握			
	2. 禁忌证	掌握			
	3. ECT 治疗过程及护理	熟悉			
	4. 电抽搐治疗的常见不良反应与处理措施	学会			
	（八）心理治疗与护理				
	1. 概述	了解			
	2. 心理治疗的分类	了解			
	3. 心理治疗的适应证	熟悉			
	4. 心理治疗的基本技能	熟悉			
	5. 心理治疗的护理	掌握			
	（九）其他疗法与护理				
	1. 工娱治疗	熟悉			
	2. 康复治疗	熟悉			
	3. 胰岛素治疗	了解			
	4. 中医药和针灸治疗	了解			2

续表

单元	教学内容	教学要求	教学活动参考	参考学时	
				理论	实践
四、器质性精神障碍病人的护理	(一)脑器质性精神障碍病人的护理 1. 概述 2. 脑器质性精神障碍病人的护理 (二)躯体疾病所致精神障碍病人的护理 1. 概述 2. 躯体疾病所致精神障碍病人的护理	 熟悉 掌握 熟悉 掌握	理论讲授 多媒体演示	2	0
五、精神活性物质所致的精神障碍病人的护理	(一)概述 (二)精神活性物质所致精神障碍病人的护理	熟悉 掌握	理论讲授 多媒体演示	2	0
六、精神分裂症病人的护理	(一)概述 (二)精神分裂症病人的护理	熟悉 熟练掌握	理论讲授 多媒体演示 视频演示 医院见习	2	2
七、心境障碍病人的护理	(一)概述 (二)心境障碍病人的护理 1. 躁狂发作病人的护理 2. 抑郁发作病人的护理 3. 双相障碍病人的护理	熟悉 掌握 熟练 掌握	理论讲授 多媒体演示 医院见习	2	2
八、神经症病人的护理	(一)恐惧症病人的护理 1. 概述 2. 恐惧症病人的护理 (二)焦虑症病人的护理 1. 概述 2. 焦虑症病人的护理 (三)强迫症病人的护理 1. 概述 2. 强迫症病人的护理 (四)分离(转换)性障碍病人的护理 1. 概述 2. 分离(转换)性障碍病人的护理 (五)躯体形式障碍病人的护理 1. 概述 2. 躯体形式障碍病人的护理 (六)神经衰弱病人的护理 1. 概述 2. 神经衰弱病人的护理	 熟悉 掌握 熟悉 掌握 熟悉 掌握 了解 熟悉 熟悉 熟悉 了解 熟悉	理论讲授 多媒体演示	4	0
九、应激相关障碍病人的护理	(一)概述 (二)应激相关障碍病人的护理	熟悉 掌握	理论讲授 多媒体演示	1	0

续表

单元	教学内容	教学要求	教学活动参考	参考学时	
				理论	实践
十、心理因素相关生理障碍病人的护理	(一) 进食障碍病人的护理 1. 概述 2. 进食障碍病人的护理 (二) 睡眠障碍病人的护理 1. 失眠症 2. 嗜睡症 3. 异常睡眠 4. 睡眠障碍病人的护理	 熟悉 掌握 了解 了解 了解 熟悉	理论讲授 多媒体演示	1	0
十一、人格障碍病人的护理	(一) 概述 1. 病因 2. 常见人格障碍类型 3. 人格障碍的诊断与治疗 (二) 人格障碍病人的护理	 了解 熟悉 了解 掌握	理论讲授 多媒体演示	1	0
十二、儿童少年期精神障碍的护理	(一) 精神发育迟滞病人的护理 1. 概述 2. 精神发育迟滞病人的护理 (二) 儿童孤独症的护理 1. 概述 2. 儿童孤独症的护理 (三) 儿童注意缺陷多动障碍的护理 1. 概述 2. 儿童注意缺陷多动障碍的护理 (四) 儿童情绪障碍的护理 1. 概述 2. 儿童情绪障碍的护理	 了解 熟悉 了解 熟悉 了解 熟悉 了解 熟悉	理论讲授 多媒体演示	1	0
十三、精神疾病病人的家庭及社区护理	(一) 精神疾病病人的家庭护理 1. 概述 2. 精神病人的家庭护理 (二) 精神疾病病人的社区护理 1. 概述 2. 国内外社区精神卫生服务现状及发展趋势 3. 社区精神卫生护理工作的范围与要求 4. 精神疾病社区康复的组织形式	 熟悉 掌握 熟悉 了解 熟悉 掌握	理论讲授 多媒体演示	1	0

五、大纲说明

1. 本教学大纲为 3 年制高等卫生职业教育护理、助产专业教学使用。课程总学时为 36 学时，其中理论教学 28 学时，实践教学 8 学时。

2. 理论授课的教学要求分为掌握、熟悉、了解三个层次。“掌握”指学生对所学的知识熟练应用，能综合分析和解决临床护理工作的实际问题，“熟悉”是指学生对所学的知识基本掌握，“了解”是指学生对学过的知识点能记忆和理解。医院见习的教学要求分为熟练掌握和学会两个层次。“熟练掌握”是指学生能独立、正确、规范地完成所学的技能操作，并能熟练应用；“学会”是指学生能基本完成操作过程，会应用所学技能。

3. 教学建议

(1) 课堂理论教学应注意理论联系实际,积极采用现代化的教学手段,加强典型案例的分析,组织学生开展讨论,以启迪学生的思维,加深对教学内容的理解和掌握。

(2) 实践教学应充分调动学生学习的主动性、积极性,训练学生学会正确、客观地认识精神科病人,并能初步运用护理程序,对护理对象进行整体护理。

(3) 学生的知识能力和思想素质水平测试,应通过平时的考勤、课堂提问、作业完成、小测验,角色扮演、考试和临床见习报告等多种形式综合考评,并结合临床见习和视频录像,让学生能正确认识与对待精神科病人,能维护精神科病人的利益与尊严。

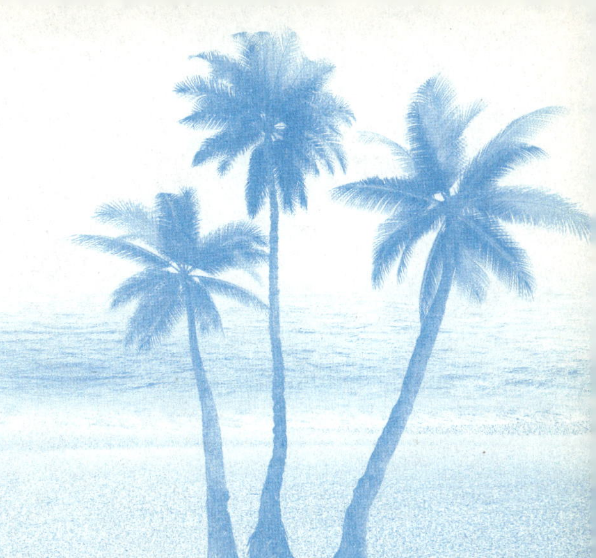

参考文献

1. 曹新妹．实用精神科护理学．上海:上海科学技术出版社,2013.
2. 龚舒萍．"7S"管理在精神科病房的应用．全科护理,2012,10(9):2364-2365
3. 郝伟．酒精相关障碍的诊断与治疗指南．北京:人民卫生出版社,2014.
4. 郝伟,于欣．精神病学．第7版．北京:人民卫生出版社,2013.
5. 惠淑宁,芮淑贤,马燕琼,等．无创产前筛查技术在高龄孕妇唐氏综合征筛查中的应用．广东医学,2016,37(7):47-48.
6. 李凌江,陆林．精神病学．第3版．北京:人民卫生出版社,2015.
7. 刘哲宁．精神科护理学．第3版．北京:人民卫生出版社,2012.
8. 陆遥,何金波,朱虹,等．父母教养方式对青少年进食障碍的影响．中国临床心理学杂志,2015,23(3):473-474.
9. 莫雪安．精神科护理学．北京:中国协和医科大学出版社,2012.
10. 申文武,李小麟,黄雪花．精神科护理手册．第2版．北京:科学出版社,2015.
11. 沈渔邨．精神病学．第5版．北京:人民卫生出版社,2009.
12. 苏林雁．儿童精神医学．长沙:湖南科学技术出版社,2014.
13. 覃远生．精神疾病护理学．北京:人民卫生出版社,2013.
14. 汪向东,王希林,马弘．心理卫生评定量表手册．增订版．北京:中国心理卫生杂志社,1999.
15. 王玉兰,禹顺英,崔东红等．边缘型人格障碍的研究进展．临床诊疗进展．2016,30(8):92-94.
16. 吴江,贾建平．神经病学．第3版．北京:人民卫生出版社,2016.
17. 吴怡,程蔚蔚．出生缺陷概况及产前筛查．中国计划生育和妇产科,2016,8(1):29-33.
18. 许毅．精神病学．案例版．北京:科学出版社,2013.
19. 杨德生．基础精神医学．长沙:湖南科学技术出版社,1994.
20. 张作记．行为医学量表手册．北京:中华电子音像出版社,2005.
21. 庄海英,张平．住院精神病患者暴力行为的原因分析及护理进展．护理学报,2016,23(3):39-42.
22. Townsend, Mary. Psychiatric Mental Health Nursing: Concepts of Care in Evidence-Based Practice. Philadelphia, US: F. A. Davis Company, 2014.

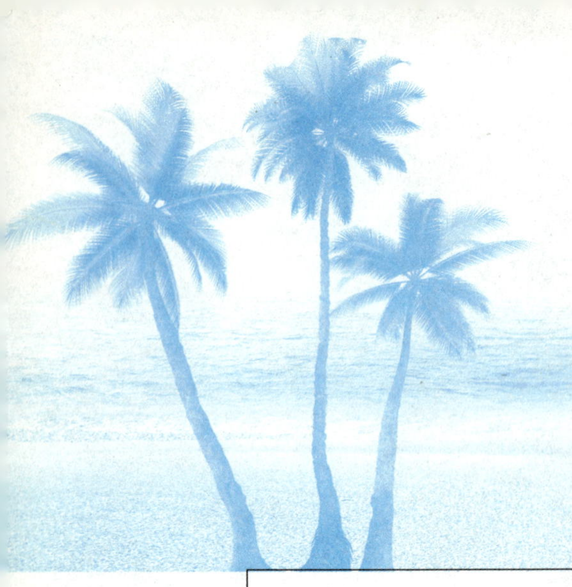

中英文名词对照索引

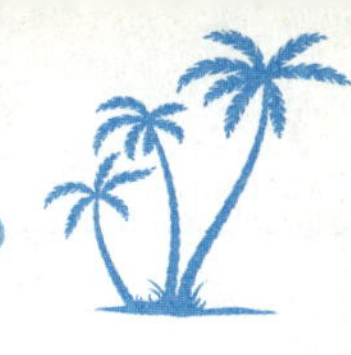

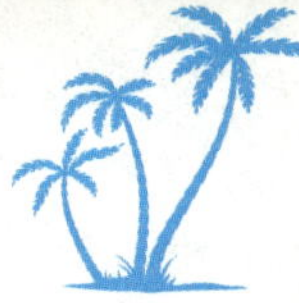